感染性疾病

诊断与防治

GANRANXING JIBING ZHENDUAN YU FANGZHI

主编 李英姿 蔡瑗瑾 朱艳芳

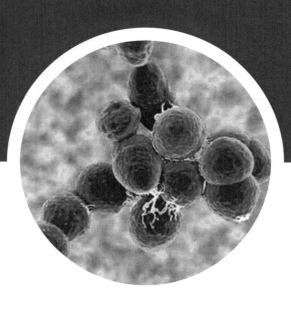

中国出版集团有限公司

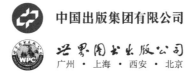

世界图书出版公司
广州·上海·西安·北京

图书在版编目（CIP）数据

感染性疾病诊断与防治 / 李英姿，蔡瑗瑾，朱艳芳
主编.—广州：世界图书出版广东有限公司，2024.6
ISBN 978-7-5232-1302-5

Ⅰ.①感… Ⅱ.①李… ②蔡… ③朱… Ⅲ.①感染—
疾病—防治 Ⅳ.①R4

中国国家版本馆CIP数据核字(2024)第111690号

书　　名	感染性疾病诊断与防治	
	GANRANXING JIBING ZHENDUAN YU FANGZHI	
主　　编	李英姿　蔡瑗瑾　朱艳芳	
责任编辑	刘　旭	
责任技编	刘上锦	
装帧设计	品雅传媒	
出版发行	世界图书出版有限公司　世界图书出版广东有限公司	
地　　址	广州市海珠区新港西路大江冲25号	
邮　　编	510300	
电　　话	（020）84460408	
网　　址	http://www.gdst.com.cn/	
邮　　箱	wpc_gdst@163.com	
经　　销	新华书店	
印　　刷	广州小明数码印刷有限公司	
开　　本	889 mm×1 194 mm　1/16	
印　　张	14.25	
字　　数	392千字	
版　　次	2024年6月第1版　2024年6月第1次印刷	
国际书号	ISBN 978-7-5232-1302-5	
定　　价	138.00元	

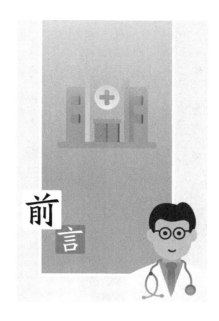

前言

感染病学科的发展到了新的时代。经典感染病、新发感染病常常令初学者目不暇接，在临床上常难以应对各种复杂的感染性疾病与感染类型。然而，这些感染性疾病又不常在感染科病房或者门诊出现，而是分布于临床各专科。对新一代和今后将成为感染病科或其他专科的临床医生进行系统而规范的培训，不仅是临床医生构建自身医学知识体系的重要需求，而且是临床的重大需求。

本书编者从多层次、多角度，由浅入深，根据我国实际情况，首先介绍了感染病的预防、重点场所的消毒技术要点，然后分章节详述了常见感染性疾病的病原学、流行病学、临床表现、诊治与预防控制等内容，包含了衣原体感染性疾病、支原体感染性疾病、细菌感染性疾病、真菌感染性疾病、病毒感染性疾病以及寄生虫感染性疾病，其中，重点介绍了病毒感染，因为病毒感染性疾病在生活中高发且难治愈，易复发。本书坚持"淡化学科，注重结合"的原则，注重临床医学与预防医学的整合。本书内容丰富，科学实用，可为基层医院的医师及医学院校学生提供参考。

在编写的过程中，虽力求做到写作方式和文笔风格一致，但由于各位作者的临床经验及编书风格有所差异，加之篇幅有限，书中若有疏漏，希望广大同仁不吝赐教，使我们得以改进和提高。

编　者

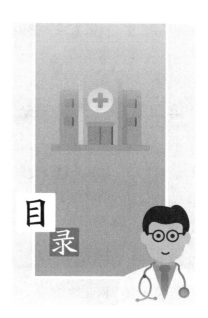

目录

第一章　感染性疾病的预防

第二章　重点场所的消毒技术要点

第三章　衣原体感染

第八章 寄生虫感染

第八章 寄生虫感染

第一章

感染性疾病的预防

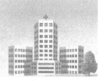

第一节　感染性疾病的管理

感染性疾病（以下简称"感染病"）一直是威胁人类生命与健康的严重疾病。随着社会经济的发展，感染病不再是单纯的卫生和健康问题，而成为一个与政治、经济、安全、稳定等密切相关的重大社会问题。

自 2003 年传染性非典型肺炎（严重急性呼吸综合征，SARS）暴发以后，国家逐步建立了公共卫生事件应急机制及感染病防控和救治体系。但由于全球化步伐的加快、人类生存环境的破坏、人们生活观念和行为方式的改变，使感染病变得越来越复杂化，危害性越来越大。同时，我国目前按人口计算经济水平较低，感染病各项监控制度尚不健全，群众防治意识仍有待提高，这些都给我国感染病的防控带来诸多困难。

针对急性呼吸道感染病，于 2007 年 5 月制定并开始实施《全国不明原因肺炎病例监测、排查和管理方案》，并于 2013 年进行修订，在全国范围内进行急性呼吸道感染病的排查和管理，并应用于随后发生的人感染 H7N9 禽流感病毒以及中东呼吸综合征新型冠状病毒感染的管理。

通过立法和宣传，提高全社会对感染病严重性的认识，加大防治宣传力度，加强感染病的依法管理、科学管理和严格管理，对保障社会稳定与建设的顺利进行具有重大的现实意义。

一、认真落实《中华人民共和国传染病防治法》，建立和完善各项规章制度

2003 年 SARS 的暴发，暴露了我国公共卫生基础建设和突发公共卫生应急系统建设与管理中的许多不足。党和国家对此高度重视，及时总结了抗击 SARS 和人感染高致病性禽流感（avian influenza，简称禽流感）疫情的经验教训，先后颁布、修改了《突发公共卫生事件应急条例》和《传染病防治法》等一系列法律、法规，为感染病的现代化管理提供了法律依据。各级相关部门应该加强监管，同时完善一些相关制度，加强执行力。

二、大力加强感染病防治宣传

由于我国地区发展水平不平衡，受教育程度参差不齐，对感染病的危害认识不足。大多数农村地处偏远地区，经济落后，缺乏感染病防控技术和设备，专业人员和资金短缺，群众防治知识和意识薄弱。因此，应加大感染病防治宣传力度，提高群众对感染病的防范意识，增加防治知识，改变不良生活习惯

和行为，提高素质，创建全民参与防治感染病的良好社会。感染病防治的经验和实践表明，防控传染性疾病全社会都有责任，只有人人参与，才能合力防控感染病。

三、加强国内外的交流与合作

经济全球化既使感染病全球化，也使得感染病可在全球范围内迅速传播。因此，对感染病，特别是有全球大流行潜在威胁的感染病的监控和预防，不是一个地区和国家能够承担的，需要国际、国内各个层次和领域之间的通力合作，SARS 和禽流感的防治经验就充分证明了这一点。加强各个层次和领域之间的交流与合作，首先是需要加强国际间的交流与合作，特别是对有全球流行趋势的感染病的防治管理；其次是需要国内各个层次和领域之间的交流与合作，如卫生、农业、科学、交通口岸、制药业等部门的大力协作，以及社会和公众的配合。只有这样才能达到迅速、全面控制感染病流行的目的。

四、采取有效感染病预防措施

（一）控制和管理传染源

对患者、病原携带者应早期发现，早期诊断，及时隔离，尽早治疗。对感染病的接触者进行检疫和处理，加强感染病患者、病原携带者的管理，严格执行法律、法规、规章，认真落实各种常规和技术规范，在规定时间内进行准确网络上报。

国家卫健委颁布的《突发公共卫生事件与感染病疫情监测信息报告管理办法》要求：对突发公共卫生事件和感染病要实行属地化管理，当地疾病预防控制机构负责对突发公共卫生事件和感染病进行信息监督报告和管理，并建立流行病学调查队伍和实验室，负责公共卫生信息网络维护和管理、疫情资料报告等工作。国家卫健委要求各级疾病预防控制机构要按照国家公共卫生监测体系网络系统平台的要求，充分利用报告的信息资料，建立突发公共卫生事件和感染病疫情定期分析通报制度，常规监测时每个月不少于 3 次疫情分析与通报，紧急情况下每日进行疫情分析与通报。对突发公共卫生事件和感染病疫情，国家卫健委将如实通报公布。

对感染病患者和病原携带者按照"强制管理、严格管理、分类管理、监测管理"的原则，进行综合防控，对各类感染病患者统一由感染病专科医院收治，严禁进入食品、饮水等行业。加强对高危人群的监控，定期进行查体、监测，以防患于未然。尽可能减少感染病对人民群众健康和生命的危害。感染病的管理也应该与时俱进，不同时期，管理的侧重点也有所不同。目前阶段，应关注以下几个方面：

1. 加强对农民工等流动人员的感染病管理　随着市场经济的发展，大量的农民工进入城市，从一个相对封闭的区域进入开放地区，使农民工成为感染病的高危人群。同时，其流动性和聚居性，成为感染病流行的重要途径。因此，加强对农民工等流动人口的教育和管理，为他们提供必要的医疗保障，是感染病防治管理工作中的重要环节。

2. 加强对传染源动物的防治措施　很多急性感染病通过动物可引起更大范围的传播和流行。除了鼠疫、肾综合征出血热、钩端螺旋体病、狂犬病等感染病以外，一些新发感染病，如禽流感、人感染猪链球菌病等也被明确与某些动物传染播散有关。因此，必须对可疑动物采取捕杀、隔离治疗、检疫等相关措施，以利于疫情的控制和疾病的预防。

3. 加强医院感染管理，防止医源性感染　医院是各种患者的聚居处，人员流动大，病种情况复杂，如缺乏对感染病的高度警惕，很可能成为感染病传播的源头，SARS 流行期间，我国有惨痛的教训。因此，应大力加强医院管理，按照布局科学、结构合理、设施先进、功能齐全的原则，严格按照国家的有关标准进行。综合医院应坚持开设不同出入口的肠道门诊和发热门诊，防止交叉感染做好疫源检查。严格消毒隔离工作，控制好感染病源头。积极对医务人员进行感染病防治教育，及时更新感染病防治知识，强化法制观念，认真执行疫情报告制度。

加强一次性医疗用品和医疗废物的管理：按照《医院感染管理办法》要求，医院应对购进的消毒药械、一次性使用医疗器械、器具的相关证明进行审核，必须各种证件齐全，才能进入医院，要求临床科室在使用一次性无菌医疗用品前认真检查，凡有质量问题或过期产品严禁使用，并及时反馈。医疗废物严格分类收集，感染性废弃物、病理性废弃物、损伤性废弃物、药物性废弃物及化学性废弃物等不得混合收集，做到分类放置、专人回收。

4. 公共卫生系统的快速反应和隔离观察的管理　SARS 和禽流感之后，卫生系统认真总结了经验和教训，建立了一系列公共卫生事件的应急措施和快速反应的管理流程。不仅要求对急性期患者进行网络上报、积极治疗及隔离，而且基于完善的登记制度，对所有与传染源有密切接触、可能受染的易感者进行管理。不仅接种相应的疫苗和特异性免疫球蛋白以及药物的预防，而且应对接触者进行严格的医学观察、卫生处理以及检疫。

（二）切断传播途径

各种感染病通过不同的传播途径进行传播和流行。对于新发感染病，一定要尽快研究确定传染源和传播途径，才能消除公众恐慌并进行有效的疫情控制。根据《中华人民共和国传染病防治法》《医院感染管理办法》《消毒管理办法》制定了《医院隔离技术规范》标准。规定了医院隔离的管理要求、建筑布局与隔离要求、医务人员防护用品的使用和不同传播途径疾病的隔离与预防。其中明确了一些相关定义：

1. 标准预防　针对医院所有患者和医务人员采取的一组预防感染措施，既包括手卫生，根据预期可能的暴露部位选用手套、隔离衣、口罩、护目镜或防护面屏，也包括穿戴合适的防护用品处理患者环境中污染的物品与医疗器械。标准预防基于患者的血液、体液、分泌物（不包括汗液）、非完整皮肤和黏膜均可能含有感染性因子的原则，进行相应的预防。

2. 空气传播　带有病原微生物的微粒子（≤5 μm）通过空气流动导致的疾病传播。

3. 飞沫传播　带有病原微生物的飞沫核（>5 μm），在空气中短距离（1 米内）移动到易感人群的口、鼻黏膜或眼结膜等导致的传播。

4. 接触传播　病原体通过手、媒介物直接或间接接触导致的传播。

不同的感染病，传播途径不同。应根据实际情况，做以下隔离消毒：

1. 呼吸道隔离　主要措施：①患同种疾病的病员安置一室，有条件的医院应使此种病员远离其他病区。病室通向走廊的门窗须关闭，出入应随手关门，以防病原体随空气向外传播，接触病员须戴口罩、帽子及穿隔离衣。②病室内每日用紫外线进行空气消毒一次。③病员的口鼻分泌物及痰需用等量的20%漂白粉溶液或生石灰混合搅拌后静置 2 小时才能倒掉。也可将痰液煮沸 15~30 分钟。

2. 消化道隔离　主要措施：①不同病种最好能分室居住，如条件不许可，也可同居一室，但必须做好床边隔离，每一病床应加隔离标记，病员不准互相接触，以防交叉感染。②每一病员应有自己的食具和便器（消毒后方可给他人使用），其排泄物、呕吐物、剩余食物均须消毒。③护理人员在接触病员时，须按病种分别穿隔离衣，并消毒双手。④病室应有防蝇设备，保持无蝇、无蟑螂。

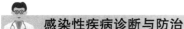

3. 洗手　要符合国家卫健委颁发的医务人员手卫生规范标准（WS/T 313）。大力宣传六步洗手法。

4. 环境、食品、水卫生的管理和监督　大多数感染病与环境卫生、食品卫生不良以及水污染相关。因此，加强环境、食品以及水源的卫生监督和管理至关重要。

（三）保护易感人群

积极开展预防接种，提高人群的免疫力、降低易感性是十分重要的措施。继乙型肝炎疫苗纳入计划免疫后，已取得了喜人成绩，我国一般人群的 HBsAg 流行率已由 1992 年的 9.7% 降至 2021 年的 3.0%，天花的消灭、脊髓灰质炎的控制，均与接种疫苗有关。因此，继续坚持有效的预防接种，对感染病的预防可起到关键作用，还应注意生活规律，加强身体锻炼，提高体质。

（四）检疫

对有全球流行趋势的感染病的防治管理中，检疫起到非常重要的作用。分为国境卫生检疫和疫区检疫。

1. 国境卫生检疫　为控制感染病由国外传入或由国内传出，在海关、边境、口岸等国境对人员、行李、货物以及交通工具实施医学、卫生检查和处理。根据不同疾病的潜伏期制定检疫期并按规定进行预防接种或医学观察。

2. 疫区检疫　包括国内不同流行区（疫区）或疫区与非疫区之间限制往来；对传染源进行隔离治疗；对疫区进行消毒、杀虫、带菌动物处理；对接触者进行医学观察、隔离治疗；对易感者进行预防接种、被动免疫或药物预防等。

虽然我国感染病的防治和管理工作取得了可喜的成绩，但新的感染病不断出现、旧的感染病的重新肆虐，其防治和管理工作仍任重而道远。我们要认真贯彻落实《中华人民共和国传染病防治法》等法律、法规和规章，努力把感染病纳入法制化、科学化和规范化管理，为人类最终消灭感染病做出应有的贡献。

（李英姿）

第二节　消毒与隔离

消毒是用物理、化学、生物的方法杀灭或清除不同媒介上的致病微生物，使其达到无害化要求。消毒是感染病防治工作中的重要环节，是控制传染源、切断传播途径的有效措施之一，阻止及控制感染病的传播及流行。

一、消毒

消毒系把存在体外环境中的病原体通过物理、化学等方法彻底消灭，切断传播途径，阻止病原体的传播，达到控制感染病的目的。

（一）消毒的分类

消毒分为防疫消毒及医院消毒两种。

1. 防疫消毒　分为疫源地消毒及预防性消毒。

（1）疫源地消毒：是指对存在或曾经存在传染源的场所进行的消毒，可分为随时消毒和终末消毒。

其中随时消毒是指有传染源存在时，对其排出的病原体、可能污染的环境和物品及时进行的消毒。而终末消毒是指传染源离开疫源地，如病愈、迁移或死亡等，对其原居住或活动地点进行的彻底消毒。

（2）预防性消毒：是指对可能受到病原体污染的物品和场所进行的消毒。如饮水、食品、公用票证、电话、餐具等消毒。

2. 医院消毒　医院消毒系将医院内各种消毒法的作用水平依剂量或强度及作用时间对微生物的杀灭能力分四级：①灭菌，杀灭所有微生物（包括芽孢）。②高水平消毒法，能杀灭所有细菌繁殖体、病毒、真菌及其孢子和绝大多数芽孢。③中水平消毒法，能杀灭和去除除了芽孢以外的各种病原微生物。④低水平消毒法，只能杀灭细菌繁殖体（分枝杆菌除外）及亲脂病毒（有脂质膜，如乙型肝炎病毒、流感病毒等）。

（二）消毒方法的分类

分为物理消毒法及化学消毒法。

1. 物理消毒法

（1）煮沸消毒：利用煮沸的高温、水的对流及物体的传热性达到消毒目的。适用于除芽孢以外的多种病原体的消毒。

（2）高压时蒸气消毒：通过高温及蒸气的潜伏热，遇冷释放潜伏热，使温度急剧升高，并利用高压蒸气的穿透力达到消毒目的，对芽孢有消毒作用。

（3）巴斯德消毒法：适用于不耐高温的物品及器械消毒。

（4）紫外线消毒：210~328 nm 波长的紫外线能阻碍细菌 DNA 的合成，从而达到消毒的目的。仅对一般细菌、病毒起作用。因穿透力差，仅用于空气消毒及物体表面消毒。

2. 化学消毒法

（1）高效消毒剂：可杀灭包括芽孢在内的各种微生物的消毒剂。主要包括含氯消毒剂、过氧乙酸、过氧化氢、甲醛、戊二醛及环氧乙烷等。

（2）中效消毒剂：可杀灭细菌繁殖体（包括结核分枝杆菌）、真菌与大多数病毒的消毒剂。主要包括乙醇、酚类（如石炭酸、煤酚皂溶液）及含碘消毒剂等。

（3）低效消毒剂：可杀灭多数细菌繁殖体、真菌及病毒，不能杀灭结核分枝杆菌及某些抗力较强的真菌和病毒。主要包括氯己定（洗必泰）、季铵盐类消毒剂如苯扎溴铵（新洁尔灭）及度米芬等。

（三）常用的消毒方法

根据施药方法分为普通喷雾消毒、气溶胶喷雾消毒、熏蒸消毒、擦拭及浸泡消毒。

1. 地面、墙壁、门窗　用 0.2%~0.5%过氧乙酸溶液或 500~1 000 mg/L 二溴海因溶液或含 1 000~2 000 mg/L 有效氯的消毒剂溶液喷雾。泥土墙吸液量为 150~300 mg/m²，水泥墙、木板墙、石灰墙为 100 mg/m²。对上述各种墙壁的喷洒消毒剂溶液不宜超过其吸液量。地面消毒先由外向内喷雾一次，喷药量为 200~300 mg/m²，待室内消毒完毕后，再由内向外重复喷雾一次。以上消毒处理，作用时间应不少于 60 分钟。

2. 空气　房屋经密闭后，每立方米用 15%过氧乙酸溶液 7 mL（相当于 1 g/m³），放置于瓷或玻璃器皿中加热蒸发，熏蒸 2 小时，即可开门窗通风。或以 2%过氧乙酸溶液（8 mL/m³）气溶胶喷雾消毒，作用 30~60 分钟。

3. 衣服、被褥及耐热、耐湿的纺织品　可煮沸消毒 30 分钟，或用流通蒸气消毒 30 分钟，或用 250~

500 mg/L 有效氯的消毒剂浸泡 30 分钟；不耐热的毛衣、毛毯、被褥、化纤尼龙制品等，可采取过氧乙酸熏蒸消毒。熏蒸消毒时，将欲消毒衣物悬挂室内（勿堆集一处），密闭门窗，糊好缝隙，每立方米用 15% 过氧乙酸 7 mL（1 g/m³），放置于瓷或玻璃容器中，加热熏蒸 1~2 小时。或将被消毒物品置环氧乙烷消毒柜中，在温度为 54 ℃，相对湿度为 80% 条件下，用环氧乙烷气体（800 mg/L）消毒 4~6 小时；或用高压灭菌蒸气进行消毒。

4. 患者排泄物及呕吐物　稀薄的排泄物或呕吐物，每 1 000 mL 可加漂白粉 50 g 或 2 g/L 有效氯消毒剂溶液 2 000 mL，搅匀放置 2 小时。无粪的尿液每 1 000 mL 加入干漂白粉 5 g 或次氯酸钙 1.5 g 或 1 g/L 有效氯消毒剂溶液 100 mL 混匀放置 2 小时。成形粪便不能用干漂白粉消毒，可用 20% 漂白粉乳剂（含有效氯 5%），或 5 g/L 有效氯消毒液 2 份加于 1 份粪便中，混匀后，作用 2 小时。

5. 餐（饮）具　首选煮沸消毒 15~30 分钟，或流通蒸气消毒 30 分钟。亦可用 0.5% 过氧乙酸溶液或 250~500 mg/L 二溴海因溶液或含 250~500 mg/L 有效氯的消毒剂溶液浸泡 30 分钟后，再用清水洗净。

6. 食物　瓜果、蔬菜类可用 0.2%~0.5% 过氧乙酸溶液浸泡 10 分钟，或用 12 mg/L 臭氧水冲洗 60~90 分钟。患者剩余饭菜不可再食用，煮沸 30 分钟，或用 20% 漂白粉乳剂、500 mg/L 有效氯消毒剂溶液浸泡消毒 2 小时后处理。亦可煮沸消毒。

7. 盛排泄物或呕吐物的容器　可用 2% 漂白粉澄清液（含有效氯 5 g/L）或 5 g/L 有效氯的消毒剂溶液或 0.5% 过氧乙酸溶液浸泡 30 分钟，浸泡时消毒液要漫过容器。

8. 家用物品及家具　可用 0.2%~0.5% 过氧乙酸溶液或 1~2 g/L 有效氯的消毒剂进行浸泡、喷洒或擦洗消毒。

9. 手与皮肤　用 0.5% 碘伏溶液（含有效碘 5 g/L）或 0.5% 氯己定醇溶液涂擦，作用 1~3 分钟。也可用 75% 乙醇或 0.1% 苯扎溴铵溶液浸泡 1~3 分钟。必要时，用 0.2% 过氧乙酸溶液浸泡，或用 0.2% 过氧乙酸棉球、纱布块擦拭。

10. 患者尸体　用 0.5% 过氧乙酸溶液浸湿的布单严密包裹后尽快火化。

11. 运输工具　车、船内外表面及空间可用 0.5% 过氧乙酸溶液或 1 g/L 有效氯的消毒剂溶液喷洒至表面湿润，作用 60 分钟。密封空间可用过氧乙酸溶液熏蒸消毒。对细菌繁殖体的污染，每立方米用 15% 过氧乙酸 7 mL（相当于 1 g/m³），对密闭空间还可用 2% 过氧乙酸进行气溶胶喷雾，用量为 8 mL/m³，作用 60 分钟。

12. 垃圾　可燃物质尽量焚烧，亦可喷洒 1 g/L 有效氯的消毒剂溶液，作用 60 分钟以上，消毒后深埋。

（四）消毒效果的评价

使用"自然细菌消亡率"作为消毒效果的评价指标。用于空气消毒检查、物体表面消毒检查、排泄物检查等。计算公式如下：

自然菌消亡率 =（消毒前菌落数−消毒后菌落数）÷消毒前菌落数×100%

根据公式，计算得到的自然菌消亡率≥90% 为消毒合格。

二、隔离

采用各种方法、技术，防止病原体从患者及病原携带者传播给他人的措施。是管理及预防感染病的重要措施。

（一）隔离的管理要求

在原国家卫健委医院感染控制标准专业委员会制定的医院隔离技术规范中强调：在新建、改建与扩建医院时，建筑布局应符合医院卫生学要求，并应具备隔离预防的功能，区域划分应明确、标识应清楚。根据国家的有关法规，结合本医院的实际情况，制定隔离预防制度并实施。隔离的实施应遵循"标准预防"及"基于疾病传播途径的预防"原则。加强感染病患者管理，包括隔离患者，严格执行探视制度。采取有效措施，管理感染源、切断传播途径及保护易感人群。同时，加强医务人员隔离与防护知识的培训，为其提供合适、必要的防护用品，正确掌握常见感染病的传播途径、隔离方式及防护技术，熟练掌握操作规程。医务人员的手卫生应符合原卫健委颁发的手卫生标准（WS/T 313）。隔离区域的消毒应符合国家有关规定。

（二）隔离原则

1. 在标准预防的基础上，医院应根据疾病的传播途径（接触传播、飞沫传播、空气传播及其他途径传播），结合本院实际情况，制订相应的隔离与预防措施。

2. 一种疾病可能有多种传播途径时，应在标准预防的基础上，采取相应传播途径的隔离与预防。

3. 隔离病室应有隔离标志，并限制人员的出入。黄色为空气传播的隔离，粉色为飞沫传播的隔离，蓝色为接触传播的隔离。

4. 感染病患者或可疑感染病患者应安置在单人隔离房间。

5. 受条件限制的医院，同种病原体感染的患者可安置于一室。

6. 建筑布局符合相应的规定。

（三）常用的几种隔离措施

1. 接触传播的隔离与预防　经接触传播疾病如肠道感染、多重耐药菌感染、皮肤感染等的患者，在标准预防的基础上，还应采用接触传播的隔离与预防。

（1）患者的隔离：应限制患者的活动范围。减少转运，如需要转运时，应采取有效措施，减少对其他患者、医务人员及环境表面的污染。

（2）医务人员的防护：接触隔离患者的血液、体液、分泌物、排泄物等物质时，应戴手套；手上有伤口时应戴双层手套。进入隔离病室，应穿隔离衣；接触甲类传染病应按要求穿脱防护服。

2. 空气传播的隔离与预防　接触经空气传播的疾病，如肺结核、水痘等，在标准预防的基础上，须更加严格。

（1）患者的隔离：无条件收治时，应尽快转送至有条件收治呼吸道感染病的医疗机构进行收治，并注意转运过程中医务人员的防护。当患者病情允许时，应戴外科口罩，定期更换，并限制其活动范围。应严格空气消毒。

（2）医务人员的防护：应严格按照区域流程，在不同的区域，穿戴不同的防护用品，离开时按要求摘脱，并正确处理使用后物品。防护用品使用的具体要求应遵循规定。

3. 飞沫传播的隔离与预防　接触经飞沫传播的疾病，如百日咳、白喉、流行性感冒、病毒性腮腺炎、流行性脑脊髓膜炎等，在标准预防的基础上，还应采用飞沫传播的隔离预防。

（1）患者的隔离：遵循空气隔离要求对患者进行隔离与预防。应减少转运，当需要转运时，医务人员应注意防护。患者病情允许时，应戴外科口罩，并定期更换，限制患者的活动范围。患者之间，患者与探视者之间相隔距离在 1 米以上，探视者应戴外科口罩。加强通风，或进行空气消毒。

（2）医务人员的防护：正确使用防护用品并按要求处理使用后物品。与患者近距离（1 米以内）接触，应戴帽子、医用防护口罩；进行可能产生喷溅的诊疗操作时，应戴护目镜或防护面罩，穿防护服；当接触患者及其血液、体液、分泌物、排泄物等物质时应戴手套。

4. 急性传染性非典型肺炎、人感染高致病性禽流感的隔离

（1）患者的隔离：安置于有效通风的隔离病房或隔离区域内，必要时置于负压病房隔离。严格限制探视者，如须探视，探视者应正确穿戴个人防护用品，并遵守手卫生规定。限制患者活动范围，离开隔离病房或隔离区域时，应戴外科口罩。应减少转运，当需要转运时，医务人员应注意防护。

（2）医务人员防护：医务人员应经过专门的培训，掌握正确防护技术，方可进入隔离病区工作。应严格按防护规定着装。不同区域应穿不同服装，且服装颜色应有区别或有明显标志。医务人员穿脱防护用品应遵循正确程序。

5. 其他传播途径疾病的隔离与预防　应根据疾病的特性及不同传播途径，采取相应的隔离与防护措施。

（李英姿）

第三节　杀虫与灭鼠

一、杀虫

防杀医学昆虫可预防及控制虫媒感染病，如疟疾、丝虫病、流行性乙型脑炎、登革热、斑疹伤寒、恙虫病、回归热及黑热病等，并可减少及消除对人体的叮咬和骚扰。常见医学昆虫有蚊、蝇、蚤、虱、蜱、恙螨、革螨、白蛉及臭虫等。

由于各种高效杀虫剂的研制及应用，防杀医学昆虫取得良好效果。但实践证实，仅靠杀虫剂不能完全解决医学昆虫的控制问题。相反，大量及长期使用杀虫剂，导致环境严重受污染，并使医学昆虫产生耐药性而降低杀虫效果。因此，目前对医学昆虫的防杀，应采取加强卫生宣传教育、充分发动群众，采用综合性防杀措施。医学昆虫的防杀措施有以下几个方面。

（一）环境治理

通过环境改造及治理，如填平水坑、排水、平整土地、翻盆倒罐及间歇灌溉稻田等，消灭及减少医学昆虫的滋生地及滋生条件，达到控制医学昆虫繁殖的目的。环境治理亦包括改善人类的居住条件；培养良好的卫生习惯；及时清除及无害化处理垃圾及粪便，以减少苍蝇、蚤的滋生场所；经常换洗衣服，以防止虱的滋生。

（二）物理防杀

即用物理方法防杀医学昆虫。例如，安装纱窗、纱门、纱罩及蚊帐等，防止蚊及蝇侵入；设置蚊（蝇）拍、蚊（蝇）罩拍打及诱捕蚊蝇；应用高压光电灭蚊（蝇）器，捕杀蚊（蝇）；使用烫、煮、蒸、烧等方法，消灭虱、蚤、蟑螂及臭虫等，均有较好效果。

（三）化学防杀

使用各种杀虫剂杀灭医学昆虫，虽然可污染环境，并使媒介昆虫产生耐药性，但因其具有高效、速

效、广谱的杀虫效果，并可大面积使用，是综合性防杀措施中不可缺少的组成部分。近年来，有效的新杀虫剂不断研制及应用，剂型、使用方法及喷洒技术的改进，大大提高杀虫剂的效果。常用杀虫剂（表1-1）：①有机氯杀虫剂，如六六六、三氯杀虫剂。②有机磷杀虫剂，如2，2，2-三氯-1-羟基乙基膦酸酯（敌百虫）、2，2-二氯乙烯基磷酸酯（敌敌畏）、马拉硫磷、倍硫磷、辛硫磷、双硫磷、杀螟硫磷（杀螟松）、甲嘧硫磷及毒死蜱等。③氨基甲酸酯类杀虫剂，如西维因、残杀威、速灭威、混灭威及巴沙等。④拟除虫菊酯类杀虫剂，如丙烯菊酯、胺菊酯、速灭菊酯、二氯苯醚菊酯（氯菊酯）及溴氰菊酯等。

表1-1 常见医学昆虫的杀虫剂用法

医学昆虫	杀虫剂	剂型和浓度	剂量	使用方法	药效
成蚊	2，2-二氯乙烯基磷酸酯（敌敌畏）	50%~80%乳剂配成0.5%水剂	20~40 mL/m²	喷洒墙面、家具背后阴暗角落	
		50%~80%乳剂浸蘸棉球、布条或装塑料袋中	70~100 mL/m²	将浸装药液的布条、棉球或塑料袋悬挂室内	持效较长
	马拉硫磷	50%乳剂稀释成2%水剂	50~100 mL/m²	喷洒室内墙面、阴暗角落或喷洒室外	室内持效2~3个月、室外持效7~10日
	氨菊酯	0.3%油剂	0.1 mL/m²	喷洒室内	25分钟内全部杀灭成蚊
蚊幼虫	敌敌畏	0.05%水剂	50~80 mL/m²	喷洒在污水表面	持效5~7日
	马拉硫磷	2%水剂	20~50 mL/m²	喷洒在污水表面	持效5~7日
	杀螟松	2%水剂	50~100 mL/m²	喷洒在污水表面	持效20~30日
	双硫磷		0.05~0.5ppm	喷洒在污水表面	持效40日
成蝇	2，2，2-三氯-1-羟基乙基膦酸酯（敌百虫）	毒饵：90%2，2，2-三氯-1-羟基乙基膦酸酯（敌百虫）1份、糖10份，食物89份		诱杀成蝇	持效7~10日
	敌敌畏	0.5%水剂	20~50 mL/m²	喷洒在成蝇停落场所	持效5~7日
	氨菊酯	0.3%油剂	0.1 mL/m²	喷洒室内	20分钟内全部杀灭成蝇
	桐油和松香	桐油2份、松香1份，熬成胶涂在牛皮纸上		将涂药的牛皮纸挂在室内黏捕成蝇	持效5~7日
	辛硫磷	0.3%乳剂	1 mL/m²	喷雾	
蝇蛆	敌敌畏	0.5%水剂	50~100 mL/m²	喷洒在粪坑表面	持效5~10日
	马拉硫磷	2%水剂	50~100 mL/m²	喷洒在粪坑表面	持效5~10日
蚤	敌敌畏	0.5%水剂	40~60 mL/m²	喷洒在室内地面及鼠道	持效5~7日
虱	敌敌畏	配成0.1%水剂或将粉笔浸入80%乳剂中3~5分钟	50 mL/m²	喷洒在有虱的衣服上，用浸过敌敌畏的粉笔在衣缝上涂擦	
蟑螂	敌敌畏	0.5%水剂	30~50 mL/m²	喷洒在蟑螂活动场所	持效5~7日
	硼砂	硼砂1份、红糖1份、面粉1份	每片5 g	放置在蟑螂活动场所	持效2~3个月

续 表

医学昆虫	杀虫剂	剂型和浓度	剂量	使用方法	药效
	敌百虫	2，2，2-三氯-1-羟基乙基膦酸酯 2%、硼砂 10%、黄豆粉 20%、面粉 48%	每片 5 g	放置在蟑螂活动场所	持效 2~3 个月
	溴氰菊酯	0.003%可湿性粉剂	25~30 mg/m²	喷雾	
白蛉	敌敌畏	0.5%水剂	30~50 mL/m²	喷洒室内外	
蜱、螨	敌敌畏	0.3%~0.5%水剂	200 mL/m²	喷洒在蜱、螨活动场所	持效 7~10 日

此外，尚有昆虫生长调节剂，通过阻碍昆虫正常发育而杀虫。如甲氧保幼素及敌灭器（喷头），可将高浓度的杀虫油剂雾化成细小均匀的颗粒进行喷洒。该法较常规水剂喷洒的杀虫剂用量大大减少，具有高效、省工、省药、省钱及减少环境污染等优点，且可处理一般喷洒所不能及的地方。现场应用取得良好效果。

在杀虫剂的新剂型及使用方法的研究中，最引人注目的是缓释剂及控释技术，既可延长药效，又能减少药物损失、降低成本和减少环境污染。

（四）生物防杀

利用某些生物来控制医学昆虫的生长发育。这种防杀方法的优点是对人畜无害，不造成环境污染，并能产生持久的杀虫效果。但作用缓慢，并有较高的特异性，实际应用有一定限制，主要用于消灭蚊虫。生物防杀有两种方法：①利用生物消灭害虫，如利用柳条鱼、鲤鱼、草鱼等鱼类，可捕食大量孑孓，其他捕食蚊虫幼虫的动物有巨蚊、松藻虫、水螅等。②部分病原微生物，如苏云金杆菌以色列变种含有 6 毒素，被蚊虫幼虫吞食后可致死，对多种蚊虫均有毒杀作用。国内生产的菌粉，取名"孑孓灵"，现场应用有良效，且对人畜无毒，生产工艺简单，使用方便。其他如球形芽孢杆菌、食蚊罗索虫等亦正在研究。尚有遗传防杀法，如释放大量绝育雄蚊，使其数量超过自然界的雄蚊，并使之与自然界的雌蚊交配而不能传代，达到灭蚊目的。

（五）个人防护

可使用驱蚊剂及驱虫剂防蚊和防虫。亦可穿长袖衣及长裤，扎紧袖口和裤口，防止蜱及恙螨爬至人体叮咬等。

二、灭鼠

世界卫生组织（WHO）的资料提示，有 1 515 种鼠与传播疾病有关，至少能传播 35 种人类疾病。人可因直接接触鼠类的排泄物、分泌物或被鼠咬伤，而感染疾病；亦可被寄生在病鼠的蜱、螨、跳蚤等叮咬而获病。常见疾病包括鼠疫、肾综合征出血热、沙拉热、钩端螺旋体病、淋巴细胞脉络丛脑膜炎、鼠咬热、兔热病、沙门菌病、地方性斑疹伤寒、莱姆病、恙虫病、人粒细胞无形体病、西部马脑炎及森林脑炎等。除此之外，老鼠还毁坏器物、盗食粮食等。因此，灭鼠对预防疾病具有重大意义。

灭鼠应发动群众，采用综合性灭鼠方法，才能取得良好效果。灭鼠方法有以下几类。

（一）器械灭鼠法

利用各种捕鼠器械，如鼠夹、鼠笼、鼠套、黏鼠贴及电子捕鼠器等，亦可翻草堆、堵（挖）鼠洞和灌水等。利用鼠笼、鼠夹等时，须掌握鼠情、选择合适诱饵、将捕鼠器放置在老鼠必经之路上。器械灭鼠方法简便易行，但耗费人力及物力，灭鼠不彻底，不利于大面积灭鼠，多与其他灭鼠法配合使用。

（二）化学药物灭鼠法

把灭鼠药加入鼠类喜食的食饵中制成毒饵，放在鼠类出没的活动场所，鼠类食入毒饵后致死。此法灭鼠效果好，见效快，成本低，使用方便，缺点是容易导致人畜中毒。因此，须选择对人畜安全、低毒的药物，由专人撒药、捡拾鼠尸。主要的灭鼠药有以下几种。

1. 磷化锌　为磷制剂，暗灰色粉末、有蒜味、干燥状态下稳定性好，主要影响神经系统和代谢功能，中毒后活动性下降、食欲减退，常出现后肢麻痹，终至死亡。对鼠致死量为 $10\sim50$ mg/kg，配成 $3\%\sim5\%$ 的浓度，粉剂为 $10\%\sim20\%$，毒杀效果好，不宜连续使用，多次使用可使鼠产生拒食，但不引起耐药性，作用发挥较快，服后半小时即可中毒死亡。该药对人、畜、禽（尤其鸡、鸭）有毒，使用时须注意安全。

2. 毒鼠磷　白色粉末，无臭无味，不溶于水，易溶于丙酮及二氯甲烷。对犬及猴毒力较弱，对家畜如牛、羊等毒力强，对鸡几乎无毒。服药后 $4\sim6$ 小时出现症状、24 小时内死亡。蓄积中毒不甚明显，无耐药性。

3. 甘氟　无色或微黄色透明油状液体，易溶于水、乙醇、乙醚等，比较稳定。具有选择性毒力，对猫、犬、羊毒力较强，对鸡、鸭的毒力低。鼠食毒饵后多于 24 小时内死亡，亦有长达 72 小时。

以上三种灭鼠药作用较快，1 次服药后即可致死，称为急性灭鼠药。

抗凝血灭鼠药包括敌鼠钠、杀鼠灵、杀鼠醚及杀鼠溴敌隆等，主要成分是 4-羟香豆素和 1，3-茚满二酮。老鼠进食后因出血而死亡。对人、畜、禽的毒性较小。

4. 敌鼠钠　为茚满二酮抗凝血灭鼠药，呈黄色粉末、难溶于水。此药的作用是破坏凝血因子、凝血时间延长；同时可损伤毛细血管壁、使毛细血管通透性增加，从而导致严重出血而死亡。此药作用缓慢，常须几次投药。鼠类在服药后 $4\sim7$ 日死亡，而中毒鼠无剧烈不适表现、不引起同类警觉，因此鼠类不易拒食，灭鼠较彻底。常用浓度为 $0.05\%\sim0.5\%$、毒粉用量为 $0.2\%\sim0.5\%$，可和毒饵混合及浸泡毒饵，须多次投药。配制时须戴口罩，用具和手须先用肥皂洗 2 遍，再用清水洗净。对猫、狗、兔毒性较大，对鸡、猪、牛、羊等的毒性较小。

5. 杀鼠灵　为香豆素类抗凝血灭鼠药，白色粉末，难溶于水。毒理作用与敌鼠钠相似，但较敌鼠钠安全。常用的浓度为 $0.02\%\sim0.05\%$。须多次投药。

6. 鼠得克　为第二代抗凝血灭鼠剂，属于 4-羟香豆素。突出特点是能杀灭对杀鼠灵产生抗药的鼠类、兼有急性及慢性灭鼠剂的优点。常用的浓度为 0.005%。

7. 大隆　与鼠得克相似、均为 4-羟香豆素类第二代抗凝血灭鼠药。呈乳白色或淡黄色粉末，不溶于水，溶于各种有机溶剂。是一种广谱灭鼠药，能杀灭家鼠或野鼠。亦能杀灭对杀鼠灵等耐药的鼠类。一次投药就能将鼠杀死，是一种理想的灭鼠药。适宜的浓度为 0.005%。

8. 灭鼠宁　为灰白色粉末，无臭、无味，不溶于水，溶于稀盐酸。此药可致鼠的外周血管收缩、组织及器官缺血坏死。中毒症状类似氰化物中毒，中毒鼠四肢苍白、呼吸困难、缺氧抽搐而亡。仅对一些鼠类如褐家鼠、仓鼠等有选择性毒力，作用快速，鼠类一般在 15 分钟~2 小时发生中毒死亡。对褐家鼠的用量为 $10\sim13$ mg/kg。

（三）化学熏蒸剂灭鼠法

熏蒸剂是磷化铝、氯化物及不同配方的烟剂，经呼吸道毒杀鼠类。磷化铝片剂由磷化铝、氨基甲酸铵及石蜡混合而成，遇水后，分解产生剧毒的磷化氢及二氧化碳。可放入鼠洞内进行毒杀。此外，尚有氯化物、溴甲烷及氰化钙等均可直接投入鼠洞内，迅速堵塞鼠洞，散发有毒气体毒杀鼠类。

（四）其他灭鼠法

尚有生物灭鼠法、生态灭鼠法等。利用鼠类的天敌，如猫、鼬、鹰等灭鼠，亦可作为灭鼠措施之一。通过恶化鼠类的生存条件、降低环境对鼠类的容纳量，从而达到灭鼠目的的生态灭鼠法，可作为灭鼠措施的又一有效方法。

（李英姿）

第四节　疫苗的应用

应用普通技术或以基因工程、细胞工程、蛋白质工程及发酵工程等生物技术获得的微生物、细胞及各种动物和人源组织和体液等生物材料制品，用于人类疾病预防、治疗及诊断的药品，称为生物制品。生物制品按其用途分为预防用、治疗用及诊断用生物制品。预防用生物制品即疫苗，包括细菌类疫苗、病毒类疫苗、类毒素、亚单位疫苗、基因工程疫苗及核酸疫苗等。治疗用生物制品包括各种抗毒素、特异性免疫球蛋白、各种细胞因子、干扰素（IFN）、某些血液制剂及核酸疫苗等，在某些感染病的急救和治疗中发挥重要作用。由细菌或病毒的特异性抗原、抗体及有关生物物质制备的体外诊断制品，以及由变应原或有关抗原材料制备的体内诊断制品，在感染病和变态反应性疾病的特异性诊断，尤其是疾病的早期诊断中发挥重要作用。

疫苗起源于我国宋朝民间创造的应用于天花患者的干痘痂粉末，接种于婴幼儿易感者的鼻腔内，获得人工主动免疫的方法。虽然接种人痘有感染发病的危险性，但在当时曾起到预防天花的重要作用。1796 年史上第一剂疫苗诞生，即英国乡村医生 Jenner 通过挤牛奶女工不患天花的观察性研究，发明了接种牛痘预防天花方法，并推广至全世界。经过一百多年来在全世界推广接种牛痘的努力，1980 年 5 月第 33 届世界卫生组织大会上宣布，人类在全世界消灭了天花。此后，霍乱、炭疽、狂犬病、破伤风、伤寒、鼠疫及结核病等疫苗相继研发成功。Salk 及 Sabin 等利用细胞培养法分别研制成功脊髓灰质炎灭活疫苗（Salk 疫苗）和减毒活疫苗（Sabin 疫苗）。我国是乙型肝炎高流行区，表面抗原（HBsAg）携带率为 7%~8%，即 1.2 亿人为慢性乙型肝炎病毒（HBV）携带者，人群中 HBV 自然感染率约为 60%，即 6.9 亿人已感染 HBV，慢性肝炎患者达 2 000 万~3 000 万例。20 世纪 90 年代以来，我国对新生儿推行乙型肝炎疫苗预防接种，尤其是将乙型肝炎疫苗与"四苗"共同列入我国儿童计划免疫接种后，取得了阻断母-婴传播 HBV 的显著成效，使部分大城市儿童的 HBV 携带率降到 1.5% 以下（降低 80% 以上）。随着我国落实扩大免疫预防计划，使许多曾经严重威胁人类生命健康酿成流行的感染病，如麻疹、白喉、新生儿破伤风、霍乱、鼠疫及钩端螺旋体病等，在我国亦得到初步控制。研制并推广接种安全高效又价廉方便的疫苗，从预防感染病的社会效益与经济效益上分析，均应作为主导措施。

一、疫苗种类及其应用

（一）细菌类疫苗

1. 冻干皮内注射用卡介苗（BCG）　全世界预防结核病所用的卡介苗即减毒牛型结核菌种均来自法国巴斯德研究院，为纪念两位发现并研究减毒牛型结核菌株的科学家 Calmette 和 Guerin，故命名为

BCG。BCGD2-PB302 菌株是生产 BCG 的菌种，该菌株免疫原性较强，接种后淋巴结反应较轻。BCG 株经 Souton 培养基培养后，加入保护液配成细菌浓度为 1.0 mg/mL，分装 0.5 mg（10 人份量）并冻干。接种对象为 ≤3 个月龄婴幼儿以及旧结核菌素（OT）或结核菌素纯化蛋白衍生物（PPD）试验阴性的儿童，于上臂外侧三角肌中部略下处皮内注射 0.1 mL BCG 稀释疫苗。在接种后 2 周左右，注射局部会出现红肿浸润，经 8~12 周后形成结痂。如发现异常不良反应，应及时就医。接种的禁忌证为现患结核病、急性感染病、肾炎、心脏病、湿疹、免疫缺陷病或其他皮肤病患者。BCG 预防结核病效果良好，其保护率为 80%~90%。

2. 冻干皮上划痕用鼠疫活疫苗 经多年反复培育和试验证明，我国使用鼠疫杆菌 EV 株菌种是毒力弱和免疫原性强的菌种。选育的 EV 株菌种经系统检定后并冻干保存，菌种取出后在厚金戈尔琼脂培养基上传 2 代，将菌苔刮入保护剂中，稀释成含菌数为 7 亿~9 亿个菌/人份并冻干备用。接种对象为疫源地或进入疫区人员，在上臂外侧上部皮肤表面滴上疫苗 2 滴，用专用划痕针呈 "#" 形划痕接种（皮肤划痕间距 3~4 cm 长 1~1.5 cm 呈 "#" 形，严禁注射），用划痕针反复涂压，以使疫苗渗入划痕皮肤内。接种不良反应较轻，免疫效果良好，鼠疫患者若先前接种过该疫苗，则 90% 以上患者可治愈。

3. 冻干皮上划痕用布鲁司菌病活疫苗 该疫苗系用布鲁司菌弱毒株 10^4 m 菌种接种于肝浸液琼脂斜面培养基，37 ℃培养 44~48 小时为第一代。挑取光滑型菌落再传一代后，方可大量增殖，将菌苔刮入保护液中分装并冻干，每毫升含菌量为 1 800 亿~2 000 亿个，每人份含菌量为 90 亿~100 亿个。接种对象为与布鲁司菌病传染源密切接触者、畜牧人员尤其是接羔员和挤奶员、皮毛和乳制品加工人员以及兽医等。每年接种一次，于上臂外侧上部皮肤表面滴上疫苗 2 滴，同上用专用划痕针呈 "#" 形划痕接种（严禁注射）。对于布鲁司菌素反应阳性者，不予接种。接种后局部反应轻微，少数可有低热反应。

4. 皮上划痕人用炭疽活疫苗 本品系用炭疽菌弱毒株 A16R 株芽孢，经牛肉消化液琼脂培养基培养，加入甘油蒸馏水制成容量比为 50% 的悬液，每毫升约含 0.5 亿个活菌。接种对象为食草动物炭疽病高发地区的农牧人群，皮毛加工与制革工人及牲畜屠宰人员。每半年或一年接种 1 次。接种方法同上，在上臂外侧上部皮肤上滴疫苗 2 滴，"#" 形划痕接种（严禁注射）。

5. 钩端螺旋体灭活疫苗 钩端螺旋体（简称钩体）血清型十分复杂，我国已发现 19 个血清群、75 个血清型，流行于全国 28 个省、市、自治区，不同血清型之间交叉保护免疫不明显，因此，必须选用钩体流行血清型 1~3 株来制备疫苗。生产菌种应选用繁殖力强，免疫原性好，并通过豚鼠传 2~3 代后，应用无蛋白综合培养基培养菌种，收获的培养物中经加入 0.25%~0.35%（g/mL）苯酚灭菌，即制备成灭活疫苗。在钩体灭活疫苗中，每一菌型的死菌数应含 1 亿~1.5 亿条/毫升。疫苗接种对象为流行区 7~60 岁高危人群，以及可能与疫水和患病动物接触者。于流行季节前，全程皮下注射疫苗 2 针，成人剂量为第一针 0.5 mL，第二针 1.0 mL，间隔 7~10 日；7~13 岁儿童剂量减半；必要时 7 周岁以下儿童酌情注射 1/4 成人剂量。疫苗接种不良反应轻微，免疫效果明显，使我国多年来已基本控制了钩体病的流行。

6. 吸附纯化无细胞百日咳疫苗 我国采用含有百日咳杆菌 1、2 和 3 血清型的 CS 疫苗株作为生产百日咳纯化疫苗的菌种。CS 菌种接种于半中和碳培养基中，用发酵罐深层培养法制备疫苗原液，其有效抗原释放至培养基上清液内，以化学和物理方法提纯并经甲醛液和戊二醛液解毒，然后去除解毒剂制成纯化成分疫苗。该疫苗含有丰富的丝状血凝集素（FHA）和毒素两种保护性抗原，含有效抗原成分 15~18 μg 总蛋白氮（PN）/mL。接种对象为 3 月龄至 6 岁儿童，皮下注射接种，每次注射剂量为 0.5 mL，3~12 月龄内共接种 3 次，每次间隔 4~6 周，在 18~24 月龄时再注射第 4 针加强。纯化疫苗较全菌体菌苗不良反应明显下降，其接种后发热率仅为后者的十分之一，而两者的接种保护率均达到85%～90%。按照抗原纯化工艺的不同，可分为共纯化工艺制备的百日咳疫苗和分别纯化定量配比的百日咳疫苗即百日咳组分疫苗。中国和日本部分企业采用的是共纯化工艺，即细菌培养后，盐析沉淀 PT、FHA 等保护性抗原，然后用蔗糖密度梯度离心法去除杂质，同时收集富含 PT 和 FHA 的有效成分。欧美等国家采用柱层析法，将不同的保护性抗原分别纯化，然后再将各抗原定量配比成疫苗。两法各有优缺点，前者产率相对较高，且成本较低，但共纯化工艺不利于产品的质量稳定。柱层析法成本较高，但优点是成分明确，较易进行质量控制，不良反应更小。

7. 伤寒 Vi 多糖疫苗　伤寒沙门菌灭活疫苗的保护效果良好，但接种不良反应大，且对 2 岁以下儿童无效。伤寒 Ty2 菌株含有丰富的微荚膜 Vi 抗原，经在发酵罐半中和培养基中培养 8～12 小时，将收获物加入甲醛液灭菌并取上清液，以脑膜炎球菌多糖疫苗相似的程序提取制成伤寒 Vi 多糖疫苗。接种对象为高发人群及军人，于上臂外侧三角肌处皮下或肌内注射，1 次 0.5 mL。接种反应轻，仅有个别人有轻度且短暂低热。经现场调查表明，我国伤寒 Vi 多糖疫苗的保护率为 70%，免疫持久性不少于 2 年，但其长期免疫性有待进一步观察证实。

8. 精制白喉类毒素　制备白喉外毒素的菌种为罗马尼亚白喉棒状杆菌 PW8 株，经国内培育筛选出产毒率高的亚株，每隔 5 年须进行 1 次产毒菌筛选。菌种接种于 Pope 或林氏培养基应用深层通气培养，外毒素效价不低于 150 Lf（絮状反应量）/mL，经加入 0.5%～0.6% 甲醛液脱毒成为类毒素，再经硫酸铵沉淀法纯化精制成类毒素疫苗。疫苗要求纯度≥1 500 Lf/mg PN。白喉外毒素可先脱毒后精制，亦可先精制后脱毒，前者脱毒需时长并应不断地检查脱毒效果，后者须添加赖氨酸以防脱毒后毒性逆转。接种对象为 6 月龄至 12 岁儿童，初次免疫皮下注射 2 针各 0.25 mL，间隔 4～6 周。接种不良反应轻微，但在成人接种时，易引起变态反应或称超敏反应，故成人接种宜用低剂量（2～5 Lf），其免疫效果亦佳。

9. 精制破伤风类毒素　破伤风芽孢梭菌菌种自罗马尼亚引进，经中国药品生物制品检定所培育筛选出产毒量高的 L58 株。蛋白水解液加入适量的氨基酸和维生素为破伤风菌种的培养基，在 34 ℃厌氧条件下培养 6 日，除去菌体并加入 0.3%～0.4% 甲醛液脱毒后，以硫酸铵沉淀法纯化为精制破伤风类毒素疫苗，类毒素纯度应≥1 000 Lf/mg PN。破伤风外毒素亦可先行精制后再脱毒。接种对象为儿童、孕妇和发生创伤机会较多的人群（如军人、警察及地下施工人员等）。WHO 主张破伤风类毒素与白喉类毒素、百日咳疫苗混合成为联合疫苗，给予儿童接种。对于已有基础免疫者，受外伤后应再注射 1 针类毒素，可不必接种破伤风抗毒素，以防发生过敏反应。

10. A 群脑膜炎球菌多糖疫苗　A 群脑膜炎球菌菌种为 A 群脑膜炎 CMCC29201（A4）菌株，菌种在发酵罐半中和培养基中通气搅拌培养，培养物立即加入甲醛液灭菌并去除菌体，以免释放内毒素，亦可采用超速离心法除去内毒素，在上清液中加入阳离子去污剂沉淀球菌荚膜多糖，收集沉淀物提取多糖即为多糖疫苗。接种对象为 6 个月龄至 15 岁儿童，3 岁以下儿童于疾病流行前接种 2 针，间隔 3 个月，每 3 年复种一次。根据流行病学调查结果表明，接种后 1～3 年持续保护率分别为 96.47%、92.62% 和82.8%。多糖抗原是 B 细胞依赖性抗原，因此对 1 岁以下儿童免疫效果差，如将多糖抗原与其他蛋白抗原（如破伤风类毒素）偶联而成为结合疫苗，则可提高免疫原性。

此外，细菌性痢疾口服双价联合疫苗的预防效果有待于提高，国外进口的肺炎链球菌多糖疫苗因价格昂贵而难以推广。

（二）病毒类疫苗

用病毒、衣原体、立克次体或其衍生物制成，进入人体后使机体产生抵抗相应病毒能力的生物制品。

1. 减毒活疫苗

（1）口服脊髓灰质炎活疫苗（OPV 或称 Sabin 活疫苗）：我国一直仅使用口服脊髓灰质炎活疫苗（OPV）即 Sabin 活疫苗，毒种为 Sabin Ⅰ、Ⅱ 和 Ⅲ 型株（或 Ⅲ$_2$ 株或 Ⅲ 型 Pfizer 株），亦可使用经人胎二倍体细胞培育纯化的 3 个型 Sabin 毒株。制备生产种子所用的细胞为胎猴肾、清洁级猴肾或人胎二倍体细胞（2BS）。每人份 0.1 mL 三价联合疫苗中，病毒含量（滴度）为 Ⅰ 型 6.0、Ⅱ 型 5.0、Ⅲ 型 5.5 log CCID$_{50}$/mL（每毫升含 50% 细胞感染量）。服用接种对象为 ≥2 月龄儿童，从 2 月龄开始，口服糖丸 1 粒或 2 滴液体疫苗，连续 3 次，每次间隔 4~6 周，4 岁时再加强免疫一次。由于推广口服脊髓灰质炎活疫苗，使我国早在 1992 年便基本消灭了脊髓灰质炎，发病率已降至 0.01/10 万人以下，并最终在我国境内彻底消灭了脊髓灰质炎。

（2）麻疹活疫苗：麻疹疫苗株毒种为我国自行研制的"沪 191"株和长春的"长 47 株"，经在人胎肾细胞、人羊膜原代细胞上传代后，转种鸡胚细胞培养适应使毒力减弱和保持良好的免疫原性。毒种在 9~10 日龄 SPF 鸡胚细胞上，于 31~33 ℃ 静止或旋转培养，病毒滴度 ≥4.5 log CID$_{50}$/mL，添加适宜保护剂并冻干制成麻疹活疫苗。接种对象为 ≥8 个月龄麻疹易感儿童进行初次免疫，一次免疫的抗体阳转率 ≥95%，7 岁时再复种一次。于上臂外侧三角肌附着处皮下注射 0.5 mL。接种不良反应一般轻微，少数人在接种后 6~10 日可有一过性低热，偶有散在性皮疹。自 1978 年麻疹活疫苗被纳入计划免疫以来，我国每年麻疹病例数显著下降。

（3）甲型肝炎活疫苗：1978 年以来我国自行研制并被国家批准上市的甲型肝炎减毒活疫苗有 2 种：长春生物制品研究所生产的 LA-1 减毒株及浙江省医学科学院及中国科学医学院生物学研究所生产的 H2 减毒株，均为皮下接种。甲型肝炎活疫苗接种后可产生病毒血症和特异性抗体，并从粪便排出少量病毒，但未发现实验动物之间或人与人之间相互传染。接种对象为 1~16 岁易感儿童，以及高危人群诸如饮食服务行业和托儿所幼儿园工作人员。接种 1 针疫苗后，可使 95% 以上接种者产生抗体，接种保护率达 95% 以上。经过多次人群血清流行病学调查表明，甲型肝炎活疫苗均具有良好的安全性和显著的免疫学效果和预防效果，接种保护率达 95% 以上。接种甲型肝炎减毒活疫苗可使机体产生更完全的细胞免疫及体液免疫，加之成本低廉，仅需注射接种 1 次，故用来降低甲型肝炎发病率，更适合我国及其他发展中国家的国情。在甲型肝炎暴发疫情早期，应急接种甲型肝炎疫苗，亦可有效地控制疫情。

（4）风疹冻干活疫苗：风疹病毒野毒株在人二倍体细胞（2BS）30 ℃ 连续传代培养 12 代，得到 BRD Ⅱ 减毒活疫苗毒株。用人 2BS 培养疫苗毒种，用 RK-13 细胞或其他敏感细胞滴定病毒，1 人份疫苗剂量（0.5 mL）病毒含量 ≥4.5 log CCID$_{50}$/mL。加入人白蛋白作保护剂，并冷冻干燥制成风疹疫苗。接种对象为 8 个月龄以上的易感者，重点对象为 10~14 岁少女，于上臂外则三角肌附着处皮下注射 0.5 mL。在注射后 6~11 日，少数人可有一过性的低热反应。成人接种后 2~4 周内可能出现轻度关节炎反应。孕妇禁止使用。育龄妇女注射疫苗后 3 个月内应避免怀孕。本疫苗主要用于预防孕妇患风疹，继而引起胎儿和新生儿的先天性风疹综合征，即先天性耳聋、白内障、心脏病及死胎和其他先天性畸形等。

（5）流行性腮腺炎活疫苗：我国使用的流行性腮腺炎活疫苗是上海 S79 减毒株，为从患者体内分离后，在三级（SPF）鸡胚细胞上连续传代，收获病毒并冻干制成疫苗，其病毒含量≥4.75 log $CCID_{50}$/mL。人用剂量为 0.5 mL，于上臂三角肌附着处皮下注射。本疫苗一般与麻疹、风疹疫苗制成联合疫苗（MMR）使用。

（6）黄热病活疫苗：我国采用国际通用的 17 kD 减毒株，在三级（SPF）鸡胚卵黄囊中接种培养，取全胚研磨制成悬液，经离心后取上清液，加入保护剂并冻干制成黄热病活疫苗。接种对象为进入或途经黄热病流行区人员，皮下注射 0.5 mL，接种者几乎 100% 产生中和抗体并持续较久。

（7）冻干乙型脑炎活疫苗：乙型脑炎活疫苗由我国独创的减毒株 SA14-14-2 株制成。本疫苗可提高免疫效果和减少接种次数，便于推广使用。SA14-14-2 株是强毒株 SA14 经地鼠肾单层细胞传 100 代后，用蚀斑筛选出无致病性的毒株，再通过动物神经外途径传代以稳定残余毒力，使之毒力不再返祖和提高免疫原性。经各种动物实验证明，SA14-14-2 株适合于制成活疫苗，该毒株除具有致病性和免疫原性外，在地鼠肾单层细胞上培养时可形成界线清晰的小蚀斑，无明显的 TS 特征。基因序列分析表明，减毒株与原强毒株核酸序列比较有 57 个核苷酸改变，发生 2 个氨基酸改变。接种对象为 1 周岁以上儿童，于上臂外侧三角肌处皮下注射 0.5 mL，1 岁儿童注射 1 针，于 2 岁和 7 岁时分别各再加强免疫 1 次。经大量临床试验和流行病学效果考核证明，乙型脑炎活疫苗的不良反应轻微且免疫原性良好，其保护率达 80%~90%。

2. 灭活疫苗

（1）乙型脑炎灭活疫苗：其毒株为乙型脑炎病毒 P3 株。P3 株经地鼠肾单层细胞旋转培养，加入甲醛液制成灭活疫苗。接种对象主要为 6 月龄至 7 周岁儿童和由非疫区进入疫区的易感者，初次接种 2 针，于上臂外侧三角肌附着处皮下注射 0.5 mL，间隔 7~10 日，于初次免疫后 1 年、4 岁及 7 岁时各再接种 0.5 mL。注射时加入适量亚硫酸氢钠液中和，可减轻甲醛刺激引起的疼痛。多次注射后，有时机体可产生过敏反应（低热、皮疹等），经一般对症处理即可。

（2）人用提纯狂犬病灭活疫苗：狂犬病灭活疫苗的毒种为狂犬病固定毒适应于细胞培养的 aG 株或其他经批准的毒株。我国用地鼠肾细胞或 Vero 传代细胞在静置或旋转瓶中培养毒种，加入甲醛或 β 丙内酯灭活，经过物理化学方法提纯后制成冻干制品，以适于应急备用。疫苗效价以 NIH 法检测≥2.5 IU/安瓿。接种对象为被疯犬或其他可疑动物咬伤、抓伤者。对被咬伤者应于第 0、3、7、14 及 30 日各注射 1 安瓿量疫苗。此外，要及时消毒处理伤口，对于严重被咬伤的部位（头、脸、颈、手指及多部位）或深部伤口的受伤者，除全程疫苗注射外，须再增加注射 2~3 针疫苗，并在伤口周围注射特异性抗狂犬病血清或特异性免疫球蛋白。儿童和成人用量相同，成人在上臂三角肌处肌内注射，儿童则在大腿前内侧区肌内注射。狂犬病疫苗是唯一急救性制品，其预防效果与注射疫苗的早晚、咬伤部位及咬伤程度有关，重要的是早注射与全程注射疫苗以及处理伤口。提纯疫苗的不良反应一般较轻。

（3）肾综合征出血热灭活疫苗：肾综合征出血热灭活疫苗是我国率先由汉坦病毒Ⅰ型（汉滩型）和Ⅱ型（汉城型）毒株，应用单层细胞培养后制成的灭活疫苗。毒种为经过筛选具有抗原谱广、免疫原性好和产率高的毒株，经灭活处理和添加吸附剂，制备成单型疫苗或双型联合疫苗。疫苗接种对象为疫区各年龄组人员，若为Ⅰ型流行区，应重点对野外接触野鼠的高危人群接种Ⅰ型或双型联合疫苗。接种部位为上臂三角肌肌内注射，于第 0、7 和 28 日全程接种 3 针，每次 1.0 mL，1 年后再加强免疫 1 次。经实验室研究和流行病学考核表明，接种后不良反应轻微且能诱发产生中和抗体，其保护率可达 90% 左右。

（4）森林脑炎灭活疫苗：1952 年我国应用森林脑炎病毒"森张株"，以地鼠肾细胞培养病毒株并以甲醛灭活制成灭活疫苗，一直沿用至今，其生产工艺与乙型脑炎灭活疫苗相同。注射疫苗后，预防效果较好，不良反应轻。

（5）脊髓灰质炎灭活疫苗（Salk 疫苗）：Salk 灭活疫苗系 1954 年应用脊髓灰质炎病毒 Ⅰ、Ⅱ 和 Ⅲ 型强毒株分别在猴肾细胞中增殖，收获病毒加入甲醛液在一定温度下灭活而成的三价联合疫苗。Salk 灭活疫苗为皮下注射制剂，初次免疫需注射 3 针，每针间隔 4~6 周，第 3 针后间隔 6~12 个月加强注射第 4 针，此后每隔数年需再加强注射 1 针。Salk 灭活疫苗经在北美及西欧等地区的多年使用，证明安全有效，尤其是对免疫缺陷或免疫受抑制者使用灭活疫苗较为安全。鉴于脊髓灰质炎活疫苗株可基因重组变异为衍生脊髓灰质炎病毒（VDPV），使神经毒力返祖而致急性弛缓性麻痹（AFP），我国有可能以 Salk 灭活疫苗替代 Sabin 活疫苗，并重新制定预防策略和接种程序。

（6）甲型肝炎灭活疫苗：目前国外有 4 种被批准的甲型肝炎灭活疫苗，均为细胞培养甲型肝炎病毒（HAV）经甲醛灭活的制剂。我国已批准进口的甲型肝炎灭活疫苗有 2 种：①源于澳大利亚 HAVHM175 株，由比利时 Smith Kline Beecham 公司应用人 2BS 细胞培养适应并传接 40 代获得减毒株，从细胞培养液中收获病毒，经甲醛灭活后加入铝盐吸附而制成，称为 Havrix™（贺福立适）甲型肝炎灭活疫苗。成人初次接种剂量为 1 米（含 1 440 抗原单位），儿童剂量减半，于上臂三角肌处肌内注射，间隔 6~12 个月后再加强 1 针。②源于拉丁美洲哥斯达黎加 CR326-F 株，由美国 Merck 公司生产的 VAQTA™ 灭活疫苗，1 mL 含 50 IU 抗原单位即 50 ng 抗原，接种方法同上。两种疫苗接种对象同甲型肝炎活疫苗，均于 10 年后需复种 1 次。虽然甲型肝炎灭活疫苗免疫学效果和流行病学预防效果均较肯定，但因其价格昂贵，不适合我国推广使用。中国药品生物制品检定所和唐山怡安公司共同研制的国产甲型肝炎灭活疫苗，于 2002 年通过国家鉴定，用于特定适应人群（如免疫功能低下的易感者等）的预防接种。

（7）肠道病毒 71 型（EV71）灭活疫苗：EV71 是引发手足口病或咽峡炎的主要病原体之一。2008 年 EV71 病毒在中国流行，共造成 49 万人感染，126 人死亡。感染及死亡病例集中在 3 岁以下的婴幼儿。来自江苏省疾病预防控制中心、中国疾病预防控制中心、中国食品药品检定研究院等多家机构的科研人员研制出一种基于 Vero 细胞、以氢氧化铝为佐剂的 EV71 灭活疫苗。Ⅰ期和Ⅱ期临床试验结果已经表明，该疫苗可诱导 6~35 月龄婴幼儿产生针对 EV71 的免疫反应，其安全性也得到了证实。该 EV71 疫苗的Ⅲ期临床试验结果再次肯定了其有效性、安全性和免疫原性，研究结果发表在 2014 年 2 月的新英格兰医学杂志上。

病毒类及细菌类减毒活疫苗与灭活疫苗相比，各有其优缺点，一般前者免疫效果和预防效果更好，但灭活疫苗的安全性相对更好一些（表 1-2）。

表 1-2　减毒活疫苗与灭活疫苗特点比较

比较要点	减毒活疫苗	灭活疫苗
疫苗来源	无毒或弱毒的微生物疫苗株	用甲醛等灭活的病原微生物
免疫机制	类似自然感染，诱导机体细胞免疫和体液免疫，且产生接种局部免疫	刺激机体产生体液免疫（中和抗体）为主，不产生接种局部免疫
免疫学效果	好，免疫持续 3~5 年或更长	较好，免疫持续数月至 1 年
禁忌接种人群	免疫功能缺陷及低下者	过敏体质者
不良反应	较小，但疫苗株有毒力返祖之虞	较大，常有低热、接种部位疼痛等
接种剂量与次数	剂量小，多为接种 1 次	剂量大，多为接种 2~3 次
疫苗保存及成本	需要低温，有效期较短，价廉	温度不严格，有效期较长，较昂贵

3. 基因重组疫苗 在 20 世纪 90 年代，我国生物制品研究机构应用中国地鼠卵巢细胞传代细胞成功转染 HBV S 重组基因并表达 HBsAg，投入试生产后，其产量有限。其后从美国 MSD 公司引进的酵母重组乙型肝炎疫苗生产线，于 1998 年正式投产。自 2000 年起，基因重组乙型肝炎疫苗已完全替代乙型肝炎血源性亚单位疫苗。

基因重组乙型肝炎疫苗接种对象主要为新生儿，其次为幼儿和高危人群（医务人员、托幼机构工作人员、职业献血员等）。注射程序称为 0、1、6 月程序，即第 1 针后，间隔 1 个月及 6 个月注射第 2 及第 3 针疫苗。新生儿接种乙型肝炎疫苗越早越好，要求于出生 24 小时内接种，因为年龄越小，受乙型肝炎病毒（HBV）感染后越易成为慢性 HBV 携带者，且可能至青壮年时发病。接种方法，婴幼儿为大腿内侧肌肉接种，儿童和成人为上臂三角肌处肌内注射。接种剂量：新生儿及儿童接种酵母重组乙型肝炎疫苗为 5 μg（0.5 mL），成人为 10 μg（1 mL）；接种 CHO 重组乙型肝炎疫苗，则不分年龄大小，均注射 10 μg（0.5 mL）。由于 HBsAg 和 HBeAg 双阳性母亲的新生儿受感染概率大，可双倍量接种疫苗，并加用乙型肝炎高价免疫球蛋白（HBIg）。重组乙型肝炎疫苗不良反应轻微，其免疫学和预防效果均较理想，保护率可达 80%~90%。

（三）联合疫苗

由两种或两种以上安全有效的疫苗按一定搭配比例组成的疫苗称为联合疫苗。在目前新疫苗日益增加的情况下，应用联合疫苗接种 1 剂可预防多种感染病，因此，可减少接种次数、降低疫苗成本及利于推广使用。不同的疫苗在组成联合疫苗时，必须证明机体对各个疫苗及其抗原的免疫应答互不干扰和不增加不良反应。研制联合疫苗是生物制品研究的重要课题之一。

1. 联合灭活疫苗 伤寒、副伤寒甲、乙三联疫苗及伤寒、副伤寒甲、乙与霍乱四联疫苗，最早主要在军队中使用，后来又增添破伤风类毒素。据报告在二次世界大战时已证明其预防效果较满意，但接种后不良反应大，难于在平时推广应用。百日咳、白喉、破伤风联合疫苗（简称 DPT），在儿童免疫中已使用多年，各成分均要纯化，否则不良反应大。此外，使用中的联合疫苗还有钩端螺旋体多价灭活菌（疫）苗、出血热双价灭活疫苗及脊髓灰质炎 3 价灭活疫苗（Salk 疫苗）等。联合疫苗中各成分应按比例合理组合，否则强抗原可能干扰弱抗原。经实验证明，百日咳灭活疫苗可以提高白喉与破伤风类毒素的免疫原性，故 WHO 主张将百日咳与白喉、破伤风类毒素混合制成 DPT 联合疫苗并纳入世界儿童扩大免疫接种规划。

2. 联合活疫苗 较成功的联合活疫苗：①麻疹、腮腺炎、风疹联合活疫苗（MMR）。②脊髓灰质炎Ⅰ、Ⅱ、Ⅲ型联合活疫苗。影响联合活疫苗免疫学效果的因素，除了各病毒疫苗株含量以外，疫苗毒株的残余毒力强者可能干扰残余毒力弱者，使后者降低其诱导免疫应答作用。例如，MMR 加入水痘活疫苗联合接种，会干扰水痘活疫苗的免疫原性。

3. 灭活疫苗与基因重组联合疫苗 1996 年以来，含甲型肝炎灭活疫苗和重组乙型肝炎疫苗组成的联合疫苗，已被批准并在部分国家 1 岁以上儿童中接种注射。此联合疫苗的全程 3 针免疫采用 0、1 和 6 个月间隔程序，我国尚未使用此种联合疫苗。

（四）用于预防的其他生物制品

1. 抗毒素及抗血清 抗毒素及抗血清系指用细菌外毒素免疫动物（马）后，取得免疫血清并精制成的蛋白制剂。用于被动免疫，预防各种感染病。用马血清制备的抗毒素注射人体无疑易产生某些不良反应，包括过敏性休克、血清病及局部过敏性反应等。因此，在使用时应先仔细阅读使用说明书，要询问过敏史，务必做皮肤过敏试验。如皮肤试验阳性，应采用脱敏注射法以避免过敏反应。一旦发生过敏反应，应及时采取相应的抢救措施。

（1）精制白喉抗毒素：与白喉患者接触而未接种白喉类毒素的易感儿童，可一次皮下注射抗毒素 1 000~2 000 IU，并立即全程接种白喉类毒素，以预防发病。

（2）精制破伤风抗毒素（TAT）：对于未预防接种过破伤风类毒素的受外伤者，在进行外科扩创处理的同时，应皮下或肌内注射破伤风抗毒素 1 500~3 000 IU，使之在 2~3 日内血中抗毒素能保持 10.3 IU/mL±0.6 IU/mL 水平，随后再全程接种破伤风类毒素。

（3）精制肉毒抗毒素：肉毒外毒素有不同型别，人的肉毒食物中毒主要由 A 型、B 型或 E 型外毒素引起。我国肉毒抗毒素制剂为单型抗毒素，注射时须予以混合。可疑肉毒中毒者，应皮下或肌内注射相应型或混和型抗毒素每型 1 000~2 000 IU，预防效果显著。

（4）抗狂犬病血清：抗狂犬病血清系由狂犬病固定毒免疫马，采其血浆经胃酶消化后，用硫酸铵盐析法制成液体或冻干的免疫球蛋白制剂。制造工艺基本上与其他抗血清相同。当马血浆的中和效价≥80 IU/mL 时，采马血并精制后的成品效价应≥200 IU/mL。人被疯动物咬伤后注射抗狂犬病血清越早越好，咬伤后 48 小时之内注射，可减少发病，特别是对于严重咬伤如头、脸、颈部、手指或多部位咬伤者更应注射抗血清。在对受伤部位做外科处理的同时，在伤口部位浸润注射抗血清，然后把余下抗血清注射肌肉内。注射剂量按体重计 40 IU/kg，重伤者可酌量增加至 80~100 IU/kg，在 1~2 日内分数次注射。注射完毕后或同时开始全程接种狂犬病疫苗。

2. 用于预防的血液制品　人用血液制品取材于人血，分为血细胞制剂和血浆蛋白制剂，注射后罕有过敏反应。人血浆中共有百余种蛋白质，现简述血浆蛋白制剂中常用于预防的制品。

（1）人血丙种球蛋白：人血丙种球蛋白含有甲型肝炎、麻疹、脊髓灰质炎和白喉抗体，主要为 IgG 和一定量的 IgA、IgM。本品中丙种球蛋白含量≥血浆蛋白总量的 90%，其中 IgG 含量占丙球的 90% 以上。人血丙种球蛋白按 0.1~0.4 mL/kg 体重肌内注射，或≤5 岁肌注 5 mL，≥6 岁肌注 10 mL，主要用于早期预防甲型肝炎、麻疹及脊髓灰质炎以及应急接种。接种后的被动免疫可持续 6 个月。我国已淘汰胎盘血丙种球蛋白制剂。

（2）特异性丙种球蛋白：经特异性疫苗免疫的人，取其血浆制成提纯的特异性丙种球蛋白液体或冻干制品，可用于预防相应疾病。乙型肝炎特异性丙种球蛋白（HBIg），内含抗-HBs 效价≥100 IU/mL，每安瓿装量分别为 100 IU、200 IU 和 400 IU。HBsAg 和 HBeAg 双阳性母亲的新生儿，最好于出生 24 小时内肌内注射 100 IU HBIg，同时另一部位注射乙型肝炎疫苗；而后隔 2~4 周重复一次，再按上述程序全程接种乙型肝炎疫苗。当不慎被带有 HBV 阳性血的针头刺伤皮肤等暴露于 HBV 时，立即肌内注射 HBIg 200~400 IU，以预防 HBV 感染。此外，我国还制成抗狂犬病特异性丙种球蛋白，当人被可疑狂犬咬伤时，尽快按 20 IU/kg 体重肌内注射；抗破伤风特异性丙种球蛋白，当人体受深部外伤时，尽早肌内注射 250 IU，均有一定的预防发病作用，但仍需全程接种狂犬病疫苗或破伤风类毒素。

在预防疾病方面，血液制品是不可缺少的重要生物制剂。经血液制品传播 HCV、HBV 及 HIV 等屡见不鲜，故应加强落实对献血员的筛选和在采血与生产过程中各项监督管理措施，以确保各种血液制品的安全。

二、预防接种的不良反应

预防接种使机体接受外来抗原刺激，除产生有益的抗感染免疫应答外，还可产生无益的甚至有害的免疫应答或非免疫反应。接种灭活疫苗常因异体蛋白和免疫佐剂的作用，引起注射局部的红肿浸润及疼痛，甚至引起淋巴管炎和淋巴结肿疼，少数人于接种疫苗后6～24小时出现37.5 ℃左右低热，一般不需特殊处理，在2～3日内消退。此外，由于接种者免疫异常或疫苗的因素，引起局部或全身较严重的异常反应称作预防接种不良反应。

（一）局部或淋巴结化脓灶

有菌性化脓灶是由于疫苗染菌和不洁注射引起的。卡介苗应做皮内接种，如注射至皮下或肌肉时，可发生疫苗中减毒结核杆菌引起的"寒性脓肿"，甚至延及淋巴结，经久不愈。

（二）过敏反应（变态反应）和超敏反应

在接种疫苗的同时或稍后，机体出现的速发型过敏反应（或称变态反应）与超敏反应是预防接种不良反应中最为常见的。

1. 过敏性休克 含有异种动物蛋白的抗毒素、类毒素及疫苗，如破伤风抗毒素、白喉抗毒素、肉毒抗毒素、破伤风类毒素、百白破三联疫苗、地鼠肾乙型脑炎疫苗、多种灭活疫苗及麻疹减毒活疫苗等，在注射抗毒素或疫苗的当时或45分钟内急性发作，表现为全身奇痒、水肿、出红疹或荨麻疹，在呼吸道过敏症表现为胸闷、干咳、窒息和发绀；在消化道过敏症表现为恶心、呕吐、腹痛和腹泻；均伴有严重低血压、四肢冰冷和心率缓慢，如果抢救不及时，在发作后10～20分钟内可因窒息和末梢血液循环衰竭而死亡。

2. 过敏性皮疹 过敏性体质的人在接种抗毒素及灭活疫苗后几小时至数日内，可于耳后、面部、躯干及四肢等处出现荨麻疹或斑丘疹。

3. 血管神经性水肿 当接种白喉类毒素或含有动物血清成分的抗毒素及灭活疫苗时，尤其是重复使用同一种疫苗抗原时，可在注射后24小时内出现注射局部红肿，逐渐扩大范围至上臂甚至面部，并可伴有荨麻疹。

上述3种过敏反应均属于Ⅰ型速发性或延迟相超敏反应，可采用抗组胺药物如苯海拉明或氯苯那敏，口服或肌内注射治疗。一旦出现过敏性休克，就应立即采取急救措施，患者平卧，头部放低，立刻肌内注射或皮下注射肾上腺素0.3～0.5 mg，紧急时可将0.1～0.5 mg肾上腺皮质激素以10 mL生理盐水稀释后，静脉内缓慢注射。情况仍不见好转者，用4～8 mg肾上腺皮质激素溶于5%葡萄糖溶液500～1 000 mL中，静脉点滴和其他抗休克治疗，包括气管切开等抢救措施。

4. 过敏性紫癜 接种疫苗2～7日后，少数人可出现Ⅱ型（细胞毒性）超敏反应，即出现皮下出血点、出血斑，有的伴有关节痛，严重者可伴有血便和血尿等内出血症状。治疗过敏性紫癜首选氢化可的松100～300 mg溶于5%葡萄糖溶液500 mL中，静脉点滴，连用7日后改为口服泼尼松。儿童剂量减至成人的1/3～1/2。可并用止血剂，维生素C、维生素K等。

5. 血清病 当注射含马血清的疫苗7～10日后，在机体内产生免疫复合物引起的Ⅲ型过敏反应，称为血清病。血清病的临床表现有2种，一种主要表现为发热、哮喘、淋巴结肿大、蛋白尿及上睑水肿等；另一种表现为粒细胞减少、淋巴结肿大和关节痛等。

6. 局部过敏性反应（Arthus反应） Arthus反应系由接种含有动物异体蛋白疫苗及霍乱、伤寒灭活疫苗引起的Ⅲ型超敏反应。于接种7～10日后，接种部位痒疼、红肿和硬结，轻者于数日内自行消退，重者红肿可波及上臂外侧，甚至注射部位坏死溃烂。对于血清病和Arthus反应，应用抗过敏和对症治疗为主，严重者可使用氢化可的松等肾上腺皮质激素治疗。

（三）精神性异常反应

1. 晕厥　在极少数成年人及少年在初次接种疫苗时，由于精神过分紧张、对疼痛恐惧、过度疲劳及空腹等原因，可出现面色苍白、四肢厥冷、出冷汗、恶心呕吐、心动过速甚至骤然失去知觉。

2. 精神因素反应（神经官能性反应）　极个别人在接种疫苗后，出现一系列与疫苗无关的神经和精神症状，但查不出任何器质性病变，是个体的心理障碍引起幻觉所致。精神因素反应的症状可多种多样：①感觉障碍，知觉麻木或过敏，自觉视觉、听觉及嗅觉障碍。②运动障碍，自觉麻痹或瘫痪。③抽搐或语言障碍。④自主神经或内分泌障碍。⑤严重患者，类似癫痫发作及假死。对于精神性异常反应以心理疏导和暗示疗法为主，辅以药物安慰，一般预后良好。

（四）神经性严重异常反应

1. 变态反应性脑脊髓膜炎　变态反应性脑脊髓膜炎曾发生在接种含有动物脑组织的疫苗，如鼠脑培养的乙型脑炎疫苗和狂犬病灭活疫苗（现均已被淘汰），偶尔发生在接种百日咳灭活疫苗、国外的黄热疫苗、伤寒疫苗、破伤风类毒素及一些抗毒素等，发生率仅为百万分之一。疫苗变态反应性不良反应属于Ⅳ型超敏反应，于接种疫苗后经 14 日左右（1 周~1 个月）的潜伏期，突然出现发热、恶心呕吐和精神萎靡，随后出现局部和全身抽搐，1 周左右达高潮，出现高热、颈项强直和意识障碍，进而出现弛缓性瘫痪，但脑脊液检查其压力和性状基本正常。经使用氢化可的松等肾上腺皮质激素及对症治疗，多于 1~2 周内康复，重症者可遗留肢体瘫痪和（或）智能障碍。

2. 脊髓灰质炎活疫苗引起急性弛缓性麻痹症　急性弛缓性麻痹症可由疫苗相关脊髓灰质炎病毒（VAPV）或疫苗衍生脊髓灰质炎病毒（VDPV）感染引起。

（1）疫苗相关脊髓灰质炎病毒（VAPV）：VAPV 引起的 AFP，发生于口服脊髓灰质炎减毒活疫苗（Sabin 疫苗）儿童及其密切接触的易感儿中，从患儿粪便中分离的毒株核酸序列与 Sabin 疫苗株的同源性达 99% 以上。患者于服疫苗后 4~30 日内出现与野毒株感染相似的 AFP，但为时短暂，均能康复。在口服 Sabin 疫苗的儿童中，免疫功能缺陷者的 AFP 发生率是正常人的 1 000 倍。

（2）疫苗衍生脊髓灰质炎病毒（VDPV）：Sabin Ⅰ、Ⅱ、Ⅲ型株之间，或疫苗株与野毒株之间，或疫苗株与其他肠道病毒之间发生基因重组，可产生新病毒 VDPV，它与 Sabin 疫苗株核苷酸序列同源性差异>1%。VDPV 引起的 AFP，多发生在低服苗（OPV）率地区的未服苗儿童中，且有传染性和病例聚集现象，发病后常可导致永久性肢体麻痹后遗症。

（李英姿）

第二章　重点场所的消毒技术要点

第一节　学校消毒技术要点

一、日常清洁消毒

学校未出现可疑症状人员时，重点开展日常清洁消毒工作。

1. 加强室内通风　经常开窗通风，首选自然通风，每天通风至少 2~3 次，每次至少 30 分钟。如通风不畅也可选择使用排气扇进行机械通风。

2. 保持个人卫生

（1）勤洗手：在饭前、便后、接触公共物品/部位（电梯按钮、门把手等）后、戴口罩前、脱口罩后、接触玩具或活动设施后等，使用"肥皂/洗手液+流动水"按照"六步洗手法"进行洗手。无流动水时，也可使用免洗手消毒剂进行手卫生。

（2）勤换洗衣物、勤洗澡。

3. 保持室内清洁卫生及预防性消毒　对餐饮具、经常接触的物体表面（门把手、开关、冰箱门、桌椅板凳等）、卫生间、衣物等进行清洁、消毒；保持地面、卫生间整洁、干燥等。

4. 垃圾清理　学校产生的垃圾应当在专门处理区域进行分类管理、暂放，并及时清理。存放垃圾时，应当在垃圾桶内套垃圾袋，并加盖密闭，防止散发异味、吸引蚊虫、污染其他用具。定期对垃圾存放区域及垃圾桶（车）进行清洁、消毒。

二、疫情期间预防性消毒

学校未出现可疑症状人员时，托幼机构、中小学校在按照相关规范开展日常预防性消毒的基础上，增加消毒频次，参考表 2-1 开展预防性消毒工作；中等职业学校、高等学校、老年大学和社区学校也可参考表 2-1 开展预防性消毒工作。

三、可疑症状人员处置

出现可疑症状的人员时，学校在疾病预防控制机构的指导下对可疑患者生活、学习或工作等可能污染的场所开展终末消毒工作。消毒人员应做好相应的个人防护措施。

表 2-1　学校预防性消毒技术要点

消毒对象	消毒方式、频次与要点	消毒因子、浓度及消毒时间	注意事项
空气	1. 开窗自然通风，每日至少 2 次，每次 30 分钟以上 2. 不能开窗通风或通风不良的，可使用电风扇、排气扇等机械通风方式 3. 必要时使用循环风空气消毒机消毒，应持续开机消毒	循环风空气消毒机建议杀菌因子为纳米或等离子体	1. 循环风空气消毒机使用时应关闭门窗 2. 按产品使用说明书对循环风空气消毒机进行维护保养
空调等通风设备	1. 排风扇等机械通风设备每周清洗消毒 1 次 2. 分体空调设备过滤网和过滤器每周清洗消毒 1 次 3. 暂停使用集中空调，必须使用时，集中空调通风系统定期清洗消毒	有效浓度为 100 mg/L 的微酸性次氯酸水或 250～500 mg/L 含氯（溴）消毒液，消毒 10～30 分钟	1. 消毒前先去除挡板上的积尘、污垢 2. 集中空调通风系统的清洗消毒应由具有清洗消毒资质的专业机构完成
物体表面	1. 经常接触或触摸的物体表面，如门把手、窗把手、台面、桌椅、扶手、水龙头、电梯按钮等每天消毒 2～3 次 2. 不易触及的物体表面可每天消毒 1 次 3. 使用消毒湿巾或抹布进行擦拭消毒或常量喷雾器喷洒消毒	有效浓度为 100 mg/L 的微酸性次氯酸水或 1% 过氧化氢湿巾或消毒液或 250 mg/L 含氯（溴）消毒液或 100～250 mg/L 二氧化氯消毒液，消毒 10～30 分钟	1. 有肉眼可见的污染时，应先去除可见污染后再行喷洒消毒 2. 应喷洒至物体表面被完全润湿 3. 不得与清洗剂合用 4. 精密设备或操作仪表等使用湿巾擦拭消毒
地面、墙壁	1. 一般情况下，墙面不需要进行常规消毒 2. 地面每天消毒 2～3 次 3. 当地面或墙面受到血液、体液、排泄物、呕吐物或分泌物污染时，清除污染物后及时消毒 4. 采用拖拭、擦拭或常量喷雾器喷洒消毒	有效浓度为 100 mg/L 的微酸性次氯酸水或 250～500 mg/L 含氯（溴）消毒液，消毒 10～30 分钟	消毒前先清除地面的污迹，其他同物体表面
洗手水池、便器、盛装吐泻物的容器、痰盂（杯）等	1. 洗手水池、便器等每天 2 次擦拭消毒 2. 盛装吐泻物的容器、痰盂（杯）等每次使用后及时浸泡消毒	500～1 000 mg/L 含氯（溴）消毒液或 250～500 mg/L 二氧化氯，消毒 15～30 分钟	每次用后清洗或冲洗干净、保持清洁
毛巾、被褥、台布等纺织品	每周清洗消毒 1 次	1. 流通蒸汽 100 ℃作用 20～30 分钟 2. 煮沸消毒作用 15～30 分钟 3. 在阳光下暴晒 4 小时以上	毛巾应一人一巾一用一消毒，或使用一次性纸巾；被褥应一人一套
电话机、传真机、打印机、电脑键盘、鼠标、小件办公用品	1. 表面擦拭清洁消毒 2. 每周消毒 1～2 次	1% 过氧化氢湿巾或 75% 乙醇或含有效浓度为 100 mg/L 的微酸性次氯酸水，消毒 10～30 分钟	消毒到规定的时间后，用清水去除残留物

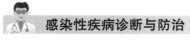

续　表

消毒对象	消毒方式、频次与要点	消毒因子、浓度及消毒时间	注意事项
餐桌、餐饮具、熟食盛具	1. 餐桌使用前应擦拭清洁消毒 2. 餐饮具和熟食盛具专用或一人一用一清洗消毒	1. 流通蒸汽 100 ℃ 作用 20～30 分钟 2. 煮沸消毒作用 15～30 分钟 3. 按说明书使用消毒箱（柜）	1. 应符合《中华人民共和国食品安全法》等相关规定和要求 2. 严格执行"一洗二冲三消毒四保洁"制度 3. 餐饮具和熟食盛具的消毒首选物理方法
文体活动用品、玩具	1. 耐热耐湿物品可用流通蒸汽 2. 不耐热的物品，如塑料、橡皮、木器类文体活动用品和玩具擦拭或浸泡消毒 3. 纸质、长毛绒类文体活动用品和玩具可置阳光下暴晒或使用奥氧消毒器消毒 4. 每周消毒 1~2 次	1. 流通蒸汽 100 ℃ 作用 20～30 分钟 2. 煮沸消毒作用 15～30 分钟 3. 在阳光下暴晒 4 小时 4. 有效浓度为 100 mg/L 的微酸性次氯酸水或 1% 过氧化氢湿巾或消毒液或 250 mg/L 含氯（溴）消毒液或 100~250 mg/L 二氧化氯消毒液，消毒 10~30 分钟 5. 奥氧消毒器按使用说明书操作	定期用清水清洗，可使用洗涤剂与温水清洗，以加强污垢的去除效果，有缝隙的文体活动用品和玩具还可用刷子涮洗
清洁用具	1. 不同的区域使用不同的拖布和抹布 2. 每次使用后浸泡消毒	250~500 mg/L 含氯（溴）或二氧化氯消毒液，消毒 30 分钟以上	1. 拖布和重复使用的抹布用完后洗净、悬挂晾干，有条件的可烘干后存放 2. 清洁桶在每次使用后用温水和清洁剂清洗，充分干燥后倒置储存
吐泻物、分泌物、腹泻物	1. 用消毒干巾（含高水平消毒剂）覆盖包裹呕吐物，作用一定时间后，用覆盖的消毒干巾处理呕吐物丢入废物袋，再用消毒湿巾（高水平消毒剂）或浸有消毒液（高水平消毒剂）的擦（拖）布擦（拖）拭可能接触到呕吐物的物体表面及其周围 2. 马桶、便池或洗手池内的呕吐物等，先均匀撒上含氯消毒粉（如漂白粉）进行覆盖，盖上马桶盖，作用 30 分钟后用水冲去	1. 呕吐物应急处置包，消毒干巾覆盖 5 分钟，消毒湿巾擦拭消毒 5 分钟 2. 漂白粉覆盖 30 分钟	1. 不可使用拖布或抹布直接清理 2. 呕吐物处置由老师执行，不得由学生执行 3. 儿童（学生）发生呕吐后，当班保育员（老师）应立即疏散周围的儿童（学生） 4. 处理呕吐物时应穿戴好口罩、手套和隔离衣
手	1. 一般情况下采用流动水和洗手液，按照六步洗手法充分搓洗 2. 必要时可用合格的免洗手消毒剂消毒		1. 学校应在儿童、学生就餐场所提供足够的水龙头 2. 学校应在餐厅、图书馆、体育馆、教室、宿舍楼等人口处提供免洗手消毒剂 3. 不建议托幼机构儿童随意使用含醇类的免洗手消毒剂

（蔡瑷瑾）

第二节　养老机构消毒技术要点

一、日常清洁消毒

养老机构未出现可疑症状人员时，重点开展日常清洁消毒工作。

二、疫情期间预防性消毒

养老机构未出现可疑症状人员时，在开展本院日常预防性消毒的基础上，增加消毒频次。具体消毒操作可参考表2-2开展。

表2-2　养老机构预防性消毒技术要点

消毒对象	消毒方式、频次与要点	消毒因子、浓度及消毒时间	注意事项
空气	1. 开窗自然通风，每日至少2次，每次30分钟以上 2. 不能开窗通风或通风不良的，可使用电风扇、排气扇等机械通风方式 3. 必要时使用循环风空气消毒机消毒，应持续开机消毒	循环风空气消毒机建议杀菌因子为纳米或等离子体	1. 循环风空气消毒机使用时应关闭门窗 2. 按产品使用说明书对循环风空气消毒机进行维护保养
空调等通风设备	1. 排风扇等机械通风设备每周清洗消毒1次 2. 分体空调设备过滤网和过滤器每周清洗消毒1次 3. 暂停使用集中空调，必须使用时集中空调通风系统定期清洗消毒	有效浓度为100 mg/L的微酸性次氯酸水或250～500 mg/L含氯（溴）消毒液，消毒10～30分钟	1. 消毒前先去除挡板上的积尘、污垢 2. 集中空调通风系统的清洗消毒应由具有清洗消毒资质的专业机构完成
物体表面	1. 经常接触或触摸的物体表面，如门把手、窗把手、台面、桌椅、扶手、水龙头、电梯按钮等每天消毒2～3次 2. 不易触及的物体表面可每天消毒1次 3. 使用消毒湿巾或抹布进行擦拭消毒或常量喷雾器喷洒消毒	有效浓度为100 mg/L的微酸性次氯酸水或1%过氧化氢湿巾或消毒液或250 mg/L含氯（溴）消毒液或100～250 mg/L二氧化氯消毒液，消毒10～30分钟	1. 有肉眼可见的污染时，应先去除可见污染后再行喷洒消毒 2. 应喷洒至物体表面被完全润湿 3. 不得与清洗剂合用 4. 精密设备或操作仪表等使用湿巾擦拭消毒
地面、墙壁	1. 一般情况下，墙面不需要进行常规消毒 2. 地面每天消毒2～3次 3. 当地面或墙面受到血液、体液、排泄物、呕吐物或分泌物污染时，清除污染物后及时消毒 4. 采用拖拭、擦拭或常量喷雾器喷洒消毒	有效浓度为100 mg/L的微酸性次氯酸水或250～500 mg/L含氯（溴）或二氧化氯消毒液，消毒10～30分钟	消毒前先清除地面的污迹，其他同物体表面

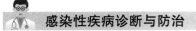

消毒对象	消毒方式、频次与要点	消毒因子、浓度及消毒时间	注意事项
洗手水池、便器、盛装吐泻物的容器、痰盂（杯）等	1. 洗手水池、便器等每天2次擦拭消毒 2. 盛装吐泻物的容器、痰盂（杯）等每次使用后及时浸泡消毒	500~1 000 mg/L含氯（溴）消毒液或250~500 mg/L二氧化氯，消毒15~30分钟	每次用后清洗或冲洗干净、保持清洁
毛巾、被褥、衣物等纺织品	1. 洗衣机每周清洗消毒1次 2. 衣物、被套、毛巾每次清洗完应在阳光下暴晒晾干	1. 流通蒸汽100 ℃作用20~30分钟 2. 煮沸消毒作用15~30分钟 3. 在阳光下暴晒4小时以上	毛巾应一人一巾一用一消毒，或使用一次性纸巾；被褥应一人一套
电话机、传真机、打印机、电脑键盘、鼠标、小件办公用品	1. 表面擦拭清洁消毒 2. 每周消毒1~2次	1%过氧化氢湿巾或75%乙醇或有效浓度为100 mg/L的微酸性次氯酸水，消毒10~30分钟	消毒到规定的时间后，用清水去除残留物
餐桌、餐饮具、熟食盛具	1. 餐桌使用前擦拭清洁消毒 2. 餐饮具和熟食盛具专用或一人一用一清洗消毒	1. 流通蒸汽100 ℃作用20~30分钟 2. 煮沸消毒作用15~30分钟 3. 按说明书使用消毒箱（柜）	1. 应符合《中华人民共和国食品安全法》等相关规定和要求 2. 严格执行"一洗二冲三消毒四保洁"制度 3. 餐饮具和熟食盛具的消毒首选物理方法
文体活动用品	1. 耐热耐湿物品可用流通蒸汽 2. 不耐热的物品，如塑料、木器类文体活动用品擦拭或浸泡消毒 3. 纸质类文体活动用品可置阳光下暴晒或使用臭氧消毒器消毒 4. 每周消毒1~2次	1. 流通蒸汽100 ℃作用20~30分钟 2. 煮沸消毒作用15~30分钟 3. 在阳光下暴晒4小时 4. 有效浓度为100 mg/L的微酸性次氯酸水或1%过氧化氢湿巾或消毒液或250 mg/L含氯（溴）消毒液或100~250 mg/L二氧化氯消毒液，消毒10~30分钟 5. 臭氧消毒器按使用说明书操作	定期用清水清洗，可使用洗涤剂与温水清洗，以加强污垢的去除效果，有缝隙的文体活动用品还可用刷子涮洗
医务室	1. 医务室每日无人时使用紫外线灯对空气进行照射消毒，每次30分钟 2. 医务室每日对地面及物体表面喷洒或擦拭消毒2次	500~1 000 mg/L含氯（溴）消毒液或250~500 mg/L二氧化氯，消毒15~30分钟	有症状的老年人离开医务室后立即对医务室开展终末消毒
清洁用具	1. 不同的区域使用不同的拖布和抹布 2. 每次使用后浸泡消毒	有效浓度为100 mg/L的微酸性次氯酸水或250~500 mg/L含氯（溴）消毒液，消毒30分钟以上	1. 拖布和重复使用的抹布用完后洗净、悬挂晾干，有条件的可烘干后存放 2. 清洁桶在每次使用后用温水和清洁剂清洗，充分干燥后倒置储存

续　表

消毒对象	消毒方式、频次与要点	消毒因子、浓度及消毒时间	注意事项
吐泻物、分泌物、腹泻物	1. 用消毒干巾（含高水平消毒剂）覆盖包裹呕吐物，作用一定时间后，用覆盖的消毒干巾处理呕吐物丢入废物袋，再用消毒湿巾（高水平消毒剂）或浸有消毒液（高水平消毒剂）的擦（拖）布擦（拖）拭可能接触到呕吐物的物体表面及其周围 2. 马桶、便池或洗手池内的呕吐物等，先均匀撒上含氯消毒粉（如漂白粉）进行覆盖，盖上马桶盖，作用30分钟后用水冲去	1. 呕吐物应急处置包，消毒干巾覆盖5分钟，消毒湿巾擦拭消毒5分钟 2. 漂白粉覆盖30分钟	1. 不可使用拖布或抹布直接清理 2. 呕吐物处置由护理人员执行，不得由老年人执行 3. 老年人发生呕吐后，当班护理人员立即疏散周围的老年人 4. 处理呕吐物时应穿戴好口罩、手套和隔离衣
手	1. 一般情况下采用流动水和洗手液，按照六步洗手法充分搓洗 2. 必要时可用合格的免洗手消毒剂消毒		1. 养老机构应为老年人就餐场所提供足够的水龙头 2. 养老机构可在餐厅、活动室等公共场所入口处提供免洗手消毒剂

三、可疑症状人员处置

出现可疑症状的人员时，养老机构在疾病预防控制中心的指导下对可疑患者生活、学习或工作等可能污染的场所开展终末消毒工作。消毒人员应做好相应的个人防护措施。

（蔡瑗瑾）

第三节　家庭消毒技术要点

一、日常清洁

家庭未出现可疑症状的人员时，重点开展日常清洁工作。

1. 加强室内通风　首选自然通风，尽可能打开门窗通风换气，每天通风至少2~3次，每次至少30分钟。如通风不畅也可选择使用排气扇进行机械通风。

2. 保持个人卫生

（1）勤洗手：在接触食材前、饭前、便后、接触公共物品/部位（电梯按钮、门把手等）、戴口罩前、脱口罩后、接触宠物后等，使用"肥皂/洗手液+流动水"按照"六步洗手法"进行洗手。无流动水时，也可使用免洗手消毒剂进行手卫生。

（2）勤换洗衣物、勤洗澡。

3. 保持室内清洁　对经常接触的物体表面（门把手、开关、冰箱门、桌椅板凳等）进行擦洗；保持地面、卫生间整洁、干燥等。

4. 垃圾清理　家庭产生的生活垃圾及时清理。

二、预防性消毒

　　必要时，可对餐饮具、物体表面、衣物等进行预防性消毒。消毒时优先选用物理消毒方法，不建议常规使用化学消毒方法。具体消毒操作可参考表 2-3 开展。

表 2-3　家庭预防性消毒技术要点

消毒对象	消毒方式、频次与要点	消毒因子、浓度及消毒时间	注意事项
空气	1. 开窗自然通风，每日至少 2 次，每次 30 分钟以上 2. 不能开窗通风或通风不良的，可使用电风扇、排气扇等机械通风方式 3. 必要时使用循环风空气消毒机消毒，应持续开机消毒	循环风空气消毒机，建议杀菌因子为纳米或等离子体	1. 循环风空气消毒机使用时应关闭门窗 2. 按产品使用说明书对循环风空气消毒机进行维护保养
空调等通风设备	1. 排风扇等机械通风设备每周清洗消毒 1 次 2. 分体空调设备过滤网和过滤器每周清洗消毒 1 次	250～500 mg/L 含氯（溴）或二氧化氯消毒液，消毒 10～30 分钟	1. 消毒前先去除挡板上的积尘、污垢 2. 集中空调通风系统的清洗消毒应由具有清洗消毒资质的专业机构完成
地面、墙面等	一般情况下，不需要进行常规消毒，做好清洁工作即可		
家具、家用物品等物体表面	经常接触或触摸的物体表面，如门把手、窗把手、台面、桌椅、扶手、水龙头等日常清洁即可。必要时使用消毒湿巾或抹布擦拭消毒	1% 过氧化氢湿巾或 100～250 mg/L 含氯（溴）的消毒液，消毒 10 分钟	消毒到规定的时间后立即用清水抹布去除残留物
小件物品（手机、体温计、玩具等）	有污染或怀疑有污染时，擦拭或浸泡消毒	1% 过氧化氢湿巾或 75% 医用酒精或 100～250 mg/L 的含氯（溴）消毒溶液，消毒 10 分钟	消毒到规定的时间后立即用清水抹布去除残留物
餐饮具	"清洁剂+流动水"冲洗干净即可。也可煮沸消毒、蒸箱消毒或使用消毒柜消毒	1. 蒸汽 100 ℃作用 20～30 分钟 2. 煮沸消毒作用 20～30 分钟 3. 消毒柜按使用说明书	1. 煮沸及流通蒸汽计算时间均从水沸腾时开始 2. 煮沸消毒时餐饮具需完全浸没
衣物、被褥等织物	勤换洗、晾晒即可。必要时使用衣物消毒剂消毒	1. 在阳光下暴晒 4 小时以上 2. 衣物消毒剂消毒按产品使用说明书	摊开衣物，照射均匀
手与皮肤	1. 流动水冲洗或"肥皂/洗手液+流动水"冲洗 2. 必要时使用碘伏、75% 乙醇或免洗手消毒剂擦拭消毒	手或皮肤消毒剂按产品使用说明书	餐前、便后、接触可能污染的物品后，勤洗手

三、居家隔离人员消毒

　　对于重点人员隔离观察期间的消毒可参考表 2-4 开展。消毒人员应做好相应的个人防护措施。

表 2-4　居家隔离人员家庭预防性消毒技术要点

消毒对象	消毒方式、频次与要点	消毒因子、浓度及消毒时间	注意事项
空气	1. 自然通风。 2. 不能开窗通风或通风不良的，可使用电风扇、排气扇等机械通风方式	每日至少 2~3 次，每次 30 分钟以上	
空调等通风设备	隔离观察结束后进行清洗消毒	1% 过氧化氢或 500 mg/L 含氯（溴）消毒液进行喷雾或浸泡消毒，消毒 10~30 分钟	1. 隔离观察期间禁止使用集中空调通风系统 2. 使用独立空调的，在隔离观察人员进入前应先清洗所有的空调滤网，隔离观察结束、人员撤出后应对空调滤网进行消毒
地面、墙面等	每日拖拭消毒一次	1% 过氧化氢或 500 mg/L 含氯（溴）消毒液，消毒 10 分钟	消毒到规定的时间后立即用清水抹布去除残留物
家具、家用物品等物体表面	经常接触或触摸的物体表面，如门把手、窗把手、台面、桌椅、扶手、水龙头等，使用消毒湿巾或用消毒液每日擦拭消毒一次	1% 过氧化氢湿巾或为 500 mg/L 的含氯（溴）消毒液，消毒 10 分钟	1. 消毒到规定的时间后立即用清水抹布去除残留 2. 房间、卫生间台面和厕所使用不同的擦布及消毒桶
小件物品（手机、体温计、玩具等）	擦拭或浸泡消毒	1% 过氧化氢湿巾或 75% 医用酒精或 500 mg/L 的含氯（溴）消毒液，消毒 10 分钟	消毒到规定的时间后立即用清水抹布去除残留物
餐饮具	1. 煮沸消毒、蒸箱消毒或使用消毒柜消毒 2. 每餐后均需消毒	1. 蒸汽 100 ℃ 作用 20~30 分钟 2. 煮沸消毒作用 20~30 分钟 3. 消毒柜按使用说明书	1. 隔离人员单独用餐 2. 煮沸及流通蒸汽计算时间均从水沸腾时开始 3. 煮沸消毒时餐饮具需完全浸没
衣物、被褥等织物	1. 日光暴晒 2. 使用衣物消毒剂消毒	1. 在阳光下暴晒 4 小时以上 2. 衣物消毒剂消毒按产品使用说明书	摊开衣物，照射均匀
手与皮肤	1. "肥皂/洗手液+流动水"冲洗 2. 必要时使用碘伏、75% 乙醇或免洗手消毒剂擦拭消毒	手或皮肤消毒剂按产品使用说明书	餐前、便后、接触可能污染的物品后，勤洗手
垃圾	喷洒消毒	2 000 mg/L 的含氯（溴）消毒液	隔离人员产生的垃圾放在专用垃圾袋，封口前使用含氯（溴）消毒液进行喷洒消毒，作为一般生活垃圾处理

四、可疑症状人员处置

出现可疑症状的人员时，在疾病预防控制机构的指导下对可疑患者生活、学习或工作等可能污染的场所开展终末消毒工作。消毒人员应做好相应的个人防护措施。

（翁柳先）

第四节　社区消毒技术要点

一、日常清洁

社区未出现可疑症状人员时，社区加强日常清洁工作，保持社区环境整洁干净。

1. 加强室内通风　社区物业办公室、活动室及其他公共场所应加强室内通风。

首选自然通风，尽可能打开门窗通风换气，每天至少 2~3 次，每次至少 30 分钟。如通风不畅也可选择使用排气扇等进行机械通风。

2. 保持环境卫生　保持社区环境清洁卫生，及时清理地面污物、污水等。

3. 垃圾清运处理　社区产生的垃圾应当在专门处理区域进行分类管理、暂放，并及时清理。存放垃圾时，应当在垃圾桶内套垃圾袋，并加盖密闭，防止散发异味、吸引蚊虫、污染其他用具。定期对垃圾存放区域及垃圾桶（车）进行清洁、消毒。

二、预防性消毒

社区未出现可疑症状人员时，在做好日常清洁工作的基础上，应做好预防性消毒工作。重点加强对社区公共区域的物体表面（电梯按钮及轿厢、楼梯扶手、门把手、入户密码按钮、门铃、快递柜表面等）、垃圾桶（车）、卫生洁具等的消毒。具体消毒操作可参考表 2-5 开展。

表 2-5　社区预防性消毒技术要点

消毒场所和对象	消毒方式、频次与要点	消毒因子、浓度及消毒时间	注意事项
社区室外环境（包括室外活动设备、绿化和道路等）	一般情况下，不需要进行常规消毒。如怀疑被患者污染，经专业人员评估后确认是否需要开展消毒	—	
社区会所保安门卫室的室内空气	1. 开窗自然通风，每日至少 2 次，每次 30 分钟以上 2. 不能开窗通风或通风不良的，可使用电风扇、排气扇等机械通风方式 3. 必要时使用循环风空气消毒机消毒，应持续开机消毒	循环风空气消毒机，建议杀菌因子为纳米或等离子体	1. 循环风空气消毒机使用时应关闭门窗 2. 按产品使用说明书对循环风空气消毒机进行维护保养
社区会所保安门卫室的空调等通风设备	1. 排气扇等机械通风设备每周清洗消毒 1 次 2. 分体空调设备过滤网和过滤器每周清洗消毒 1 次	250~500 mg/L 含氯（溴）或二氧化氯消毒液，消毒 10~30 分钟	1. 消毒前先去除挡板上的积尘、污垢 2. 停止集中空调通风系统使用

消毒场所和对象	消毒方式、频次与要点	消毒因子、浓度及消毒时间	注意事项
社区会所保安门卫室的物体表面	1. 经常接触的物体表面每天消毒2次 2. 不易触及的物体表面每天消毒1次 3. 使用消毒湿巾或使用浸有消毒剂的抹布擦拭消毒，或使用常量喷雾器喷洒消毒	1%过氧化氢湿巾或消毒液或250 mg/L含氯（溴）消毒液或100~250 mg/L二氧化氯消毒液，消毒10~30分钟	1. 有肉眼可见的污染时，应先去除可见污染后再消毒 2. 擦拭时应完全覆盖物体表面、无遗漏，喷洒时应将物体表面完全润湿 3. 不得与清洗剂合用
社区会所保安门卫室的地面、墙壁	1. 一般情况下，墙面不需要进行常规消毒；地面每天消毒2次 2. 采用拖拭或常量喷雾器喷洒消毒	250~500 mg/L含氯（溴）消毒液或100~250 mg/L二氧化氯，消毒10~30分钟	1. 消毒前先清除地面的污迹，其他同物体表面 2. 喷洒至表面完全喷湿
楼道的楼梯扶手、门把手、对讲器按钮	1. 每天消毒2~3次 2. 使用消毒湿巾或使用浸有消毒液的抹布擦拭消毒，或使用常量喷雾器喷洒消毒	1%过氧化氢湿巾或消毒液或250 mg/L含氯（溴）消毒液或100~250 mg/L二氧化氯消毒液，消毒10~30分钟	1. 有肉眼可见的污染时，应先去除可见污染后再消毒 2. 擦拭时应完全覆盖物体表面、无遗漏，喷洒时应将物体表面完全喷湿 3. 不得与清洗剂合用
楼道的地面、墙壁	1. 一般情况下，墙面、地面不需要进行常规消毒 2. 采用拖拭或常量喷雾器喷洒消毒	250~500 mg/L含氯（溴）消毒液或100~250 mg/L二氧化氯消毒液，消毒10~30分钟	1. 消毒前先清除地面的污迹，其他同物体表面 2. 喷洒至表面完全润湿
箱式电梯内部空气	常开换气设备		定期对换气设备进行维护和清洁
箱式电梯内部按钮	1. 每天消毒2~3次 2. 使用消毒湿巾或使用浸有消毒剂的抹布擦拭消毒	1%过氧化氢湿巾或消毒液或250 mg/L含氯（溴）消毒液或100~250 mg/L二氧化氯消毒液，消毒10~30分钟	1. 有肉眼可见的污染时，应先去除可见污染后再消毒 2. 擦拭时应完全覆盖物体表面 3. 不得与清洗剂合用
箱式电梯内部表面	1. 每天消毒1~2次 2. 使用消毒湿巾或使用浸有消毒剂的抹布擦拭消毒，或使用常量喷雾器喷洒消毒	1%过氧化氢湿巾或消毒液或250 mg/L含氯（溴）消毒液或100~250 mg/L二氧化氯消毒液，消毒10~30分钟	1. 有肉眼可见的污染时，应先去除可见污染后再行消毒 2. 擦拭时应完全覆盖物体表面、无遗漏。喷洒时应将物体表面完全润湿 3. 不得与清洗剂合用
垃圾存储点	1. 每天消毒2次 2. 垃圾桶表面使用消毒湿巾或使用浸有消毒剂的抹布擦拭消毒，或使用常量喷雾器喷洒消毒。	1 000~2 000 mg/L含氯（溴）消毒液	不得与清洗剂合用

三、可疑症状人员处置

　　出现可疑症状的人员时，社区在疾病预防控制机构的指导下对可疑病例生活和工作等可能污染的场所开展终末消毒工作。消毒人员应做好相应的个人防护措施。

（翁柳先）

第五节　公共交通工具消毒技术要点

一、日常清洁

1. 加强通风　对于公共汽车、出租车等可以开窗的公共交通工具，在保证一定车内温度的前提下，可以适当开窗，保证车内通风。

2. 保持卫生　公共交通工具日常以清洁为主，保持地板、座椅等清洁、无污物。

二、预防性消毒

在做好日常清洁工作的同时，参考表 2-6 开展预防性消毒工作。

表 2-6　公共交通工具预防性消毒技术要点

消毒对象	消毒方式、频次与要点	消毒因子、浓度及消毒时间	注意事项
飞机内部空气	过氧化氢汽化消毒	过氧化氢消毒浓度按使用说明书。一个设备消毒周期多为 45～80 分钟	1. 作业时应关闭空调 2. 驾驶舱可考虑使用干性消毒方式 3. 作业完成后开启空调
飞机内部表面物体	过氧化氢消毒湿巾擦拭消毒	1% 过氧化氢消毒液，消毒 30 分钟	有肉眼可见的污染时，应先去除可见污染后再使用湿巾擦拭消毒
火车、轮船、地铁、公共汽车、出租车、网约车等内部空气	超低容量喷雾（气溶胶喷雾）消毒	1% 过氧化氢或 0.1%～0.3% 过氧乙酸或 250～500 mg/L 二氧化氯消毒液，消毒 30 分钟	1. 分节作业，于某节车厢进行消毒作业期间，应封闭该节车厢 2. 作业期间关闭空调 3. 作业完成后开启空调
火车、轮船、地铁、公共汽车、出租车、网约车等内部物体表面	常量喷雾消毒配合过氧化氢或含氯消毒湿巾擦拭消毒	1% 过氧化氢消毒液或 250～500 mg/L 含氯（溴）消毒液，消毒 10～30 分钟	1. 有肉眼可见的污染时，应先去除可见污染后再行喷洒消毒 2. 应喷洒至物体表面被完全喷湿 3. 不得与清洗剂合用 4. 精密设备或操作仪表等使用湿巾擦拭消毒

三、可疑症状人员处置

出现可疑症状的人员时，交通工具参考表 2-7 开展终末消毒工作。

表 2-7　公共交通工具终末消毒技术要点

消毒对象	消毒方式、频次与要点	消毒因子、浓度及消毒时间	注意事项
飞机内部空气	过氧化氢汽化消毒	过氧化氢消毒浓度按照使用说明书。一个设备消毒周期多为 45～80 分钟	1. 作业时应关闭空调 2. 驾驶舱可考虑使用干性消毒方式 3. 作业完成后开启空调

消毒对象	消毒方式、频次与要点	消毒因子、浓度及消毒时间	注意事项
飞机内部物体表面	配合过氧化氢汽化消毒空气时使用过氧化氢消毒湿巾擦拭消毒	汽化消毒过氧化氢消毒剂浓度按照使用说明书，消毒湿巾为1%过氧化氢，消毒30分钟	有肉眼可见的污染时，应先去除可见污染后再使用湿巾擦拭消毒
火车、地铁内部空气	超低容量喷雾（气溶胶喷雾）消毒	1%~3%过氧化氢或0.3%~0.5%过氧乙酸或500 mg/L二氧化氯消毒液，消毒30~60分钟	1. 分节作业，于某节车厢进行消毒作业期间，应封闭该节车厢 2. 作业期间关闭空调 3. 作业完成后开启空调
火车、地铁内部物体表面	常量喷雾消毒配合过氧化氢或含氯消毒湿巾擦拭消毒	1%~3%过氧化氢或1 000 mg/L含氯（溴）或500 mg/L二氧化氯消毒液，消毒30分钟	1. 有肉眼可见的污染时，应先去除可见污染后再行喷洒消毒 2. 擦拭时应完全覆盖物体表面、无遗漏，喷洒时应将物体表面完全润湿 3. 不得与清洗剂合用 4. 精密设备或操作仪表等使用湿巾擦拭消毒
轮船内部空气	超低容量喷雾（气溶胶喷雾）消毒	1%~3%过氧化氢或0.3%~0.5%过氧乙酸或500 mg/L二氧化氯消毒液，消毒30~60分钟	1. 分室、分节作业 2. 评估各室、各节容积，尤其要考虑最高处的高度，评估是否在设备的有效作用高度内 3. 作业前应关闭空调系统、新风系统 4. 作业完成后开启空调系统、新风系统
轮船内部物体表面	常量喷雾消毒配合过氧化氢或含氯消毒湿巾擦拭消毒	1%~3%过氧化氢或1 000 mg/L含氯（溴）或500 mg/L二氧化氯消毒液，消毒30分钟	1. 有肉眼可见的污染时，应先去除可见污染后再行喷洒消毒 2. 擦拭时应完全覆盖物体表面、无遗漏，喷洒时应将物体表面完全润湿 3. 不得与清洗剂合用 4. 精密设备或操作仪表等使用湿巾擦拭消毒
公共汽车、出租车、网约车等内部空气	超低容量喷雾（气溶胶喷雾）消毒	1%~3%过氧化氢或0.3%~0.5%过氧乙酸或500 mg/L二氧化氯消毒液，消毒30~60分钟	1. 消毒作业期间，应封闭车厢 2. 作业期间关闭空调 3. 作业完成后开启空调
公共汽车、出租车、网约车等内部物体表面	常量喷雾消毒配合过氧化氢（含氯）消毒湿巾擦拭消毒	1%~3%过氧化氢或1 000 mg/L含氯（溴）或500 mg/L二氧化氯消毒液，消毒30分钟	1. 有肉眼可见的污染时，应先去除可见污染后再行喷洒消毒 2. 擦拭时应完全覆盖物体表面、无遗漏，喷洒时应将物体表面完全润湿 3. 精密设备或操作仪表等使用湿巾擦拭消毒

（朱艳芳）

第六节　办公场所消毒技术要点

一、日常清洁

1. 加强室内通风　在保证办公场所室内一定温度的前提下，加强室内通风。经常开窗通风，每天至少2~3次，每次至少30分钟。如通风不畅也可选择使用排气扇等进行机械通风。

2. 勤洗手　办公场所人员应经常洗手，包括饭前、便后、接触公共物品/部位（电梯按钮、门把手等）后、戴口罩前、脱口罩后等，使用"肥皂/洗手液+流动水"按照"六步洗手法"进行洗手。在人员出入较多又无洗手设施的场所，可放置免洗手消毒剂，方便人员进行手卫生。

3. 保持环境卫生　保持办公场所室内清洁卫生，及时清理地面污物等。

4. 垃圾清运处理　办公场所产生的垃圾应当在专门处理区域进行分类管理、暂放，并及时清理。存放垃圾时，应当在垃圾桶内套垃圾袋，并加盖密闭，防止散发异味、吸引蚊虫、污染其他用具。定期对垃圾存放区域及垃圾桶（车）进行清洁、消毒。

二、预防性消毒

在做好日常清洁工作的基础上，应做好预防性消毒工作。重点加强对物体表面（服务台、电梯按钮及轿厢、扶手、门把手、公共桌椅等）、垃圾桶（车）、卫生洁具等的消毒。具体消毒操作可参考表2-8开展。

三、可疑症状人员处置

当出现有可疑症状的患者时，立即将病例转移到没人的房间，关闭该房间及其前面所处房间的空调及新风系统，减少与其他工作人员接触，协助其转运就诊。转运后在疾病预防控制机构的指导下对患者可能污染的场所开展终末消毒工作。消毒人员应做好相应的个人防护措施。

表2-8　办公场所预防性消毒技术要点

消毒对象	消毒方式与要点	消毒剂及浓度	注意事项
室内空气	1. 开窗自然通风，每日至少2次，每次30分钟以上 2. 不能开窗通风或通风不良的，可使用电风扇、排气扇等机械通风方式 3. 必要时使用循环风空气消毒机消毒，应持续开机消毒	循环风空气消毒机建议杀菌因子为纳米或等离子体	1. 循环风空气消毒机使用时应关闭门窗 2. 按产品使用说明书使用循环风空气消毒机，确认其使用时房间可否有人及适用面积
空调等通风设备	1. 排气扇等机械通风设备每周清洗消毒1次 2. 分体空调设备过滤网和过滤器每2周清洗消毒1次 3. 暂停使用集中空调通风系统，必须使用时集中空调通风系统每月清洗消毒	250~500 mg/L含氯（溴）消毒液浸泡或喷洒，消毒10~30分钟	1. 消毒前先去除挡板上的积尘、污垢 2. 集中空调通风系统的清洗消毒应由具有清洗消毒资质的专业机构完成

续 表

消毒对象	消毒方式与要点	消毒剂及浓度	注意事项
物体表面	1. 经常接触或触摸的物体表面，如门把手、窗把手、台面、桌椅、扶手、水龙头、电梯按钮等每天消毒2~3次 2. 不易触及的物体表面可每天消毒1次 3. 使用消毒湿巾或抹布进行擦拭消毒或常量喷雾器喷洒消毒	有效浓度为100 mg/L的微酸性次氯酸水或1%过氧化氢湿巾或消毒液或250 mg/L含氯（溴）消毒液或100~250 mg/L二氧化氯消毒液，消毒10~30分钟	1. 有肉眼可见的污染时，应先去除可见污染后再行喷洒消毒。消毒时物体表面被完全润湿 2. 消毒剂不得与清洗剂合用，消毒剂现配现用，消毒中抹布不得污染使用中的消毒液 3. 电子设备或操作仪表等使用湿巾或酒精擦拭消毒，消毒时间完成后用清水抹布擦拭去除表面残留物 4. 接触消毒剂时带好手套避免损伤皮肤
地面、墙壁	1. 一般情况下，墙面不需要进行常规消毒 2. 地面每天消毒1次 3. 当地面或墙面受到血液、体液、排泄物、呕吐物或分泌物污染时，清除污染物后，及时消毒 4. 采用拖拭、擦拭或常量喷雾器喷洒消毒	250~500 mg/L含氯（溴）消毒液或100~250 mg/L二氧化氯消毒液，消毒10~30分钟	消毒前先清除地面的污迹，其他同物体表面
洗手水池、便器	1. 每天消毒2次 2. 使用消毒湿巾或使用浸有消毒剂的抹布擦拭消毒，或使用常量喷雾器喷洒消毒	1%过氧化氢湿巾或500~1 000 mg/L含氯（溴）消毒液或200~500 mg/L二氧化氯消毒液，消毒10~30分钟	1. 每次清洁后再进行消毒 2. 擦拭时应完全覆盖物体表面、无遗漏，喷洒时应将物体表面完全润湿 3. 不得与清洗剂合用
毛巾等纺织品	1. 毛巾应专人使用 2. 每月清洗消毒1~2次	1. 流通蒸汽100 ℃作用20~30分钟 2. 煮沸消毒作用20~30分钟 3. 在阳光下暴晒4小时以上	1. 煮沸及流通蒸汽计算时间均从水沸腾时开始 2. 煮沸消毒时纺织品需完全浸没
餐饮具	1. 员工餐饮的公用餐饮具每次用餐后进行消毒 2. 可采用远红外线等消毒碗柜进行消毒	可用流通蒸汽100 ℃作用20~30分钟或煮沸消毒作用15~30分钟	1. 消毒前用清水清洗，去除餐具污垢后进行消毒 2. 煮沸消毒时餐饮具需完全浸没
饮水机	1. 每天消毒1次 2. 水嘴消毒可用棉签蘸取消毒液伸进水嘴中进行擦拭消毒	蘸取75%乙醇伸进水嘴中进行擦拭消毒	消毒完成后打开水嘴冲10秒钟以上，去除消毒剂残留

（朱艳芳）

第七节　工地消毒技术要点

一、日常清洁

未出现有可疑症状人员时，工地日常加强清洁工作，保持环境整洁干净。

二、预防性消毒

对工人居住、生活的场所等参考表2-9开展预防性消毒工作。

表2-9　工地预防性消毒技术要点

消毒对象	消毒方式、频次与要点	消毒因子、浓度及消毒时间	注意事项
室内空气	1. 开窗自然通风，每日至少2次，每次30分钟以上 2. 不能开窗通风或通风不良的，可使用电风扇、排气扇等机械通风方式 3. 必要时使用循环风空气消毒机消毒，应持续开机消毒	循环风空气消毒机，建议杀菌因子为纳米或等离子体	1. 循环风空气消毒机使用时应关闭门窗 2. 按产品使用说明书对循环风空气消毒机进行维护保养
空调等通风设备	1. 排风扇等机械通风设备每周清洗消毒1次 2. 分体空调设备过滤网和过滤器每周清洗消毒1次	250~500 mg/L 含氯（溴）消毒液，消毒10~30分钟	1. 消毒前先去除挡板上的积尘、污垢 2. 停止集中空调系统使用
物体表面	1. 经常接触的物体表面每天消毒2次 2. 不易触及的物体表面每天消毒1次 3. 使用消毒湿巾或使用浸有消毒剂的抹布擦拭消毒，或使用常量喷雾器喷洒消毒	1%过氧化氢湿巾或250 mg/L 含氯（溴）消毒液或100~250 mg/L 二氧化氯消毒液，消毒10~30分钟	1. 有肉眼可见的污染时，应先去除可见污染后再消毒 2. 擦拭时应完全覆盖物体表面、无遗漏，喷洒时应将物体表面完全润湿 3. 不得与清洗剂合用
地面、墙壁	1. 一般情况下，墙面不需要进行常规消毒；地面每天消毒2次 2. 采用拖拭或常量喷雾器喷洒消毒	250~500 mg/L 含氯（溴）消毒液或100~250 mg/L 二氧化氯，消毒10~30分钟	1. 消毒前先清除地面的污迹，其他同物体表面 2. 喷洒至表面完全润湿
楼梯扶手、门把手、对讲器按钮	1. 每天消毒2~3次 2. 使用消毒湿巾或使用浸有消毒剂的抹布擦拭消毒，或使用常量喷雾器喷洒消毒	1%过氧化氢湿巾或250 mg/L 含氯（溴）消毒液或100~250 mg/L 二氧化氯消毒液，消毒10~30分钟	1. 有肉眼可见的污染时，应先去除可见污染后再消毒 2. 擦拭时应完全覆盖物体表面、无遗漏，喷洒时应将物体表面完全润湿 3. 不得与清洗剂合用

续　表

消毒对象	消毒方式、频次与要点	消毒因子、浓度及消毒时间	注意事项
洗手水池、便器	1. 每天消毒 2 次 2. 使用消毒湿巾或使用浸有消毒剂的抹布擦拭消毒，或使用常量喷雾器喷洒消毒	500~1 000 mg/L 含氯（溴）消毒液或 200~500 mg/L 二氧化氯消毒液，消毒 10~30 分钟	1. 每次清洁后再进行消毒 2. 擦拭时应完全覆盖物体表面、无遗漏，喷洒时应将物体表面完全润湿 3. 不得与清洗剂合用
毛巾、台布等纺织品	1. 毛巾应专人使用 2. 每月清洗消毒 1~2 次	1. 流通蒸汽 100 ℃作用 20~30 分钟 2. 煮沸消毒作用 20~30 分钟 3. 在阳光下暴晒 4 小时以上	1. 煮沸及流通蒸汽计算时间均从水沸腾时开始 2. 煮沸消毒时纺织品需完全浸没
餐饮具	1. 餐饮具专人使用，用后清洗，保持干净 2. 共用的餐饮具每餐使用后消毒	1. 流通蒸汽 100 ℃作用 20~30 分钟 2. 煮沸消毒作用 20~30 分钟	1. 煮沸及流通蒸汽计算时间均从水沸腾时开始 2. 煮沸消毒时餐饮具需完全浸没
饮水机	1. 每天消毒 1 次 2. 水嘴消毒可用棉签蘸取消毒液伸进水嘴中进行擦拭消毒	蘸取 75% 乙醇伸进水嘴中进行擦拭消毒	消毒完成后打开水嘴冲 10 秒钟以上，去除消毒剂残留

三、可疑症状人员处置

出现有可疑症状的人员时，工地在疾病预防控制机构的指导下对可疑病例生活和工作等可能污染的场所开展终末消毒工作。消毒人员应做好相应的个人防护措施。

（邱泳波）

第八节　农贸集市消毒技术要点

一、日常清洁

1. 加强室内通风　针对通风不畅的农贸集市，可采用排气扇等方式进行机械通风。
2. 保持环境清洁　日常做好清洁卫生工作，保持地面、台面等清洁卫生，及时处理污物、污水。
3. 垃圾清运处理　农贸集市产生的垃圾应当在专门处理区域进行分类管理、暂放，并及时清理。存放垃圾时，应当在垃圾桶内套垃圾袋，并加盖密闭，防止散发异味、吸引蚊虫、污染其他用具。定期对垃圾存放区域及垃圾桶（车）进行清洁、消毒。

二、预防性消毒

农贸集市在每天营运结束后，进行预防性消毒。

墙面、台面、地面及禽笼等物品，每天喷洒消毒 1 次。使用 500~1 000 mg/L 含氯（溴）消毒液或

250~500 mg/L 二氧化氯消毒液，喷洒量为 100~300 mL/m²，消毒 30~60 分钟。消毒人员消毒时应做好相应的个人防护措施。

三、可疑症状人员处置

出现有可疑症状的人员时，在疾病预防控制机构的指导下对墙面、台面、地面及鸡笼等物品开展终末消毒工作。消毒人员应做好相应的个人防护措施。

（邱泳波）

第九节　商场消毒技术要点

一、日常清洁

1. 加强室内通风　在保证经营场所温度达标的前提下，应加强室内通风，保证室内空气卫生质量符合《公共场所卫生指标及限值要求》（GB 37488）的规定。

首选自然通风，尽可能打开门窗通风换气。如通风不畅也可选择使用排气扇等进行机械通风。

2. 保持环境卫生　保持商场环境清洁卫生，及时清理地面污物、污水等。确保公共卫生间及时清洁，做到无积污、无蝇蛆、无异味。下水道口每天清洁、除垢、消毒。

3. 垃圾清运处理　商场产生的垃圾在专门处理区域进行分类管理、暂放，并及时清理。存放垃圾时，在垃圾桶内套垃圾袋，并加盖密闭，防止散发异味、吸引蚊虫、污染其他用具。定期对垃圾存放区域及垃圾桶（车）进行清洁、消毒。

二、预防性消毒

在做好日常清洁工作的基础上，应做好预防性消毒工作。重点加强对餐饮具、物体表面（收银台、柜台、休息区、服务台、游戏机、电梯按钮及轿厢、扶手、门把手、公共桌椅座椅、购物篮、购物车、临时物品存储柜等）、垃圾桶（车）、卫生洁具等的消毒。具体消毒操作可参考表 2-10 开展。

表 2-10　商场预防性消毒技术要点

消毒对象	消毒方式、频次与要点	消毒因子、浓度及消毒时间	注意事项
空气	1. 开窗自然通风，每天至少 2 次，每次 30 分钟以上 2. 不能开窗通风或通风不良的，可使用电风扇、排气扇等机械通风方式 3. 必要时使用循环风空气消毒机消毒，应持续开机消毒	循环风空气消毒机，建议杀菌因子为纳米或等离子体	1. 不推荐商场内部环境空气采用化学方法进行预防性消毒 2. 循环风空气消毒机使用时应关闭门窗 3. 按产品使用说明书对循环风空气消毒机进行维护保养

消毒对象	消毒方式、频次与要点	消毒因子、浓度及消毒时间	注意事项
空调等通风设备	1. 排风扇等机械通风设备每周清洗消毒1次 2. 暂停使用集中空调通风系统，必须使用时，集中空调通风系统使用前清洗空调过滤网、过滤器与整个送风设备和送风管路，使用过程中每周清洗过滤器与过滤网，每月对整个空调通风系统清洗消毒 3. 分体空调设备过滤网和过滤器每周清洗消毒1次	250~500 mg/L含氯（溴）消毒液，消毒10~30分钟	1. 消毒前先去除挡板上的积尘、污垢 2. 集中空调通风系统的清洗消毒应由具有清洗消毒资质的专业机构完成
物体表面	1. 经常接触或触摸的物体表面，如桌椅、沙发、门把手、水龙头、公用扶手、护栏、柜台、货架、推车、席卡、电梯按键、扶手等每天消毒2~3次 2. 不易触及的物体表面可每天消毒1次 3. 使用消毒湿巾或抹布进行擦拭消毒或常量喷雾器喷洒消毒	1%过氧化氢湿巾或250 mg/L含氯（溴）消毒液或100~250 mg/L二氧化氯消毒液，消毒10~30分钟	1. 有肉眼可见的污染时，应先去除可见污染后再消毒 2. 擦拭时应完全覆盖物体表面、无遗漏，喷洒时应将物体表面完全润湿 3. 不得与清洗剂合用 4. 精密设备或操作仪表等使用湿巾擦拭消毒
办公设施、收银台等	1. 每天消毒2~3次 2. 使用消毒湿巾或使用浸有消毒剂的抹布擦拭消毒，或使用常量喷雾器喷洒消毒	1%过氧化氢湿巾或250 mg/L含氯（溴）消毒液或100~250 mg/L二氧化氯消毒液，消毒10~30分钟	1. 有肉眼可见的污染时，应先去除可见污染后再消毒 2. 擦拭时应完全覆盖物体表面、无遗漏，喷洒时应将物体表面完全润湿 3. 不得与清洗剂合用
车辆	1. 运输车辆每天消毒1~2次 2. 商场内小型电动车辆等每天消毒2~3次 3. 使用消毒湿巾或使用浸有消毒剂的抹布擦拭消毒，或使用常量喷雾器喷洒消毒	1%过氧化氢湿巾或250 mg/L含氯（溴）消毒液或100~250 mg/L二氧化氯消毒液，消毒10~30分钟	1. 车辆空调滤网每周清洗1次，必要时消毒处理 2. 有肉眼可见的污染时，应先去除可见污染后再行消毒 3. 擦拭时应完全覆盖物体表面、无遗漏，喷洒时应将物体表面完全润湿 4. 不得与清洗剂合用
地面、墙壁	1. 一般情况下，墙面不需要进行常规消毒 2. 地面每天消毒2~3次 3. 当地面或墙面受到血液、体液、排泄物、呕吐物或分泌物污染时，清除污染物后，及时消毒 4. 采用拖拭、擦拭或常量喷雾器喷洒消毒	250~500 mg/L含氯（溴）消毒液或250~500 mg/L二氧化氯，消毒10~30分钟	消毒前先清除地面的污迹，其他同物体表面

消毒对象	消毒方式、频次与要点	消毒因子、浓度及消毒时间	注意事项
洗手水池、便器、盛装吐泻物的容器、痰盂（杯）等	1. 洗手水池、便器等每天2次擦拭消毒 2. 盛装吐泻物的容器、痰盂（杯）等每次使用后及时浸泡消毒	500～1 000 mg/L含氯（溴）消毒液或250～500 mg/L二氧化氯消毒液，消毒15～30分钟	每次用后清洗或冲洗干净、保持清洁
文体活动用品、玩具	1. 每天消毒1次 2. 使用消毒湿巾或使用浸有消毒剂的抹布擦拭消毒，或使用常量喷雾器喷洒消毒	1%过氧化氢湿巾或250 mg/L含氯（溴）消毒液或100～250 mg/L二氧化氯消毒液，消毒10～30分钟	1. 有肉眼可见的污染时，应先去除可见污染后再消毒 2. 擦拭时应完全覆盖物体表面、无遗漏，喷洒时应将物体表面完全润湿 3. 不得与清洗剂合用
餐饮具	1. 员工餐饮的公用餐饮具每次用餐后进行消毒 2. 可采用远红外线等消毒碗柜进行消毒	1. 可用流通蒸汽100 ℃作用20～30分钟 2. 煮沸消毒作用20～30分钟	1. 消毒前用清水清洗，去除餐具污垢后进行消毒 2. 煮沸消毒时餐饮具需完全浸没 3. 煮沸及流通蒸汽计算时间均从水沸腾时开始
饮水机	1. 每天消毒1次 2. 水嘴消毒可用棉签蘸取消毒液伸进水嘴中进行擦拭消毒	蘸取75%乙醇伸进水嘴中进行擦拭消毒	消毒完成后打开水嘴冲10秒钟以上，去除消毒剂残留
垃圾和物体表面	1. 每天消毒2次 2. 垃圾桶表面使用消毒湿巾或使用浸有消毒剂的抹布擦拭消毒，或使用常量喷雾器喷洒消毒	1 000～2 000 mg/L含氯（溴）或二氧化氯消毒液	1. 不得与清洗剂合用 2. 使用双层垃圾袋套装垃圾 3. 使用绳子或者绑带扎紧袋口
箱式电梯	1. 每天消毒1～2次 2. 使用消毒湿巾或使用浸有消毒剂的抹布擦拭消毒，或使用常量喷雾器喷洒消毒	1%过氧化氢湿巾或250 mg/L含氯（溴）消毒液或100～250 mg/L二氧化氯消毒液，消毒10～30分钟	1. 有肉眼可见的污染时，应先去除可见污染后再消毒 2. 擦拭时应完全覆盖物体表面、无遗漏，喷洒时应将物体表面完全润湿 3. 不得与清洗剂合用

三、可疑症状人员处置

　　当出现有可疑症状的人员时，工作人员应做好防护，再迅速将病例转移至无人的房间，关闭房间门窗，关闭该房间空调及新风系统，减少与其他工作人员接触，等待专业人员前来处理，并做好相关协助工作。转运后在疾病预防控制机构的指导下，对该房间、患者转移至隔离房间所经过的区域、可能污染的对象立即开展终末消毒。消毒人员应做好相应的个人防护措施。

（刘　娟）

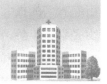

第三章　衣原体感染

第一节　衣原体肺炎

一、概述

衣原体肺炎（CP）是由肺炎衣原体（Cpn）引起的急性肺部炎症，同时累及上下呼吸道，可引起咽炎、喉炎、扁桃体炎、鼻窦炎、支气管炎和肺炎。人群聚集处，如家庭、学校、兵营以及公共场所中易于流行，但3岁以下的儿童患病极少。肺炎衣原体病呈散发流行，临床症状轻者能自愈。主要以青少年支气管炎、肺炎、鼻窦炎为主，并能引发呼吸道以外的其他疾病，如肝炎、心内膜炎、脑膜炎、结节性红斑等，并能诱发动脉粥样硬化和冠心病，是艾滋病、白血病患者继发感染的主要原因之一。因此，越来越引起人们的重视。

（一）病原体简介

衣原体是一类体积较小（直径0.2~1.5 μm）、介于立克次体与病毒之间的微生物，属于衣原体目、衣原体科、衣原体属，由3个种组成，即沙眼衣原体、鹦鹉支原体和肺炎衣原体。肺炎衣原体是20世纪80年代新发现的一种衣原体种，主要引起呼吸道和肺部感染。

肺炎衣原体属于衣原体科、嗜肺炎衣原体新复合群属。该属含3个生物型：即TWAR生物型、考拉树袋熊生物型和马生物型。肺炎衣原体形态不一，原体致密呈球状，直径0.2~0.4 μm。网状体直径约0.51 μm，是衣原体的增殖型，没有感染力。

（二）流行病学

1. 传染源　为患者及无症状病原携带者，而后者数量多且不易察觉，故其在本病的传播上更重要。人是肺炎衣原体唯一的宿主。

2. 传播途径　经呼吸道传播。人群密集时，肺炎衣原体可通过气溶胶传播。患者之间传播间隔期平均为30天，在密集人群中流行可持续6个月。

3. 人群易感性及免疫力　人群普遍易感，隐性感染率高，儿童血清抗肺炎衣原体IgG抗体阳性率较低，大约10%，10岁以后迅速上升，且持续多年，许多国家统计成人半数以上血清中可检出抗肺炎衣原体IgG抗体，其阳性率男性高于女性，亦可有健康病原携带者。但感染后免疫力差，抗体滴度可迅速下降，以后再次感染又出现高滴度抗体，故认为本病不仅感染十分普遍，且再感染及反复发作相当常见。

4. 流行特征　本病的发生及流行，热带国家地区高于北部发达国家，有的地区5~14岁年龄组发病率高于成年人。发病可有散发和流行交替出现的周期性，散发发病 3~4 年后，可有 2~3 年的流行期，此间可发生短期暴发。本病可在家庭、学校或军队中流行，在美国、英国、芬兰、挪威、丹麦及瑞典等国家均有本病流行或暴发流行的报道。我国 1963 年即有此病原体感染，其感染的广泛性及致病多样性引起人们的极大关注。肺炎衣原体常在儿童和成人中产生上呼吸道和下呼吸道感染，年龄<3 岁儿童极少受染，年龄>8 岁儿童及年老体弱、营养不良、慢性阻塞性肺病（COPD）、免疫功能低下者易被感染，尤其是人群聚集处易于流行。经血清流行病学调查，证实成人中至少有 40%已受到该衣原体感染，大部分为亚临床型。

（三）诊断要点

本病缺乏特异性临床表现，与病毒性肺炎、支原体肺炎及鹦鹉热衣原体肺炎、沙眼衣原体肺炎、严重急性呼吸综合征（SARS）等其他肺炎难以鉴别，故对肺炎及上述临床表现者，尤其是对用 β 内酰胺类抗生素无效者，应考虑本病，须做病原学或血清学检测来确诊。包括病原体分离、血清学方法和特异性核酸检测。

二、常规治疗方案

（一）一般治疗

注意加强护理和休息，保持室内空气新鲜，并保持适当室温及湿度。保持呼吸道通畅，经常翻身更换体位。烦躁不安可加重缺氧，故可给予适量的镇静药物。供给热量丰富并含有丰富维生素、易于消化吸收的食物及充足的水分。

（二）抗生素治疗

1. 大环内酯类抗生素　衣原体肺炎的抗生素应首选红霉素，用量为 50 mg/（kg·d），分 3~4 次口服，连用 2 周。重症或不能口服者，可静脉给药。眼泪中红霉素可达有效浓度，还可清除鼻咽部沙眼衣原体，可预防沙眼衣原体肺炎的发生。红霉素使用时应注意以下事项：红霉素为抑菌剂，有时间依赖性，故给药应按一定时间间隔进行，以保持体内药物浓度；红霉素片应整片吞服，幼儿可服用对酸稳定的酯化红霉素；与 β-内酰胺类药物联合应用，一般认为可发生降效作用；本品可阻挠性激素类的肝肠循环、与口服避孕药合用可使之降效；红霉素在酸性输液中破坏降效，一般不应与低 pH 的葡萄糖输液配伍，在 5%~10%葡萄糖输液 500 mL 中加入 5%碳酸氢钠注射液 0.5 mL 使 pH 升高到 6 左右，再加红霉素乳糖酸盐，则有助稳定；肝、肾功能不全者，孕妇、哺乳期妇女慎用。

除了首选药物红霉素外，大环内酯类还有如罗红霉素、阿奇霉素、克拉霉素等亦可用于衣原体肺炎。其中罗红霉素用量为 5~8 mg/（kg·d），分 2 次于早晚餐前服用，连用 2 周。如在第 1 个疗程后仍有咳嗽和疲乏，可用第 2 个疗程。应注意禁忌与麦角胺及双氢麦角碱配伍，肝、肾功能不全者，孕妇、哺乳期妇女慎用。

阿奇霉素是一种氮环内酯类抗生素，结构与大环内酯类抗生素相似。口服吸收很好，能迅速分布于各组织和器官，对衣原体作用强，最高血清浓度为 0.4 mg/L。治疗结束后，药物可维持有效浓度 3~4 天。其使用时需要注意的问题有：①对阿奇霉素、红霉素或其他任何一种大环内酯类药物过敏者禁用。②进食可影响阿奇霉素的吸收，故须在饭前 1 小时或饭后 2 小时口服。③轻度肾功能不全患者（肌酐清除率>40 mL/min）不须做剂量调整，但阿奇霉素对较严重肾功能不全患者中的使用应慎重。④由于肝胆系统是阿奇霉素排泄的主要途径，肝功能不全者慎用，严重肝病患者不应使用。用药期间定期随访肝功能。⑤用药期间如果发生过敏反应（如血管神经性水肿、皮肤反应、Stevous-Jonson 综合征及毒性表皮坏死等），应立即停药，并采取适当措施。⑥治疗期间，若患者出现腹泻症状，应考虑假膜性肠炎。如果诊断确立，应采取相应治疗措施，包括维持水、电解质平衡、补充蛋白质等。

克拉霉素（甲红霉素）体外对肺炎衣原体作用良好，治疗肺炎衣原体感染与红霉素同样有效。用量为成人每 12 小时 250~500 mg，儿童 10~15 mg/（kg·d），分 2~3 次服用，疗程 7~14 天。注意事项：①本品对大环内酯类药物过敏者，妊娠、哺乳或严重肝功能低下者禁忌。②某些心脏病（心律失常、心动过缓、Q-T 间期延长、缺血性心脏病、充血性心力衰竭等）患者及水、电解质紊乱患者，也应列为禁忌。③肝、肾功能严重损害者、孕妇、哺乳期妇女应慎用。

大环内酯类的主要不良反应包括：①胃肠道反应，腹泻、恶心、呕吐、胃绞痛、口舌疼痛、胃纳减退等，其发生率与剂量大小有关。②过敏反应表现为药物热、皮疹、嗜酸性粒细胞增多等，发生率为 0.5%~1%，过敏性休克极为少见。③肝功能损害，可见 ALT 及 AST 升高，胆汁淤积性黄疸极为少见。

2. 氟喹诺酮类药物　氟喹诺酮类抗菌药属化学合成药，其抗菌谱广，对衣原体等胞内病原有效。原则上不用于儿童，以免影响骨关节发育。常用品种中口服的以氧氟沙星与左氧氟沙星为较好品种，因其生物利用度高，不良反应发生率低；与茶碱、咖啡因和华法林等药物的相互作用不明显。其中左氧氟沙星为氧氟沙星的左旋异构体，其抗菌作用比氧氟沙星略强；口服吸收率高达 100%；不良反应更少。氧氟沙星的用法用量：成人一次 0.3 g，2 次/天，疗程 7~14 天。左氧氟沙星的用法用量：成人一次 0.5~0.8 g，1 次/天，疗程 7~14 天。静脉使用以环丙沙星作用为强，且价格低廉，其常用剂量为：成人每日 1~1.5 g，分 2~3 次使用，疗程 7~14 天。常用品种中以环丙沙星与左氧氟沙星的抗菌作用为突出，依诺沙星和培氟沙星的血药浓度高于环丙沙星，但不良反应或药物相互作用较明显，故临床应用应予注意。莫西沙星等新品种作用强，细菌不易产生耐药，常用剂量为成人一次 400 mg，1 次/天，连续给药 7~10 天。但应注意相应的血糖波动、QT 时间延长等不良反应。另外，洛美沙星、氟罗沙星、妥舒沙星和司帕沙星等对革兰阴性菌的作用与环丙沙星相似或稍次，洛美沙星和氟罗沙星的消除半衰期长，一日只需服药 1~2 次；妥舒沙星和司帕沙星对革兰阳性菌和厌氧菌的作用均更强。然而，氟罗沙星不良反应的发生率高（>10%），以消化道和神经系统反应为主；洛美沙星与司帕沙星的光敏皮炎较突出。

（1）氟喹诺酮类的不良反应

1）胃肠道反应：腹部不适或疼痛、腹泻、恶心或呕吐。

2）中枢神经系统反应：可有头昏、头痛、嗜睡或失眠。

3）过敏反应：皮疹、皮肤瘙痒，偶可发生渗出性多形性红斑及血管神经性水肿。光敏反应较少见。

4）偶可发生：①癫痫发作、精神异常、烦躁不安、意识混乱、幻觉、震颤。②血尿、发热、皮疹等间质性肾炎症状。③静脉炎。④结晶尿，多见于高剂量应用时。⑤关节疼痛。⑥少数患者可发生血清氨基转移酶升高、血尿素氮增高及周围血常规白细胞降低，多属轻度，并呈一过性。⑦QT 时间延长、心律失常等。

（2）注意事项

1）本品大剂量应用或尿 pH 在 7 以上时可发生结晶尿。为避免结晶尿的发生，宜多饮水，保持 24 小时排尿量在 1 200 mL 以上。

2）肾功能减退者，需根据肾功能调整给药剂量。

3）应用本品时应避免过度暴露于阳光，如发生光敏反应或其他过敏症状须停药。

4）肝功能减退时，如属重度（肝硬化腹腔积液）至药物清除减少，血药浓度增高，肝、肾功能均减退者尤为明显，均须权衡利弊后应用，并调整剂量。

5）原有中枢神经系统疾病患者，例如癫痫及癫痫病史者均应避免应用，有指征时须仔细权衡利弊后应用。

6）偶有用药后跟腱炎或跟腱断裂的报告，特别是在老年患者和使用激素治疗的患者中，一旦出现疼痛或炎症，患者需要停止服药并休息患肢。

7）莫西沙星像其他喹诺酮类和大环内酯类抗生素一样在有些患者可能引起 QT 间期延长。因为缺乏相关的临床资料，该药应避免用于 QT 间期延长的患者，患有低钾血症患者或接受Ⅰa类（如奎尼丁、普鲁卡因胺）或Ⅲ类（如胺碘酮、索托洛尔）抗心律失常药物治疗的患者，在使用莫西沙星时要慎重。莫西沙星与下列药合用不排除有延长 QT 间期的效应：西沙比利、红霉素、抗精神病药和三环类抗抑郁药，应慎重与这些药物合用。QT 间期延长的数量随着药物浓度的增加而增加，所以不应超过推荐剂量。

8）有报道在使用包括莫西沙星的广谱抗生素中出现伪膜性肠炎，因此，在使用莫西沙星治疗中如患者出现严重的腹泻时，需要考虑这个诊断，在这种情况下须立即采取足够的治疗措施。

孕妇及哺乳期妇女用药：动物实验未证实喹诺酮类药物有致畸作用，但对孕妇用药进行的研究尚无明确结论。鉴于本药可引起未成年动物关节病变，故孕妇禁用，哺乳期妇女应用本品时应暂停哺乳。

儿童用药：本品在婴幼儿及年龄<18 岁青少年的安全性尚未确定。但本品用于数种幼龄动物时，可致关节病变。因此不宜用于年龄<18 岁的小儿及青少年。

老年患者用药：老年患者常有肾功能减退，因本品部分经肾排出，须减量应用。

药物相互作用：①尿碱化剂可减低本品在尿中的溶解度，导致结晶尿和肾毒性。②喹诺酮类抗菌药和碱类合用时可能由于与细胞色素 P450 结合部位的竞争性抑制，导致茶碱类的肝消除明显减少，血消除半衰期（$t_{1/2}$）延长，血药浓度升高。出现茶碱中毒症状，如恶心、呕吐、震颤、不安、激动、抽搐和心悸等。本品对茶碱的代谢虽影响较小，但合用时仍应测定茶碱类血药浓度和调整剂量。③本品与环孢素合用，可使环孢素的血药浓度升高，必须监测环孢素血浓度，并调整剂量。④本品与抗凝药华法林合用时虽对后者的抗凝作用增强较小，但合用时也应严密监测患者的凝血因子时间。⑤丙磺舒可减少本品自肾小管分泌约 50%，合用时可因本品血浓度增高而产生毒性。⑥本品可干扰咖啡因的代谢，从而导致咖啡因消除减少，血消除半衰期（$t_{1/2}\beta$）延长，并可能产生中枢神经系统毒性。⑦含铝、镁的制酸药、铁剂均可减少本品的口服吸收，不宜合用。⑧本品与非类固醇消炎药布洛芬合用时，偶有抽搐发生，因此不宜与布洛芬合用。

（三）支持治疗

对病情较重、病程较长、体弱或营养不良者应输鲜血或血浆，或应用丙种球蛋白治疗，以提高机体抵抗力。

三、预防

1. 合理地服用奏效的抗生素，尽快地达到根治，以防病程迁延，转为慢性或长期带菌。

2. 讲究集体和个人卫生，应强化对环境公共卫生的管理和监督。

3. 目前尚无疫苗。

（荆旭波）

第二节　沙眼衣原体感染

一、概述

　　沙眼衣原体感染是由沙眼衣原体引起的一组感染性疾病，可引起沙眼及包涵体结膜炎，但主要是引起泌尿生殖系统感染，如尿道炎、输卵管炎、子宫内膜炎、附睾炎及性病淋巴肉芽肿。是西方国家最常见的性传播疾病。在我国的性病患者中，沙眼衣原体抗体阳性率高达 27.6%，北京地区达 55.8%。此外亦可引起婴幼儿肺炎。

（一）病原学

　　沙眼衣原体是一种微生物，目前发现它有 15 个血清型，不同的血清型能引起不同的疾病。分为 3 个生物型，即小鼠生物型、沙眼生物型和性病淋巴肉芽肿（LGV）生物型，后两者与人类疾病有关。用间接微量免疫荧光试验，沙眼生物型又分 A、B、Ba、C、D、Da、E、F、G、H、I、Ia、J、K 14 个血清型，LGV 生物型又有 L1、L2、L2a、L3 四个血清型。

　　沙眼衣原体具有特殊的染色性状，不同的发育阶段其染色有所不同。成熟的原体以吉姆萨染色为紫色，与蓝色的宿主细胞质呈鲜明对比。始体以 Giemsa 染色呈蓝色。沙眼衣原体对革兰染色虽然一般反应为阴性，但变化不恒定。沙眼包涵体在上皮细胞胞质内，很致密，如以 Giemsa 染色，则呈深紫色，由密集的颗粒组成。其基质内含有糖原，以卢戈液染色呈棕褐色斑块。

（二）流行病学

　　人类是沙眼衣原体的自然宿主。

　　1. 传染源　患者及无症状病原携带者为传染源。

　　2. 传播途径

　　（1）通过眼-手-眼传播，如共用毛巾或游泳池内接触等传播。

　　（2）产妇可经产道传给新生儿，亦可能有宫内传播。

　　（3）成人可经性行为传染，引起泌尿生殖系感染。

　　3. 人群易感性和免疫力　人群普遍易感，孕妇感染率高，据 1 154 例孕妇调查，其中 21% 可检出沙眼衣原体抗体，尤以年龄 <20 岁和初产妇感染率高。

　　4. 流行情况　本病分布广泛，亚洲、非洲及中南美洲为多发地区，全世界约有 4 亿患者。我国及东南亚地区为地方性流行区。发病年龄以 18~30 岁多发。

（三）发病原理

　　衣原体感染人体后，首先侵入柱状上皮细胞并在细胞内生长繁殖，然后进入单核-巨噬细胞系统的细胞内增殖。衣原体的致病机制是抑制被感染细胞的代谢，溶解、破坏细胞并导致溶解酶释放，代谢产物的细胞毒作用能引起变态反应和自身免疫。

　　人体感染后能产生特异性的免疫，但是这种免疫力较弱，持续时间短暂。因此，衣原体感染容易造成持续、反复感染，以及隐性感染。细胞免疫方面，大部分已治愈的衣原体患者，给予相应的抗原皮内注射时，常引起迟发型变态反应，这种变态反应可用淋巴细胞进行被动转移。体液免疫方面，在衣原体感染后，在血清和局部分泌物中出现中和抗体，中和抗体可以阻止衣原体对宿主细胞的吸附，也能通过调理作用增强吞噬细胞的摄入。

（四）临床表现

1. 沙眼　由衣原体沙眼生物变种 A、B、Ba、C 血清型引起。主要经直接或间接接触传播，即眼-眼或眼-手-眼的途径传播。当沙眼衣原体感染眼结膜上皮细胞后，在其中增殖并在胞质内形成散在型、帽型、桑葚型或填塞型包涵体。该病发病缓慢，早期出现眼睑结膜急性或亚急性炎症，表现流泪、有黏液脓性分泌物、结膜充血等症状与体征。后期移行为慢性，出现结膜瘢痕、眼睑内翻、倒睫、角膜血管翳引起的角膜损害，影响视力，最后导致失明。据统计沙眼居致盲病因的首位。1956 年，我国学者汤飞凡等人用鸡胚卵黄囊接种法，在世界上首次成功地分离出沙眼衣原体，从而促进了有关衣原体的研究。

2. 包涵体包膜炎　由沙眼生物变种 D～K 血清型引起。包括婴儿及成人两种。前者系婴儿经产道感染，引起急性化脓性结膜炎（包涵体脓漏眼），不侵犯角膜，能自愈。成人感染可因两性接触，经手至眼的途径或者来自污染的游泳池水，引起滤泡性结膜炎又称游泳池结膜炎。病变类似沙眼，但不出现角膜血管翳，亦无结膜瘢痕形成，一般经数周或数月痊愈，无后遗症。

3. 泌尿生殖道感染　经性接触传播，由沙眼生物变种 D～K 血清型引起。男性多表现为尿道炎，不经治疗可缓解，但多数转变成慢性，周期性加重，可合并附睾炎、直肠炎等。女性能引起尿道炎、宫颈炎等，输卵管炎是较严重并发症。该血清型有时也能引起沙眼衣原体性肺炎。

4. 性病淋巴肉芽肿　由沙眼衣原体 LGV 生物变种引起。LGV 主要通过两性接触传播，是一种性病。男性侵犯腹股沟淋巴结，引起化脓性淋巴结炎和慢性淋巴肉芽肿。女性可侵犯会阴、肛门、直肠，出现会阴-肛门-直肠组织狭窄。

二、诊断

多数衣原体引起的疾病可根据临床症状和体征及实验室检查确诊。

实验室检查：目前实验室检查衣原体的方法有衣原体细胞培养法、衣原体细胞学检查法以及衣原体酶免疫检查法。其中以衣原体细胞培养法最敏感、最可靠。

1. 直接涂片镜检　沙眼急性期患者取结膜刮片，Giemsa 或碘液及荧光抗体染色镜检，查上皮细胞胞质内有无包涵体。包涵体结膜炎及性病淋巴肉芽肿，也可从病损局部取材涂片，染色镜检，观察有无衣原体或包涵体。

2. 分离培养　用感染组织的渗出液或刮取物，接种鸡胚卵黄囊或传代细胞，分离衣原体，再用免疫学方法鉴定。

3. 血清学试验　主要用于性病淋巴肉芽肿的辅助诊断。常用补体结合试验，若双份血清抗体效价升高 4 倍或以上者，有辅助诊断价值。也可用 ELISA、凝集试验。

4. PCR 试验　设计不同的特异性引物，应用多聚酶链式反应可特异性诊断沙眼衣原体，具有敏感性高、特异性强的特点，现被广泛应用。

三、治疗

治疗沙眼衣原体感染多采用口服抗生素，可选用多西环素（强力霉素）每次 100 mg，2 次/天，首次剂量加倍，连续服 7 天；或红霉素每次 0.5 g，4 次/天，连服 7 天；或米诺环素（美满霉素）每次口服 100 mg，2 次/天，连服 10 天。孕妇用药可选红霉素，服药剂量、方法同前。

感染沙眼衣原体后在生活中要明确两点，既要积极治疗，又不要再将病原体传染别人。

1. 积极治疗是患者首先要重视的　由于服药方便，服药疗程亦不长，因此患者只要予以重视即能完成治疗。患者的配偶应该同时参加检查和治疗。治疗后需要复查以确认是否痊愈。

2. 患病期间禁止性生活，直到痊愈为止。

3. 平时注意个人卫生　外阴部保持清洁干燥，每日换洗内裤。由于沙眼衣原体不耐高温，所用手巾、内裤可以煮沸消毒。个人的盆具个人使用，浴盆洗后及时消毒，不乱用别人的物品，以免造成疾病传播。

4. 红霉素可以用于孕妇的沙眼衣原体感染，安全性较好，因此孕妇患者也应该积极治疗，以防感染胎儿。

四、预防

在生活中，提高人们对沙眼衣原体的认识，自觉地进行自我防护，才会降低整个社会的发病率。

1. 杜绝不洁性生活。无论是对沙眼衣原体感染，还是对其他性病，都是非常重要的，也只有这样才能从根本上防患于未然。

2. 要注意个人卫生，尤其是外出的时候。个人的洗浴用品、毛巾独自使用；不穿借别人的内衣、泳衣；外出期间不洗盆塘；尽量不要用坐式马桶；上厕所前洗手，可以减少接触感染的机会。

3. 配偶患沙眼衣原体感染期间要禁止性生活。现代医学有许多药物可以治疗沙眼衣原体感染，而且用药方便，患者只须坚持治疗就会很快恢复健康。治疗应在夫妻之间同时进行，妇女患病可能没有明显症状，不要因为没有症状就拒绝治疗而成为隐性传染者。

4. 孕妇如果感染沙眼衣原体可以用红霉素治疗。治疗后按医嘱定期复查，确认痊愈后才能从阴道分娩。

（荆旭波）

第三节　鹦鹉热

又名鸟热，系鹦鹉热衣原体引起的急性传染病，为鸟类和家禽常见的传染病。最初因本病多见于玩赏鹦鹉者故名，之后发现除鹦鹉外，鸽、家鸡、鸭、莺类等 140 多种禽类可有此病的隐性感染。19 世纪即发现人也可受染而发生急性发热，并曾在苏联、美、英、捷克、丹麦等十余个国家暴发。

一、病因

病原体为鹦鹉热衣原体（C. psittasi），为一种寄生和繁殖于细胞内的微生物，呈圆形，性质介于病毒和细菌之间，直径 0.2~0.3 μm，不含糖原，因此碘染色阴性。在许多种细胞培养系统中生长发育良好，直径可达 0.5~0.7 μm。可用 Hela 细胞、猴肾细胞、L 细胞及 McCoy 细胞培养，或在鸡胚卵黄囊中培养。易感动物较多，动物接种常用小白鼠。鹦鹉热衣原体抵抗力弱，60 ℃ 10 分钟或 37 ℃ 48 小时可灭活；0.1%甲醛溶液、0.5%苯酚溶液 24 小时及紫外线照射均可灭活。但耐低温，-70 ℃贮存多年仍有感染性。

二、流行病学

1. 传染源 传染源为病鸟或病原携带鸟（鹦鹉、鸥、白鹭、海燕等）、家禽（鸽、小鸡、鸭、鹅）及其含菌的血液、内脏、分泌物或排泄物、羽毛及尘埃等。人感染后持续携带病原体可达 10 年之久，患病者的痰液，尤其是重危患者死亡前所排出的病原体有传播性。禽类和鸟类的养殖场、宰杀车间、羽绒加工厂、买卖市场等，尤其是鸽类养殖处均可成为传染源。

2. 传播途径 主要传播途径为飞沫经呼吸道直接传播，病鸟或患者排泄物污染尘埃经呼吸道或破损的皮肤或黏膜亦可引起间接传播。战时敌人可将鹦鹉热衣原体用作细菌武器。

3. 易感人群 人群普遍易感，多见于饲养家禽、鸟类者或禽类标本制作者，隐性感染、亚临床感染及轻症患者相当多见，可同时有大批人员受感染，以致引起较大规模流行。感染后不能产生持久免疫力，易复发及再感染。

4. 流行特征 本病在世界各地分布广泛，我国 1987 年前后有北京养鸽场发生鸽群鹦鹉热的报道，有人认为本病是养禽人的"职业病"。本病无明显季节性，患者无年龄和性别差异。

三、发病机制

病原体进入呼吸道后，在局部单核-吞噬细胞系统中繁殖，经血播散至肺和其他器官，进入网状内皮细胞系统并大量复制形成衣原体血症，可引起血管炎和血管栓塞，从而导致皮肤损害。

四、临床表现

1. 潜伏期 1~2 周（3~45 天）。

2. 肺炎 症状轻重不一，轻者无明显症状或似流行性感冒，重者可致死亡。大多表现为非典型肺炎，有持续高热、咳嗽、胸闷胸痛、呼吸困难，后期肺部可有湿性啰音或肺实变征。尚可有消化道症状、心肌炎、心内膜炎及心包炎，以及头痛、失眠、嗜睡、谵妄等神经精神症状。

肺部 X 线检查呈多样性变化，可为片状、云絮状、结节状或粟粒状阴影，由肺门向外呈楔形或扇形扩大，亦可呈大叶炎症。特点是肺部 X 线表现明显而症状相对较轻。

3. 皮肤损害 伤寒样或中毒败血症型患者除发热、头痛及全身疼痛外，可有相对脉缓及肝脾肿大，由于发生广泛性血管损伤而出现似伤寒的玫瑰疹，有的患者发生结节性红斑或多形红斑。

本病病程长，如不治疗热程可达 3~4 周，甚至长达数月。肺部阴影消失慢，如治疗不彻底，可反复发作或转为慢性。

五、实验室检查

急性期白细胞总数正常或稍低，可有一过性蛋白尿，血沉增快，近半数患者出现肝功能异常。急性期取血、痰、咽拭子接种于小鼠腹腔或鸡胚卵黄囊内进行组织培养，动物接种可检测出特异性包涵体及（或）病原体，痰涂片行吉姆萨染色，在上皮细胞内可检出包涵体。血清微量免疫荧光法、补体结合试验或血凝抑制试验对本病有诊断价值。

肺部 X 线检查呈多样性变化，为片状、云絮状、结节状或粟粒状，示两肺浸润灶，由肺门部向外呈楔形或扇形扩大，下叶较多。有时可见肺实变表现，但临床上肺部体征较少。

六、诊断及鉴别诊断

患者有接触鸟禽史。结合临床表现、肺部 X 线检查及实验室检查可确诊。必要时对可疑鸟禽进行病原学检查。

七、治疗

首选四环素或红霉素类，用药 24~48 小时后发热及症状可缓解，但应继续治疗 7~14 天。孕妇及其他不能使用四环素者可用红霉素、罗红霉素、阿奇霉素、甲基红霉素、新氟喹诺酮类药物等替代，亦可用氯霉素或青霉素。严重患者给糖皮质激素制剂。

八、预防

1. 患病后难以产生持久的免疫力，故通常不进行疫苗预防注射。

2. 加强卫生宣教。发现患者立即隔离，彻底治疗，对患者的分泌物和排泄物进行消毒处理。

3. 防止衣原体传入，可在饲料及饮水中加入四环素，于禽鸟类运输前、运输途中及到达目的地后给药 4~5 天。彻底消毒和处理病鸟病禽。

4. 严格执行养禽场和鸟类集市贸易以及运输过程的检疫制度。尽量减少与患病禽鸟的接触。

（荆旭波）

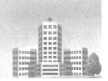

第四章

支原体感染

第一节　支原体肺炎

支原体肺炎是肺炎支原体（MP）引起的急性呼吸道感染伴肺炎，约占各种肺炎的 10%，严重的支原体肺炎可导致死亡。

（一）病原学

支原体是介于细菌和病毒之间的一组原核细胞型微生物，迄今已发现的支原体约 150 种，自人体分离的致病支原体主要有肺炎支原体、解脲脲原体、人型支原体及发酵支原体等。其中肺炎支原体是引起呼吸系统疾病的主要病原体。

支原体是已知的能独立生活的最小原核生物，能通过细菌滤器，直径为 125~150 nm，与黏液病毒的大小相仿，无完整细胞壁，故对作用于细胞壁的 β-内酰胺类抗生素全部不敏感，仅有由 3 层膜组成的细胞膜，呈球形、杆状、丝状等多种形态，革兰染色阴性，可在无细胞的培养基上生长与分裂繁殖，对大环内酯及四环素类药物敏感。在 20% 马血清和酵母的琼脂培养基上生长良好，初次培养于显微镜下可见典型的呈圆屋顶形桑葚状菌落，多次传代后转呈煎蛋形状。支原体能发酵葡萄糖，具有血吸附作用，溶解豚鼠、羊的红细胞，对亚甲蓝（美蓝）、醋酸铊、青霉素等具抵抗力，耐冰冻，37 ℃时只能存活几小时。

（二）发病机制与病理

肺炎支原体是引起人类急性下呼吸道感染和肺炎的常见病原体，也是呼吸道感染暴发流行的常见原因。它导致的疾病与一般细菌、病毒引起的呼吸道感染从症状上难以鉴别，近年人群中肺炎支原体感染的发病率有显著上升的趋势。

肺炎支原体通过呼吸道传播，人吸入急性肺炎支原体感染者或患者咳嗽、打喷嚏时喷出的口、鼻分泌物，可引起肺部感染，肺炎支原体在纤毛上皮之间生长，不侵入肺实质，通过细胞膜上的神经氨酸受体位点，吸附于宿主的呼吸道上皮细胞表面，抑制纤毛活动和破坏上皮细胞，同时释放有毒代谢产物如过氧化氢，导致纤毛运动减弱、细胞损伤，其致病性还可能与患者对病原体或其代谢产物的过敏反应有关。肺炎支原体可引起任何器官、黏膜或浆膜的病变，且很难从非呼吸道部位分离出来。由肺炎支原体引起的严重病变几乎都发生在免疫功能正常的人，而免疫低下的患者，肺炎支原体很少引起严重的病变。肺炎支原体可刺激 T 细胞，并激活 B 细胞，近 40% 的肺炎支原体感染患者出现循环免疫复合物，这些循环免疫复合物以及肺炎支原体感染产生的多种自身组织抗体（包括肺、脑、肝、肾和平滑肌等）可引起相应靶器官的损伤及炎症反应。

支原体肺炎肺部病变呈片状或融合性支气管肺炎或间质性肺炎，伴急性支气管炎、细支气管炎。支气管及细支气管内有黏液甚至脓性分泌物，管壁水肿、增厚、有浸润斑，支气管黏膜细胞可有坏死和脱落，并有中性粒细胞浸润，肺泡内可含少量渗出液，并可发生灶性肺不张、肺实变和肺气肿，肺泡壁和间隔有中性粒细胞和大单核细胞浸润，重症可见弥漫性肺泡坏死和透明膜病变，胸膜可有纤维蛋白渗出和少量渗液。

（三）流行病学

肺炎支原体感染广泛存在于世界各地，分布以温带为主。平时散在发病，每隔 3~7 年可发生一次地区性流行，流行时发病率增加 3~5 倍。本病全年均有发生，寒冷季节发病率较高，主要是冬季室内活动增多，接触较频繁。受气候、环境的不同，支原体发病高峰有明显季节差异，各地的流行年份也有所不同。肺炎支原体是导致 40 岁以下人群、特别是少年儿童发生非典型肺炎的重要病原之一，以 5~9 岁儿童多见，年龄<5 岁小儿少见。但大量资料显示，本病发病年龄有明显前移的倾向，复旦大学儿科医院报道年龄<3 岁婴幼儿占 64.6%，吉林大学第一医院儿科检测 43 例 MP 感染中 30 例为年龄<3 岁婴幼儿占 69.8%，河南新乡新华医院检测 1 385 例儿童支原体患者中年龄<3 岁者占 70%。

肺炎支原体感染的潜伏期为 2~3 周，本病传染源为急性期患者及痊愈后支原体携带者，健康人群很少携带。患者痊愈后肺炎支原体可在咽部存在 1~5 个月。本病通过飞沫传播，存在于呼吸道分泌物中的肺炎支原体随飞沫通过空气以气溶胶微粒形式散播给密切接触者，传染性较小，流行病学观察本病需要长时间密切接触才能发病，常以家庭、学生宿舍、军队新兵营房及监狱为流行单位，家庭中流行时，学龄前儿童是首发病例，继发病例多在 2~3 周发病。肺炎支原体生长缓慢，潜伏期长及痊愈后带菌时间久。

二、临床表现

起病缓慢，潜伏期 2~3 周，病初有全身不适，乏力、头痛。2~3 天后出现发热，常达 39 ℃ 左右，可持续 1~3 周，可伴有咽痛和肌肉酸痛。

病变从上呼吸道开始，有充血、单核细胞浸润，向支气管和肺蔓延，呈间质性肺炎或斑片融合性支气管肺炎。一般起病缓渐，有乏力、咽痛、咳嗽、发热、食欲缺乏、肌痛等临床表现，半数病例无症状。支气管肺炎可在 3~4 周自行消散。儿童可并发鼓膜炎和中耳炎，伴有血液（急性溶血、血小板减少性紫癜）或神经（周围性神经炎、胸膜炎等）等并发症或雷诺现象（受冷时四肢间歇苍白或发绀并感疼痛）时，则病程延长。

咳嗽为本病突出的症状，一般于病后 2~3 天开始，初为干咳，后转为顽固性剧咳、常有黏稠痰液偶带血丝，体温恢复正常后可能仍有咳嗽，少数病例可类似百日咳样阵咳，可持续 1~4 周。肺部体征多不明显，甚至全无。少数可听到干、湿性啰音，但很快消失，故体征与剧咳及发热等临床表现不一致，此为本病特点之一。婴幼儿起病急，病程长，病情较重，表现为呼吸困难、喘憋、喘鸣音较为突出，肺部啰音比年长儿多。部分患儿可有溶血性贫血，脑膜炎、心肌炎、格林巴利综合征等肺外表现。

三、诊断

1. 流行病学史　好发于儿童及青少年，常有家庭、学校或军营的小流行发生，有本病接触史者有助于诊断。

2. 临床表现　发病缓慢，早期有畏寒、发热，常伴有咽痛、头痛、肌痛等症状，多为中等度发热，突出症状为阵发性刺激性咳嗽，可有少量黏痰或脓性痰，也可有血痰，部分患者无明显症状，肺部检查多数无阳性体征，部分患者可有干、湿性啰音，不符合一般细菌性肺炎，青霉素类或头孢类抗生素治疗无效。

3. 实验室检查

（1）血白细胞计数正常或减少，少数可 $\times$（10～15）$\times10^9$/L，分类有轻度淋巴细胞增多、红细胞沉降率增速。

（2）血清学检查：红细胞冷凝集试验阳性（滴定效价 1：32 以上），持续升高者恢复期效价呈 4 倍以上增加有诊断意义；链球菌 MG 凝集试验阳性（滴定效价 1：40 或以上），后一次标本滴度较前者增高达 4 倍或以上诊断意义更大；血清抗体的检测补体结合试验、酶联免疫吸附试验、间接血凝试验、间接荧光抗体测定患者血清支原体特异性 IgM 或 IgG，血清支原体特异性 IgM 阳性有诊断价值，间接荧光抗体、酶联免疫吸附试验 IgG 出现晚、存在时间长适用于流行病学调查，补体结合试验方法简单，发病第 2 周抗体效价可能增长 4 倍以上，并且可持续存在 4～6 个月，2～3 年内逐步降至正常，故不仅有诊断价值，也可用于流行病血调查，部分国家已将此列为呼吸道病原检测的常规项目。

（3）病原学检查

1）痰液、支气管吸出分泌物鼻或咽拭子、胸腔积液等培养分离出肺炎支原体可确诊，但所需时间长，无助于早期诊断。

2）PCR 技术：目前多利用肺炎支原体 16 SrRNA 或 P1 基因为目标基因进行扩增，具有特异性、灵敏度高、快速、简便的特点。

（4）X 线检查：肺部病变早期肺部显示纹理增加及网织状阴影，呈片状或融合性支气管肺炎或间质性肺炎，肺部有形态多样化的浸润阴影，以肺下野斑片状淡薄阴影多见，肺门处密度较深，严重时肺泡内可含少量渗出液，并可发生灶性肺不张、肺实变和肺气肿、胸腔积液。

诊断肺炎支原体肺炎的主要依据：①急性肺部感染具有感冒样症状，阵发性呛咳以及较轻的全身症状。②X 线检查肺纹理增多以及沿增多的肺纹理出现的不规则斑片状实变阴影，多数改变集中于肺门附近，下叶为多，且明显异常的肺部 X 线表现与相对较轻的症状和肺部体征不成比例。③血清学检测阳性，肺炎支原体抗原直接检测和特异性核酸检测阳性有诊断意义。④痰及咽拭子等标本中分离出肺炎支原体。⑤青霉素及头孢类抗生素治疗无效，而大环内酯类抗生素治疗有效。

此病早期诊断极易误诊，须与下列疾病相鉴别：肺炎链球菌肺炎、葡萄球菌肺炎、肺炎克雷伯菌肺炎、军团菌肺炎、病毒性肺炎、厌氧微生物肺炎和过敏性肺炎等。

四、治疗原则

早期使用适当抗生素可减轻症状，缩短病程，对于减少并发症的产生具有至关重要的作用。肺炎支原体无细胞壁，青霉素或头孢菌素类等抗生素无效，大环内酯类抗生素仍是肺炎支原体感染的首选药物，罗红霉素、阿奇霉素治疗效果佳，不良反应少。喹诺酮类（如左氧氟沙星、加替沙星和莫西沙星等）、四环素类也用于肺炎支原体肺炎的治疗。疗程一般 2~3 周。若继发细菌感染，可根据痰病原学检查结果选用针对性的抗生素治疗；对剧烈呛咳者，应适当给予镇咳药。

五、常规治疗

采取综合治疗措施，包括一般治疗、对症治疗、抗生素的应用、肾上腺皮质激素，以及肺外并发症的治疗等 5 个方面。

1. 一般治疗　隔离。由于支原体感染可造成小流行，且患者病后排支原体的时间较长，可达 1~2 个月之久。婴儿时期仅表现为上呼吸道感染症状，在重复感染后可发生肺炎。同时在感染支原体期间容易再感染其他病毒，导致病情加重迁延不愈。因此，对患者或有密切接触史的小儿，应尽可能做到隔离，以防止再感染和交叉感染。

护理上要保持室内空气新鲜，供给易消化、营养丰富的食物及足够的液体。保持口腔卫生及呼吸道通畅，经常给患者翻身、拍背、变换体位，促进分泌物排出、必要时可适当吸痰，清除黏稠分泌物。对病情严重有缺氧表现者，应及时给氧以提高动脉血氧分压，改善因低氧血症造成的组织缺氧。

2. 对症处理　加强祛痰治疗，目的在于使痰液变稀薄，易于排出，否则易增加合并细菌感染的机会。除加强翻身、拍背、吸痰外，可选用氨溴索（沐舒坦）、溴己新（必嗽平）、乙酰半胱氨酸（痰易净）等祛痰剂口服，也可予糜蛋白酶 5 mg+生理盐水（NS）20 mL 雾化吸入。由于咳嗽是支原体肺炎最突出的临床表现，频繁而剧烈的咳嗽将影响患者的睡眠和休息，可适当给予镇静剂如水合氯醛，成人每次常用 0.25 g/次，小儿常用剂量为每次 8 mg/kg，或苯巴比妥，成人每次 15~30 mg，小儿每次按 2 mg/kg 给药，也可酌情给予小剂量待因镇咳。

对喘憋严重者，可选用支气管扩张剂，如氨茶碱口服，成人 0.1~0.2 g/次，儿童按每次 2~4 mg/kg 给药，每 8 小时 1 次；亦可用布地奈德 1 mg+NS 20 mL（儿童）雾化吸入，每天 2~3 次；也可予地塞米松雾化吸入，儿童按每次 0.1~0.2 mg/kg 次计算，年龄>1 岁的儿童也可予布地奈德 1 mg+特布他林 2.5 mg 雾化吸入。

六、抗生素治疗

β-内酰胺类抗生素如青霉素类、头孢菌素类通过抑制细菌细胞壁的合成而产生抗菌作用，由于支原体无细胞壁。因此，β-内酰胺类抗生素对支原体肺炎无效。故临床高度怀疑支原体感染时，不应选用此类药，而选用能抑制蛋白质合成的抗生素，包括大环内酯类、四环素类和喹诺酮氯霉素类等。此外，尚有林可霉素、克林霉素、万古霉素及磺胺类如复方磺胺甲噁唑等可供选用。

1. 大环内酯类抗生素　支原体肺炎的治疗首选用大环内酯类抗生素如红霉素、交沙霉素、螺旋霉素、麦迪霉素、吉他霉素等。其中又以红霉素为首选，该药使用广泛，疗效肯定。常用剂量为 0.5 g，每 6 小时 1 次，口服治疗，重症可考虑红霉素乳糖酸盐静脉给药，8 岁以下儿童按 30~50 mg/（kg·d）给药，分次口服，疗程一般主张不少于 2 周，停药过早易于复发。交沙霉素的胃肠道反应轻，其他不良反应少，效果与红霉素相仿，成人用量1.2~1.8 g/d，分次口服。

大环内酯类的新产品，如罗红霉素及克拉霉素（甲红霉素）、阿奇霉素等，口服易耐受、穿透组织能力强，能渗入细胞内，半衰期长。临床上常用阿奇霉素治疗。阿奇霉素是一种半合成、对酸稳定的 15 元环含氮大环内酯类衍生物，在大环内酯类抗生素中，它对肺炎支原体的作用最强。在多种组织中浓度为同期血清浓度的 10~100 倍，清除半衰期为 2~3 天，每天只须给药一次；同时，阿奇霉素还具特异性聚集的特点，即感染组织浓度高于非感染组织，吞噬细胞内浓度比细胞外浓度大50倍以上。常用剂量成人0.5 g，1~2次/天，儿童0.125~0.25 g，1次/天，口服；亦可按10 mg/（kg·d）静脉给药，可取得较好疗效。

采用吉他霉素（柱晶白霉素）治疗本病效果较好，该药无明显不良反应，比较安全，口服量为20~40 mg/（kg·d），分4次服用；静滴量为15~20 mg/（kg·d）。

2. 四环素类抗生素 为广谱抑菌剂，高浓度时具有杀菌作用。除了常见的革兰阳性菌、革兰阴性菌以及厌氧菌外，多数立克次体属、支原体属、衣原体属、非典型分枝杆菌属、螺旋体也对其敏感。具有对胃酸稳定，组织细胞内浓度高且持久，半衰期长，口服吸收良好，体内分布广的特点。成人四环素500 mg，4次/天，口服；8岁以上儿童按30~40 mg/（kg·d），分3~4次服用，疗程3周，适用于对红霉素耐药者。强力霉素（多西环素）和米诺环素等半合成四环素的抗菌作用强于四环素，口服吸收率高而不良反应较少。

3. 氟喹诺酮类 氟喹诺酮类属于合成抗菌药，通过抑制DNA旋转酶，阻断DNA复制发挥抗菌作用。环丙沙星、氧氟沙星、莫西沙星等药物在肺及支气管分泌物中浓度高，能穿透细胞壁，半衰期长达6~7小时。抗菌谱广，对支原体有很好的治疗作用。前者10~15 mg/（kg·d），分2~3次口服，也可分次静滴；后者10~15 mg/（kg·d），分2~3次口服，疗程2~3周。

4. 氯霉素和磺胺类 因治疗支原体感染的疗程较长，而氯霉素类、磺胺类抗菌药物毒不良反应较多，不宜长时间用药，故临床上较少用于治疗支原体感染。

七、特殊治疗

1. 目前认为支原体肺炎是机体免疫系统对支原体做出的免疫反应，对急性期病情发展迅速、严重的支原体肺炎或肺部病变迁延而出现肺不张、肺间质纤维化、支气管扩张或胸腔积液，可应用肾上腺皮质激素。予甲泼尼龙2 mg/（kg·d）静滴；地塞米松0.3~0.6 mg/（kg·d）静滴；应用激素时注意排除结核等感染，疗程3~5天。

2. 对于重症患者及有严重并发症的患者也可予丙种球蛋白治疗，每天0.4 g/kg，连用5~7天，对控制病情有较好的作用。

3. 对于重症支原体肺炎，可考虑联合应用抗生素，支原体对影响DNA、RNA或蛋白质合成或细胞膜完整性的抗生素均敏感，由于喹诺酮类抗生素及四环素的不良反应，在儿科的应用受到了限制。近年来出现对大环内酯类抗生素耐药的支原体肺炎，利福平的短期应用不良反应较少，可予利福平每天10~20 mg/kg，分1~2次口服，疗程1~2周，与大环内酯类抗生素合用的疗效较单用大环内酯类抗生素好。

八、抗菌药物治疗的不良反应及处理

1. 大环内脂类抗生素不良反应

（1）胃肠道反应：胃肠道反应是大部分此类药物口服后表现最迅速和最直观的不良反应，可引起恶心、呕吐、食欲降低、腹痛、腹泻等，停药后可减轻症状。可采取避免空腹用药，若反应严重但又必须使用此类药物，可在用药前半小时口服蒙脱石散（思密达）或用药时加用维生素B_6，以减轻症状而不影响疗效。

（2）局部刺激：注射给药可引起局部刺激，故此类药物不宜用于肌内注射，静脉注射可引起静脉炎，故滴注液应稀释至0.1%以下，且静滴速度不宜过快。如出现局部疼痛、静脉炎可予硫酸镁湿敷。

（3）对前庭的影响：静脉给药时可发生如耳鸣、听觉障碍症状，停药或减量后可恢复。故静脉滴注时不宜量大或长时间用药。

（4）过敏反应：主要表现为药热、药疹等，应及时停药，并给予抗过敏治疗，如予氯雷他定10 mg，1次/天口服；维生素C 2.0 g+生理盐水100 mL，1次/天静滴；葡萄糖酸钙20 mL+生理盐水20 mL，1次/天静脉慢推；过敏严重的患者可予糖皮质激素治疗。

（5）对肝脏的毒害：在正常剂量时对肝脏的毒害较小，长期大量应用可引起胆汁郁积、肝酶升高等，一般停药后可恢复，但红霉素酯化物对肝脏的毒性更大，应避免使用。出现肝功能异常应立即停药，根据实际情况给予甘草酸二胺（甘利欣）针剂30 mL+5%GS 250 mL，1次/天静滴、还原型谷胱甘肽针剂1.2+10%GS 100 mL，1次/天，静滴、思美泰针剂1.0+5%GS 250 mL，1次/天静滴、对于疗效不理想的患者可予糖皮质激素治疗及血浆置换。

（6）对中枢神经系统的不良反应：有报道静脉克拉霉素和阿奇霉素发生神经系统不良反应，包括幻觉、烦躁、焦虑、头晕、失眠、噩梦或意识模糊。停药后症状逐渐减轻至消失。

（7）部分药物易透过胎盘如克拉霉素、阿奇霉素等，因此孕妇和哺乳妇女均须慎用，哺乳妇宜暂停哺乳。

（8）其他：本类药物可抑制茶碱的正常代谢，故不宜和茶碱类药物合用，以防茶碱浓度升高而引起中毒、甚至死亡。必须使用时应到医院进行茶碱血药浓度监测，以防意外。

大剂量红霉素的应用偶可引起耳鸣和暂时性听觉障碍，一般发生于静脉给药或有肾功能减退和（或）肝脏损害者。婴幼儿口服无味霉素后可出现增生性幽门狭窄，口服红霉素后也有出现假膜性肠炎者。一旦患者出现上述不良反应，应立即停药，并给予对症、支持治疗。

应用红霉素期间尿中儿茶酚胺、17-羟类固醇有增高现象，血清叶酸和尿雌二醇有降低情况。

2. 四环素的不良反应　其不良反应较多，尤其是四环素对骨骼和牙生长的影响，即使是短期用药，四环素的色素也能与新形成的骨和牙中的钙相结合，使乳牙黄染，故不宜在7岁以前儿童时期应用。

九、预后和预防

一般预后良好，病死率通常<0.1%。预后与患者年龄、一般健康情况、有无并发症有关。由于多能早期治疗，病死率显著降低，但新生儿和幼婴患本病时易发生窒息、细菌性肺炎、脑病等并发症，病死率高，预后差，佝偻病患儿感染百日咳，病情多较重。老年人机体防御功能减退，抵抗力下降，特别是合并有慢性心肺、肝、肾等疾病的老年患者易出现低氧血症、肺水肿和严重的细菌感染，治疗不及时可危及生命。

预防支原体肺炎传染，一般应采取以下措施：

1. 加强体育锻炼，增强体质，提高抵抗力。

2. 注意手部的清洁卫生，各种室内场所包括家里、办公室、教室等，平时要注意清洁和通风。

3. 在咳嗽或打喷嚏时用手绢或纸掩住口鼻，尽量减少飞沫向周围喷射。

4. 婴幼儿和免疫功能较差的成人应尽量避免到人员密集的公共场所。

5. 在支原体肺炎流行期间可给接触患者的儿童口服红霉素20~40 mg/（kg·d），分3~4次口服，连服3天。

6. 肺炎支原体疫苗　目前预防支原体肺炎主要依赖于支原体灭活疫苗，灭活疫苗可以使90%的受免机体产生较强的抗体，但是预防发病的保护率却比较低，其中在灭活过程中抗原表位丧失可能是不能产生有效免疫保护性的一个原因。Linchevski 等总结了 6 项临床研究，发现肺炎支原体灭活疫苗仅能降低 40% 的发病率，提示须进一步加强疫苗的研究。近年来，人们开始研究用基因疫苗预防肺炎支原体感染，动物实验取得较好的效果。

（付　敏）

第二节　泌尿生殖系支原体感染

一、概述

1. 病原体简介　泌尿生殖系支原体感染受到广泛重视，尤以解脲支原体和人型支原体与人类许多泌尿生殖系感染有关，作为非淋病性尿道炎、前列腺炎、附睾炎、不育症及妇女上、下生殖道炎症的主要病原体。临床上治疗泌尿生殖道支原体感染是防治性传播疾病的重要课题。在性传播疾病中，性活跃期是主要发病阶段人群，这段年龄时期，人口外出多，流动性大，性的要求强烈易发生性乱而感染。在成年人的泌尿生殖道中解脲支原体和人型支原体感染率主要与性活动有关，也就是说，与性交次数的多少、性交对象的数量有关，不管男女两性都是如此。据统计女性的支原体感染率更高些，说明女性的生殖道比男性生殖道更易生长支原体。另外，解脲支原体的感染率要比人型支原体的感染率高。

2. 致病性与免疫性　支原体，一般为表面感染，大多不侵入血液，而是在泌尿生殖道上皮细胞黏附并定居后，通过不同机制引起细胞损伤，如获取细胞膜上的脂质与胆固醇造成膜的损伤，释放神经（外）毒素、磷酸酶及过氧化氢等。巨噬细胞、IgG 及 IgM 对支原体均有一定的杀伤作用。

支原体在一定条件下能引起泌尿生殖系统感染和不育症，致病机制可能与其侵袭性酶和毒性产物有关。各种血清型解脲支原体都能产生 IgA 蛋白酶，可降解 IgA 形成 Fab 和 Fc，破坏泌尿生殖道黏膜表面 IgA 的局部抗感染作用，有利于支原体黏附于泌尿生殖道黏膜的表面而致病。解脲支原体有黏附精子作用，阻碍精子的运动，产生神经氨酸酶样物质干扰精子和卵子的结合，且与人精子膜有共同抗原，对精子可造成免疫损伤而致不育。

3. 临床特点　感染后潜伏期为 1~3 周。

（1）非淋菌性尿道炎：典型的急性期症状，表现为尿道刺痛，不同程度的尿急及尿频、排尿刺痛，特别是当尿液较为浓缩的时候明显。尿道口轻度红肿，分泌物稀薄，量少，为浆液性或脓性，多须用力挤压尿道才见分泌物溢出，男性尿道口红肿外翻，犹似金鱼嘴状，此常为重要改变，常于晨起尿道口有少量黏液性分泌物或仅有痂膜状物封口，或见污秽裤裆。亚急性期常合并前列腺感染，患者常出现会阴部胀痛、腰酸、双股内侧不适感或在做提肛动作时有自会阴向股内侧发散的刺痛感。

（2）盆腔炎：女性患者多见以子宫颈为中心扩散的生殖系炎症。多数无明显自觉症状，少数重症患者有阴道坠感。感染局限在子宫颈，宫颈黏膜充血肿胀，宫颈糜烂，水肿显著，触之易出血，或表面糜烂黄白色分泌物量多，常有腥味。当感染扩及尿道时，尿频、尿急是引起患者注意的主要症状，尿道口潮红、充血、挤压尿道可有少量分泌物外溢，通常不痒，但可有灼热之感，但很少有压痛出现。

（3）肾盂肾炎：以人型支原体为主，10% 的肾盂肾炎可培养出支原体，还可以引起慢性肾盂肾炎急性发作。

（4）并发症：解脲支原体和人型支原体是人类泌尿生殖道常见的致病性病原体，与慢性前列腺炎、附睾炎、精囊炎、男性不育、女性不孕、习惯性流产、早产、死胎、异位妊娠等有关。

4. 实验室检查　支原体实验室检测方法有：形态学检查、支原体培养、抗原检测、血清学方法和分子生物学方法。实验室诊断的最好方法是分离培养、检测支原体抗原或核酸成分。注意采集新鲜标本（精液、前列腺液、阴道分泌物、尿液等）立即接种，若不能立即接种，应将标本放 4 ℃冰箱保存，在12 小时内接种。支原体可以在特殊的培养基上接种生长，用此法配合临床进行诊断。另外，尿白细胞酯酶测试亦为常用方法，其中以支原体培养方法有肯定意义。

5. 诊断和鉴别诊断　诊断尿道炎，尿道须有炎症性渗出物。凡拭子取尿道或宫颈管分泌物涂片未能检到奈瑟氏淋球菌，且能排除滴虫或其他微生物感染，而在普通油镜下，可见大量白细胞，平均每视野可有 10 个以上，或尿沉渣涂片，白细胞数目平均每视野 15 个以上者即有临床意义，当然男性还应排除肾盂肾炎、膀胱炎。

泌尿生殖系统致病性支原体客观存在，而不少情况属于携带或共生。因此，临床诊断泌尿生殖道支原体疾病时，临床医师须认真、慎重而行之。绝非患者偶然尿道刺痛 1~2 次或单纯尿口潮红即能肯定诊断，如果仅某项阳性结果，谨慎诊断。

二、治疗原则和目标

1. 治疗原则　早期诊断、早期治疗，及时、足量、规则用药，不同病情采用不同的治疗方案。

2. 治疗目标　支原体对常用大环内酯类、四环素类、林可霉素类及喹诺酮类等抗菌药物出现不同程度的耐药，因此在治疗支原体感染时，不能仅凭经验用药，必须做支原体的体外药敏试验分析，以便为治疗提供可靠依据，从而达到满意的治疗效果，减少耐药菌株的发生。另外还应根据国内不同地区的支原体耐药情况，采用不同的抗生素的治疗方案。

三、常规治疗

由于支原体无细胞壁，对青霉素等及其他作用于细胞壁的抗生素则耐药，只是对干扰蛋白质胞质合成的某些抗生素敏感。

目前治疗支原体主要选用四环素类（包括四环素、多西环素、米诺环素等）、大环内酯类（包括红霉素、阿奇霉素、克拉霉素、罗红霉素、交沙霉素等）和喹诺酮类（包括氧氟沙星、左氧氟沙星、司帕沙星、加替沙星、莫西沙星等）药物。

四、特殊治疗

1. 孕妇、哺乳期妇女禁用四环素类药物以及喹诺酮类药物，可以选用大环内酯类药物，建议用红霉素或阿奇霉素。

2. 年龄<14 岁者禁用多稀环素，年龄<18 岁者禁用喹诺酮类药物。儿童（体重<45 kg）可用红霉素每天 50 mg/kg，4 次/天口服，或克林霉素每天 10~20 mg/kg，1 次/天。

3. 对患者进行健康教育与咨询，以提高患者接受治疗的依从性，加强随访复查工作，患者的性伴侣也要接受同样的检查或治疗，治疗期间避免性生活。

五、药物敏感性和耐药问题

目前，随着抗生素长期大量的应用，支原体对抗生素的耐药非常普遍，已有对各种抗生素耐药菌株的报道，有的还显现出多重耐药。不同文献报道的支原体药物敏感性及耐药情况各不相同，不同地区、不同年份，病原体对抗菌药物的敏感性及耐药性都在不断变化。临床应根据药敏试验结果选择最有效的抗生素进行规则用药，以控制耐药菌株的产生；另一方面，进一步研究其耐药机制、不断监测本地区的药敏情况对合理用药也是非常必要的。避免超大剂量、不必要的多种药物连用等滥用抗生素的情况。特别要提醒的是，有条件的地区应根据本地的药敏监测结果选择有效的抗生素。

六、持续感染或治疗失败者的再治疗

泌尿道支原体感染治疗失败的原因包括患者的依从性差，药物的生物利用度低，患者乱投医或自行用药采取错误剂量方案及治疗量不足，抗生素的滥用，忽视对性伴侣的诊治，假阳性诊断，混合感染，外生殖道残留病原体再感染，慢性迁延，耐药菌株的产生等。因此，对持续感染或治疗失败的患者，要找出具体原因，给予针对性治疗。有时可考虑联合用药，国内有报道大环内酯类与喹诺酮类联合取得较为明显的疗效。

七、治愈标准和预后

治愈的标准是患者的自觉症状消失，无尿道分泌物，尿沉渣无白细胞。在判断治愈时一般可不做病原微生物培养。绝大多数非淋病性尿道炎和宫颈炎患者经过及时、正规、有效的治疗，一般预后良好，无严重的后遗症及并发症。

八、预防

作为社会一级预防，应开展性病防治宣传，进行健康教育和性教育，包括性成熟前的教育，推迟开始性生活的年龄，坚持一夫一妻制，避免非婚性行为。更应强调二级预防，尽早发现和有效治疗有传染性的性病感染者，使其缩短传染期。应通知和治疗性伴侣，以防再感染。并且在高危人群中筛查性病，发现患者，及时给予治疗，消灭传染源。有效的二级预防可以减少并发症及严重后果，作为个人预防应提倡使用避孕套。

（付　敏）

第三节　附红细胞体病

附红细胞体病又名嗜血支原体病是由嗜血支原体属中附红细胞体寄生于多种动物和人的红细胞表面、血浆及骨髓液等部位所引起的人兽共患性疾病。虽然在畜牧业地区人群中的附红细胞体感染率相当高，但大多表现为亚临床感染。以发热、贫血、黄疸及淋巴结肿大等症状为主要临床表现。

一、病原学

附红细胞体是一种非常简单、多形态的单细胞类微生物，扫描电镜下观察呈球状，直径350~700 nm，仅有单层膜包裹，无细胞壁、细胞器和细胞核，胞质内有小颗粒成分及一些丝状结构。该病原体是主要寄生于人、畜红细胞表面、血浆和骨髓中的一群微生物，含 DNA 和 RNA 两种核酸，呈双分裂复制，在宿主体外无法培养。光镜下瑞特（Wright）染色呈浅蓝色，吉姆萨（Giemsa）染色呈紫红褐色，革兰氏

（Gram）染色阴性。一般血涂片标本光镜下观察，其形态为多形性，如球形、环形、卵圆形、盘形、哑铃形、球拍形及逗号形等。直径大小波动较大，寄生在人、牛、绵羊及啮齿类动物体内的附红细胞体较小，直径为 0.3~0.8 μm，而寄生在猪体内的附红细胞体较大，直径为 0.8~1.5 μm，最大可达 2.5 μm。该病原体在红细胞表面单个或成团存在，少则 3~5 个，多则 15~25 个，呈链状或鳞片状，也可游离于血浆中。悬液中的单个附红细胞体运动活跃，呈翻滚或扭转运动。骨髓悬液中运动远不如在血液中活跃，仅有小幅度的摆动和扭动。到目前为止已发现 14 种附红细胞体，其中引起人感染的主要有 4 种：①球状附红细胞体，感染鼠类及兔类等啮齿类动物；②绵羊附红细胞体，感染绵羊、山羊及鹿类；③猪附红细胞体，感染猪；④温氏附红细胞体，感染牛。

附红细胞体的抵抗力不强，对干燥和化学消毒剂敏感，在 60 ℃水浴 1 分钟后即停止运动，30 分钟即可失去致病活性，在 100 ℃水浴 1 分钟全部灭活。但对低温抵抗力较强，在 4 ℃血液中可存活 1 个月，低温冷冻条件下可存活数年之久。

二、流行病学

附红细胞体在各种脊椎动物中寄生，宿主包括人、啮齿类、鸟类、禽类、猪、羊、牛、猫、犬、马、驴等，这些宿主被感染的同时也是重要传染源。传播方式尚不清楚，可能存在接触传播、血源性传播、垂直传播及昆虫媒介传播等，被疑为昆虫媒介的有鳞虱、蚊虫、疥螨、吸血蝇、蠓等。人类可能对附红细胞体普遍易感，但常呈明显的地区性分布，在畜牧业地区高发，其感染率可高达 87%。具有家庭聚集性和一定的职业分布特点，兽医、家畜饲养员、屠宰工人、肉类加工人员等人群的感染率通常高于其他职业人群。

附红细胞体感染人畜分布很广，全球近 30 个国家和地区均有报道。我国尚德秋等曾对 9 省区 16 个地区的人群进行流行病学调查，证明附红细胞体感染存在，随后调查发现我国人群平均感染率为 43.89%。证实被病原体感染后有生理变化（如孕妇），而且患有慢性疾病者其感染率明显高于健康人群。根据山东省泰安市区内 331 名学生的血涂片检查，发现总感染率为 15.40%，小学生感染率最高达 28.28%，一般无临床症状。重症感染者（100 个红细胞中有 60 个以上寄生病原体）仅有轻微症状表现。

据调查发现家畜一年四季均可被附红细胞体感染，但也有一定的季节高发期，以 5~8 月份为主。

三、发病机制和病理

附红细胞体感染人体后，多数情况下呈隐性感染，只在某些情况下如机体免疫力下降或某些应激状态或有慢性基础性疾病，才引起患者发病。这说明附红细胞体毒力较低，致病性较弱。

电镜下观察，附红细胞体主要寄生在成熟红细胞膜表面，不进入细胞内，少量游离在血浆中。其寄生机制尚不明确，但发现大型的附红细胞体上有纤丝，可能借助此纤丝与红细胞膜接触、结合，然后贴附在红细胞膜上，红细胞膜上可能存在与纤丝相结合的受体。从电镜下可见被附红细胞体感染的红细胞表面出现皱褶、突起，少数可见膜表面形成洞。由于红细胞膜通透性及脆性发生改变，血浆成分会通过红细胞表面的凹陷与洞口进入红细胞内，使红细胞肿胀、破裂而发生溶血。从活体标本中观察被寄生的红细胞，可见其可塑性、变形性功能消失，在通过单核巨噬细胞系统时也易被破坏而溶血。上述两点证据提示本病既存在血管内溶血，又存在血管外溶血。还有人认为溶血可能与红细胞膜结构改变，或隐蔽性抗原的暴露等诱导产生 IgM 自体抗体有关，即 II 型变态反应导致红细胞破坏溶血。

四、临床表现

人和动物多呈亚临床感染是附红细胞体病容易被忽视的原因，被感染者往往因为健康状况下降或其他疾病而症状突显。出现临床症状和体征可诊断为附红细胞体病者常见于重度感染，多发生在有慢性基础性疾病及免疫功能低下者。主要临床表现如下：

1. 发热　体温一般在 37.5~40 ℃，可伴有心跳和呼吸频率加快，精神、食欲差，多汗，关节酸痛等。

2. 贫血　贫血为本病最常见的症状，严重患者可出现黄疸，并有全身乏力、精神萎靡及嗜睡等症状。

3. 淋巴结肿大　部分患者出现浅表淋巴结肿大，常见于颈部。

4. 其他　部分患者可出现皮肤瘙痒、肝脾大、腹泻（小儿多见）、脱发等。

五、实验室检查

1. 血常规检查　红细胞和血红蛋白降低，网织红细胞增高，红细胞脆性试验及糖水试验均阳性。白细胞和血小板多正常，可出现异常淋巴细胞。

2. 微生物学检验　常用压片镜检和染色镜检，镜下见到附红细胞体是确诊本病的主要依据。

（1）鲜血压片法：取 1 滴待检新鲜血样本，滴加在载玻片上，加 1 滴等量的生理盐水或抗凝液，混匀后加盖玻片，在普通显微镜下观察。首先在 400~600 倍镜下找到附红细胞体，然后观察其形态及大小。可见附红细胞体呈现闪光性小体，在血浆中做扭转、翻滚、伸屈等运动，每当靠近红细胞时就停止运动。

（2）涂片染色检查：取 1 滴鲜血置于玻片上，推片制成薄血膜片，固定后用吉姆萨或瑞特染色，用 1 000 倍的油镜观察可见许多椭圆形、圆形、短杆状蓝色小体附着在红细胞上，1 个红细胞可附着 1 个或数个不等的附红细胞体，直径 0.15~1.5 μm，被附红细胞体寄生的红细胞着色较正常红细胞浅，中央淡染区扩大，特别严重时可见红细胞变成空泡状，视野下可见到大量染色红细胞及红细胞碎片。在血浆中及红细胞表面皆可查到附红细胞体，二者比例为 1 : 1~1 : 2。

附红细胞体感染程度可分为轻、中、重度感染。轻度感染：100 个红细胞中有 30 个以下红细胞被寄生；中度感染：100 个红细胞中有 30~60 个红细胞被寄生；重度感染：100 个红细胞中有 60 个以上红细胞被寄生。

3. 血生化检查　总胆红素增高，以非结合胆红素为主，氨基转移酶轻到中度升高，总蛋白及白蛋白正常。血糖及血镁均较低。

六、诊断和鉴别诊断

血涂片检出附红细胞体，结合流行病学、典型临床症状及其他实验室检查可确诊。畜牧业地区出现原发疾病不能解释的发热、贫血、黄疸、皮肤瘙痒、脱发及淋巴结肿大等，要怀疑本病的可能，及时做血液涂片检查，找到附红细胞体可确诊。本病应与疟疾、巴尔通体病等相鉴别。

通过血涂片直接镜检，嗜血支原体属与疟原虫一般较易鉴别。而嗜血支原体属中的附红细胞体与血巴尔通体二者很难区分，只能凭借二者血涂片中病原体形态及病原体寄生在血浆与红细胞上的比例加以鉴别，附红细胞体在镜下常呈环状，在血浆及红细胞表面皆有分布；而血巴尔通体罕见环状，寄生在血浆中，极少在红细胞上。

七、治疗和预防

1. 治疗　确诊后，及时选用四环素类（四环素、多西环素）或氨基糖苷类（庆大霉素、阿米卡星）抗生素进行抗感染治疗。其中以多西环素和阿米卡星治疗附红细胞体病效果最佳。多西环素用法：口服，0.1 g/次，2 次/d，必要时首次剂量可加倍。8 岁以上儿童：首剂 4 mg/kg，以后每次 2 mg/kg，2 次/d。阿米卡星的用法与用量：0.4 g~0.8 g/d，每日 1 次肌内注射或静脉滴注。一般可以选用其中一种治疗，7 日为一疗程。因附红细胞体缺乏细胞壁，故青霉素类及链霉素等作用于细菌细胞壁的药物无效。

2. 预防　目前对本病流行环节尚不清楚，故无良好预防手段，也没有预防附红细胞体的疫苗。

（袁　玲）

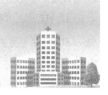

第五章 细菌感染

第一节　猩红热

一、概述

猩红热（scarlet fever）为 A 组 B 型溶血性链球菌产生的红斑毒素 A、B 及 C 所导致的急性呼吸道传染病，有全身性红斑及中毒症状。近年来认为皮疹是对链球菌外毒素的一种过敏反应，而非红斑毒素直接作用于皮肤的结果。以胃肠道为特殊表现的猩红热，其发病机理可能为 B 型溶血性链球菌产生的红斑毒素及其溶解产物或类肠毒素物质，作用于肠黏膜和肠上皮细胞引起肠液过度分泌所致。普通型猩红热也有心、肝、肾等脏器功能的损伤，其发病机理除与传统的退行性中毒性改变有关外，还与激活的白细胞的释放炎性介质引起炎症反应有关。

二、临床表现

（1）多见于幼儿及学生。

（2）潜伏期 2~5 天，长者 1~7 天。

（3）临床上比较典型的病例有三期发展经过，即前驱期、出疹期、脱屑期。

（4）咽部红、肿胀，软腭见针尖大红斑或瘀斑。发病初，红肿肥大的舌乳头突出于白色舌苔上，呈"白色杨梅舌"；3~4 天后白色舌苔脱落，舌乳头红肿突出于鲜红的舌质之上，状似杨梅，称"红色杨梅舌"。

（5）多伴全身淋巴结肿大。

（6）若治疗不及时或不当，可导致扁桃体脓肿、风湿热、急性肾小球肾炎、化脓性关节炎及心肌炎等并发症。

三、诊断要点

（1）根据接触史、临床表现及病原学证据可以诊断。

（2）血常规早期可见白细胞总数及中性粒细胞升高，恢复期嗜酸性粒细胞升高，咽拭子培养有溶血性链球菌生长。

四、鉴别诊断

1. 川崎病　为多见于儿童的急性发热性、出疹性疾病，与猩红热不同，前者发热伴有结膜充血及唇红干裂，肛周皮肤潮红、脱屑或卡介苗接种处再现红斑，这两项体征多出现于川崎病急性期。2 岁以下儿童多见，男孩比例高。我国发病率较低，但病死率较高，心脏并发症较多。

2. 麻疹　起病初有明显的上呼吸道卡他症状及口腔麻疹黏膜斑，起病后第四天出疹，为斑丘疹，面部亦有发疹，皮疹虽有融合，但疹间有正常皮肤。

3. 药疹　可呈猩红热样皮疹，发疹前有用药史，有一定的潜伏期，发疹没有顺序，无咽峡炎、杨梅舌、口周苍白圈等，中毒症状轻。

五、治疗方案及原则

1. 一般治疗　急性期应卧床休息，补充液体及营养。应注意避免并发症的发生。

2. 全身治疗　主要用抗生素静脉滴注治疗。首选青霉素，剂量 5 万 U/（kg·d）；对青霉素过敏者选用红霉素，剂量 30~50 mg/（kg·d），或林可霉素 40 mg/（kg·d）；疗程 7~10 天。

3. 局部治疗　注意口腔清洁，可用 3%硼酸水或生理盐水漱口。手足大片脱屑时，应避免感染。

六、预防

（一）管理传染源

患者及带菌者隔离 6~7 天。有人主张用青霉素治疗 2 天，可使 95%左右的患者咽拭子培养阴转，届时即可出院。当儿童机构或新兵单位发现患者后，应予检疫至最后一个患者发病满 1 周为止。咽拭子培养持续阳性者应延长隔离期。

（二）切断传播途径

流行期间，小儿应避免到公共场所，住房应注意通风。对可疑猩红热、咽峡炎患者及带菌者，都应给予隔离治疗。

（三）保护易感者

对儿童机构、部队或其他有必要的集体，可酌情采用药物预防。如用苄卡青霉素，儿童 60 万 ~90 万 U，成人 120 万 U，可保护 30 天，或用磺胺嘧啶每天 1 g。

（吴海燕）

第二节　白喉

白喉（diphtheria）是由白喉棒状杆菌引起的急性呼吸道传染病。临床特征为咽、喉、鼻部黏膜充血、肿胀并有不易脱落的灰白色假膜，以及细菌产生的外毒素引起的全身中毒症状，重者常合并心肌炎和末梢神经麻痹。

一、病原学

白喉杆菌或称白喉棒状杆菌，革兰染色阳性，长 3~4 μm，宽 0.5~1 μm，无芽孢、荚膜。菌体直立微弯曲，一端或两端膨大呈鼓槌状，涂片上常呈 V、L、Y 字形排列。菌体内含有浓染的异染颗粒，用特殊染色，如奈瑟（Neisser）染色时呈现不同的颜色，是白喉杆菌形态学诊断的重要依据。

白喉杆菌在血清培养基或鸡血培养基上生长良好，在亚碲酸钾的培养基上菌落呈黑色或灰黑色扁平圆形隆起。按其菌落的形态差异及生化反应特性，将该菌分为重型、轻型及中间型。三型均能产生外毒素，一般认为重型和中间型引起的病情重，发生神经麻痹者较多，且病死率高。白喉杆菌只有感染了携带产毒基因的噬菌体，才具有合成毒素的能力。细菌的产毒能力由噬菌体基因控制，侵袭能力则由细菌基因控制。白喉外毒素具有很强的抗原性，但不够稳定。

本菌对干燥、寒冷及阳光抵抗力较其他非芽孢菌强，在干燥假膜内存活 2 个月，在水和牛奶中可活数周；随尘埃播散，暴露于直射阳光下经数小时才能被杀死；但对热及化学消毒剂敏感，56 ℃ 10 min、0.1%升汞、5%石炭酸和 3%~5%的来苏尔溶液，均能迅速杀灭白喉杆菌。

二、流行病学

1. 传染源　白喉杆菌是严格寄生于人的细菌，传染源为患者和带菌者。白喉患者在潜伏期末即有传染性。不典型及轻症患者对白喉传播更具危险性，健康带菌者一般占总人口 1%以下，流行时可达 10%~20%。由于抗生素的应用，恢复期带菌者带菌时间大大缩短，约 90%的患者在 4 d 内细菌消失。

2. 传播途径　本病主要通过飞沫传播，可通过被污染的手、玩具、文具、食具及手帕等传播，亦可通过破损的皮肤和黏膜感染。偶有通过污染牛奶而引起流行的报道。

3. 人群易感性　人群普遍易感，患病后可获得持久免疫力，偶有数次发病者。易感性的高低取决于体内抗毒素的量。新生儿通过胎盘及母乳获得免疫力，到 1 岁时几乎全消失，以后随着年龄的增长易感性逐渐增高。由于白喉预防接种的广泛开展，儿童免疫力普遍增强，疾病高发年龄后移，典型白喉逐渐减少，不典型白喉或轻型白喉日渐增多。

三、临床表现

潜伏期 1~7 d，一般为 2~4 d。根据假膜所在部位及中毒症状轻重，分为下列类型：

1. 咽白喉　最常见，占患者数的 80%左右。

（1）无假膜的咽白喉：白喉流行时，部分患者仅有上呼吸道症状如咽痛，全身中毒症状较轻。咽部只有轻度炎症，扁桃体可肿大，但无假膜形成，或仅有少量纤维蛋白性渗出物，细菌培养阳性。此类患者易被误诊和漏诊。

（2）局限性咽白喉

1）扁桃体白喉：假膜局限于一侧或双侧扁桃体。起病徐缓，自觉症状轻和中度发热，全身不适，疲乏，食欲不振及轻度咽痛。扁桃体充血，稍肿胀，假膜初呈点状后融合成片。颌下淋巴结可肿大，微痛。

2）咽门白喉：假膜局限于腭弓、悬雍垂等处，症状较轻。

（3）播散咽白喉：假膜由扁桃体扩展到悬雍垂、软腭、咽后壁、鼻咽部或喉头。假膜色灰白或黄白，边界清楚，周围组织红肿较重。双侧扁桃体肿大，甚至充塞咽门，导致呼吸困难。颈部淋巴结肿大、周围有水肿。此型全身中毒症状重，有高热、乏力、厌食、咽痛等症状，重症病例可引起循环衰竭。

（4）中毒型咽白喉：主要由局限型及播散型转变而成。大多伴有混合感染，假膜多因出血而呈黑色，扁桃体及咽部高度肿胀、阻塞咽门，或有坏死而形成溃疡，具特殊腐败臭气。颈淋巴结肿大，周围软组织水肿，以致颈部增粗（牛颈）。全身中毒症状严重，有高热、气促、唇紫绀、脉细而快、心律失常等，如不及时治疗，病死率极高。

2. 喉白喉　少数为原发性，约 3/4 为咽白喉向下蔓延而成。原发性喉白喉由于毒素吸收少，全身中毒症状并不严重。但少数由于假膜延及气管、支气管，可造成程度不等的梗阻现象，表现为粗糙的干咳，声音嘶哑，甚至失声，呼吸急促。严重者可出现紫绀，可因窒息而死亡。继发性喉白喉常发生在咽白喉基础上，伴有喉白喉的临床表现，全身中毒症状严重。

3. 鼻白喉　此型较为少见，多见于婴幼儿。全身症状轻微或无，有鼻塞、浆液血性鼻涕，鼻孔周围可见表皮剥脱或浅溃疡，鼻前庭可见白色假膜。

4. 其他部位的白喉　白喉杆菌可侵入眼结合膜、耳、外阴部、新生儿脐带及皮肤损伤处，产生假膜及化脓性分泌物。眼、耳及外阴部白喉多为继发性。皮肤白喉在热带地区较多见，病程长，皮损往往经久不愈，愈合后可有黑色素沉着。患者很少有全身中毒症状，但可发生末梢神经麻痹。

四、诊断

1. 诊断原则　应根据流行病学资料、临床表现及咽拭子细菌学涂片结果做出临床诊断；确诊则须白喉杆菌培养阳性，并证明能产生毒素或检出白喉特异性抗体。

2. 诊断标准　如下所述。

（1）流行病学史：白喉流行地区，与确诊白喉患者有直接或间接接触史。

（2）临床症状：发热、咽痛、鼻塞、声音嘶哑、犬吠样咳嗽。鼻、咽、喉部有不易剥落的灰白色假膜，剥时易出血。

（3）实验室诊断

1）白喉棒状杆菌分离培养阳性并证明能产生外毒素。

2）咽拭子直接涂片镜检可见革兰氏阳性棒状杆菌，并有异染颗粒。

3）患者双份血清特异性抗体呈四倍以上增长。

（4）病例分类

1）疑似病例：具有（2）者。

2）临床诊断病例：疑似病例加（3）中的2），参考（1）。

3）确诊病例：疑似病例加（3）中的1）、（3）中的3）中任何一条者。

五、治疗

1. 一般护理　严格隔离，卧床休息 2~4 周，有心肌损害时应延长至 4~6 周甚至更长。烦躁不安者，可给予镇静剂。给予易消化、刺激性小的饮食与维生素 B、维生素 C，保持口腔清洁，防止继发感染。

2. 病原治疗　白喉抗毒素为本病特异性治疗手段，宜尽早、一次、足量给予。抗生素可抑制白喉杆菌生长，缩短病程和带菌时间，首选青霉素，头孢菌素也可用于本病治疗。

3. 对症治疗　采取对症治疗和防治并发症，特别是心肌炎的防治。中毒症状严重患者酌情用皮质激素；并发心肌炎患者静注高渗糖、能量合剂、维生素 C 和维生素 B_6 等；喉梗阻患者可气管滴入 α 蛋白酶；出现神经麻痹患者可用 B 族维生素 B_1、B_6、B_{12} 等。

六、预防控制与应急处置

1. 一般预防措施　如下所述。

（1）健康教育：白喉是疫苗可预防的传染病。因此，应教育儿童家长在孩子出生后，按国家规定的免疫程序及时预防接种。加强对青年一代医务人员的培训，提高诊断水平，减少误诊或漏诊。

（2）预防接种：按国家儿童免疫程序，注射白喉、百日咳、破伤风三联疫苗（DPT），对白喉有预防作用。鉴于目前成人白喉增多，采用成人型精制白喉类毒素（2~4 U）皮下注射，效果良好。

2. 应急处置措施　如下所述。

（1）疫情报告：白喉为乙类传染病，发现白喉疑似病例或确诊病例，应按乙类传染病规定的时限和方式进行报告。疾病预防控制部门接到报告后要对病例做进一步诊断和处理。

（2）患者、密切接触者的管理：要做好早发现、早报告，对患者早期就近隔离治疗。发现疑似或诊断病例，应立即隔离至症状消失后，咽拭子两次细菌培养阴性为止，或症状消失后 14 d。带菌者予青霉素或红霉素治疗 5~7 d。

对密切接触者进行登记，医学观察 7 d，同时进行鼻咽拭子培养，阳性者给予抗生素治疗。流行期间应加强对托幼机构、学校的晨检，要特别注意精神不振、咽痛及血性鼻涕者。

（3）做好疫点随时和终末消毒工作：患者的鼻咽分泌物及其污染的衣物、手帕、食具、玩具、门把等应进行随时消毒，可采用煮沸或加倍量的 10% 漂白粉乳剂或 84 等消毒剂溶液浸泡 1 h。患者入院隔离后，患者家庭和集体宿舍以及患者出院后的病房，均应进行终末消毒。

（4）保护易感人群：对白喉易感者或体弱多病者可用抗毒素做被动免疫。对没有接受白喉类毒素全程免疫的幼儿，最好给予白喉类毒素与抗毒素同时注射。当白喉流行时，尤其暴发流行时，对患者周围未发病的易感人群，应采取应急接种白喉类毒素。必要时对一定范围的人群，尽早普遍接种白喉类毒素。

3. 免疫监测　疾病预防控制机构应定期采用分层随机抽样方法，有计划、有目的地对当地免疫者和健康人群进行免疫成功率和人群抗体水平监测，以便评价免疫接种的质量，预测白喉发病趋势，做好防病工作。

（吴海燕）

第三节　百日咳

百日咳（pertussis，whooping cough）是由百日咳杆菌引起的急性呼吸道传染病。传染性强，多见于婴幼儿。临床上以阵发性痉挛性咳嗽以及咳嗽终止时伴有鸡鸣样吸气吼声为特征。病程可长达 2~3 月，故名"百日咳"。

一、病原学

百日咳杆菌属鲍特菌属（Bordetella），为革兰染色阴性短杆菌，有荚膜，无鞭毛。该菌为需氧菌，最适生长温度为 35~37 ℃，最适 pH 值为 6.8~7.0。初分离的菌落表面光滑，称为光滑型（Ⅰ相），毒力及抗原性均强，该菌对营养要求较高，若营养条件不好或多次传代培养则变异为过渡型（Ⅱ，Ⅲ相）或粗糙型（Ⅳ相），细菌形态不一，毒力和抗原性丢失。细菌一般不侵入血液，致病物质包括荚膜、菌毛、内毒素及多种生物活性物质。凝集原、外膜蛋白、丝状血凝素和外毒素等具有诱导宿主产生保护性抗体的作用。

本菌对外界抵抗力弱，55 ℃ 30 min 或干燥数小时均可将之杀灭，对一般消毒剂及紫外线照射敏感。

二、流行病学

1. 传染源　患者是本病唯一的传染源。自潜伏期末到出现阵咳后的三周内均有传染性，以发病第一周卡他期传染性最强。

2. 传播途径　本病主要通过飞沫传播。

3. 易感者　人群普遍易感，但幼儿发病率最高。由于母体缺乏足够的保护性抗体传给胎儿，故 6 个月以下婴幼儿发病较多。百日咳病后不能获得终生免疫，可以发生二次感染，但症状较轻。

4. 流行特点　本病世界各地均有发生，多见于温带及寒带。自"百白破"疫苗普遍接种后，大多散在发生。

三、临床症状

潜伏期 2~20 d，一般为 7~10 d。典型过程分为三期：

1. 卡他期（前驱期）　自起病至痉咳出现，时间为 7~10 d。初起类似一般上呼吸道感染症状，包括低热、咳嗽、流涕等。3~4 d 后其他症状好转而咳嗽加重。此期传染性最强，治疗效果也最好。

2. 痉咳期　此期已不发热，但有特征性的阵发性、痉挛性咳嗽，阵咳发作时连续十余声至数十声短促的咳嗽，继而一次深长的吸气，因声门仍处收缩状态，故发出鸡鸣样吼声，以后又是一连串阵咳，如此反复，直至咳出黏稠痰液或吐出胃内容物为止。每次阵咳发作可持续数分钟，每日可达十数次至数十次，日轻夜重。阵咳时患儿往往面红耳赤，涕泪交流，面唇发绀，大小便失禁。少数患者因痉咳频繁可出现眼睑水肿、眼结膜及鼻黏膜出血，舌外伸被下门齿损伤舌系带可形成溃疡。

成人及年长儿童可无典型痉咳。婴儿由于声门狭小，痉咳时可发生呼吸暂停，并可因脑缺氧而抽搐，甚至死亡。此期短则 1~2 周，长者可达 2 个月。

3. 恢复期　阵发性痉咳逐渐减少至停止，鸡鸣样吼声消失。此期一般为 2~3 周。若有并发症可长达数月。

常见并发症为支气管肺炎，为继发感染所致，其他还有肺不张、肺气肿、皮下气肿以及百日咳脑病等。

四、诊断

1. 流行病学史　三周内接触过百日咳患者，或该地区有百日咳流行。

2. 临床症状　如下所述。

（1）流行季节有阵发性痉挛性咳嗽者。

（2）咳嗽后伴有呕吐，严重者有结膜下出血或舌系带溃疡者。

（3）新生儿或婴幼儿有原因不明的阵发性青紫或窒息者，多无典型痉咳。

（4）持续咳嗽两周以上，能排除其他原因者。

3. 实验室诊断　如下所述。

（1）白细胞总数显著升高，淋巴细胞占 50% 以上。

（2）从患者的痰或咽喉部分泌物分离到百日咳杆菌。

（3）恢复期血清凝集抗体比急性期抗体呈四倍以上升高。

4. 病例分类　如下所述。

（1）疑似病例：具备 2 中任何一项，或同时伴有 1 者。

（2）临床诊断病例：疑似病例加 3 中的（1）者。

（3）确诊病例：疑似病例加 3 中的（2）或（3）者。

五、治疗

尽早给予抗生素治疗，防止发生并发症。

1. 一般治疗和对症治疗　按呼吸道传染病进行隔离治疗。保持空气清新，注意营养及良好护理。痉咳剧烈者可适当加用镇静剂。重症婴儿可给予肾上腺皮质激素以减轻炎症。

2. 抗生素治疗　卡他期应用抗生素可缩短咳嗽时间或阻断痉咳的发生。首选红霉素，也可用氯霉素，或复方新诺明、氨苄青霉素等。

3. 中医药治疗　早期为痰热内蕴，可用加味华盖散，中期为痰热阻肺，可用百部煎剂加减。成药有鹭鸶咳丸、百咳灵。胆汁类制剂对百日咳杆菌有显著的抑制作用，同时还有一定的镇静作用。可采用鸡胆汁加白糖蒸服。

六、预防控制与应急处置

1. 一般预防措施　如下所述。

（1）健康教育：百日咳是严重影响婴幼儿健康的传染病，但又是可用疫苗预防的传染病。因此应教育儿童家长，在儿童出生后第 3 个月及时到当地疾病预防控制部门接种疫苗。流行期间少出门，不到公共场所活动，减少感染的机会。

（2）免疫接种：国内目前常用百白破（白喉、百日咳、破伤风）三联疫苗（简称 DPT）。我国儿童基础免疫程序规定，DPT 的免疫月龄从 3 月龄开始，3、4、5 月龄各接种 1 针，间隔至少 28 d，必须在 12 月龄内完成，在 18~24 月龄再加强免疫 1 针，免疫月龄也可开始于 2 月龄。有过敏史、惊厥史、患急性病者禁用 DPT。发生暴发流行时，对未接种百日咳菌苗的易感儿童应急接种 DPT。

2. 应急处置措施　在流行期间，采取针对疑似患者和患者的早发现、早诊断、早报告、早隔离、早治疗和密切接触者的积极预防等综合措施。

（1）疫情报告：《传染病防治法》将百日咳列为乙类传染病进行管理，发现百日咳疑似病例或确诊病例应按照规定的时限和方式进行报告。

（2）患者、密切接触者管理：及早发现患者并进行隔离，可以有效控制疫情。隔离期自发病起 40 d 或出现痉咳后 30 d，密切接触者应医学观察 2~3 周。

（3）切断传播途径：对患者使用的物品采用日晒、石炭酸及 84 等消毒剂进行消毒。居住环境采用室内通风换气，每日用紫外线消毒病房。

（4）保护易感人群：对无免疫力而又有百日咳接触史的患儿可用红霉素、复方磺胺甲噁唑进行预防，连续用药 7~10 d。

（李修红）

第四节 细菌性痢疾

细菌性痢疾简称菌痢，是由志贺菌（也称痢疾杆菌）引起的肠道传染病，故亦称为志贺菌病。主要通过消化道传播，终年散发，夏、秋季可流行。其主要病理变化为直肠、乙状结肠的炎症与溃疡，主要临床表现为腹痛、腹泻、排黏液脓血便以及里急后重等，可伴有发热及全身毒血症状，严重者可出现感染性休克和（或）中毒性脑病。一般为急性，少数迁延成慢性。由于志贺菌各血清型之间无交叉免疫，且病后免疫力差，故可多次感染。

一、病原学

志贺菌属于肠杆菌科志贺菌属，为革兰阴性短小杆菌，有菌毛，无鞭毛，无荚膜及芽孢，兼性厌氧，但最适宜于需氧生长。营养要求不高，在普通琼脂平板上经过 24 小时生长，形成直径达 2 mm 大小、半透明的光滑型菌落。志贺菌属中的宋内志贺菌通常出现扁平的粗糙型菌落。

（一）抗原结构

志贺菌血清型繁多，根据生化反应和 O 抗原的不同，将志贺菌属分为 4 群 40 余个血清型（包括亚型）（表 5-1）。福氏志贺菌感染易转为慢性；宋内志贺菌感染引起症状轻，多呈不典型发作；痢疾志贺菌的毒力最强，可引起严重症状。

表 5-1 志贺菌属的分类

菌种	群	型	亚型	甘露醇	鸟氨酸脱羧酶
痢疾志贺菌（S. dysenteriae）	A	1~10	8a, 8b, 8c	-	-
福氏志贺菌（S. flexneri）	B	1~6，x，y 变型	1a, 1b, 2a, 2b, 3a, 3b, 4a, 4b	+	-
鲍氏志贺菌（S. boydii）	C	1~18	—	+	-
宋内志贺菌（S. sonnei）	D	1	—	+	+

（二）抵抗力

志贺菌的抵抗力比其他肠道杆菌弱，在 60 ℃ 10 分钟死亡，阳光直射 30 分钟死亡，志贺菌对酸和一般消毒剂敏感。D 群宋内志贺菌抵抗力最强，A 群痢疾志贺菌抵抗力最弱。在粪便中其他肠道菌产酸或噬菌体的作用，使其在数小时内死亡，故粪便标本应迅速送检。但在污染物品及瓜果、蔬菜上可存活 10~20 天。在适宜的温度下，可在水及食品中繁殖，引起水型和食物型的暴发流行。由于抗生素的广泛应用，志贺菌的多重耐药性问题日益严重。

（三）致病物质

志贺菌的致病物质主要是侵袭力和内毒素，有的菌株还可产生外毒素。

1. 侵袭力 志贺菌先黏附并侵入位于派伊尔淋巴结（Peyer's patch）的 M 细胞，然后通过Ⅲ型分泌系统向上皮细胞和巨噬细胞分泌 4 种蛋白，诱导细胞膜凹陷，导致细菌的内吞。志贺菌能溶解吞噬小泡，进入细胞质内生长繁殖。通过宿主细胞内肌动纤维的重排，推动细菌进入临近细胞，开始细胞到细胞的传播。这样，细菌避开了免疫的清除作用，并通过诱导细胞程序性死亡从吞噬中得以存活。在这一过程中，引起 IL-1β 的释放，吸引多形核白细胞到感染组织，破坏了肠壁完整性，细菌从而得以到达深层的上皮细胞，加速细菌的扩散。

2. 内毒素　志贺菌所有菌株都可产生内毒素。内毒素作用于肠黏膜，使其通透性增高，进一步促进对内毒素的吸收，引起发热、意识障碍，甚至中毒性休克等症状。内毒素破坏肠黏膜可导致炎症、溃疡，形成典型的黏液脓血便。内毒素还能作用于肠壁自主神经系统，使肠功能发生紊乱，肠蠕动失调和肠道痉挛。尤其是直肠括约肌痉挛最明显，因而出现腹痛和里急后重等症状。

3. 外毒素　又称为志贺毒素（Stx），不仅可由痢疾志贺菌 1 型、2 型（施密茨型）产生，还可由福氏志贺菌 2a 型产生。志贺毒素有肠毒性、细胞毒性和神经毒性，分别导致相应的临床症状。①肠毒性：具有类似大肠埃希菌、霍乱弧菌肠毒素的作用，可以解释疾病早期出现的水样腹泻。②细胞毒性：对人肝细胞、HeLa 细胞和 Vero 细胞均有毒性，其中以 HeLa 细胞最为敏感。③神经毒性：将其注射入家兔体内，48 小时即可引起动物麻痹，严重的痢疾志贺菌感染可引起中枢神经系统病变，并可能致命。

志贺毒素由位于染色体上的 StxA 和 StxB 基因编码，由 1 个 A 亚单位和 5 个 B 亚单位组成。B 亚单位与宿主细胞糖脂（Gb3）结合，导入细胞内的 A 亚单位可以作用于 60S 核糖体亚单位的 28S rRNA，阻止与氨酰 tRNA 的结合，导致蛋白质合成中断。毒素作用的基本表现是上皮细胞的损伤，少数患者可介导肾小球内皮细胞的损伤，导致溶血尿毒综合征。

二、流行病学

（一）传染源

包括急、慢性菌痢患者和带菌者。急性典型菌痢患者排菌量大，传染性强；非典型患者仅有轻度腹泻，往往诊断为肠炎，容易误诊。慢性菌痢病情迁延不愈，排菌时间长，可长期储存病原体。由于非典型患者、慢性菌痢患者及无症状带菌者发现和管理比较困难，在流行中起着不容忽视的作用。

（二）传播途径

本病主要经粪-口途径传播。志贺菌随患者粪便排出后，通过手、苍蝇、食物和水，经口感染。另外，还可通过生活接触传播，即接触患者或带菌者的生活用具而感染。

食物型与水型传播可引起暴发流行。食物型传播多发生于夏季，可因进食受污染的凉拌菜、冰棒、豆浆和肉汤等感染。水型暴发不受当地流行季节特点的限制，凡有构成粪便污染水源的条件（如降雨、化雪后）均可造成水型暴发。

（三）人群易感性

人群普遍易感。病后可获得一定的免疫力，但持续时间短，不同菌群及血清型间无交叉保护性免疫，可反复感染。年龄分布有 2 个高峰，第一个高峰为学龄前儿童，第二个高峰为青壮年。

（四）流行特征

菌痢主要集中发生在发展中国家，尤其是医疗条件差且水源不安全的地区。在志贺菌感染者中，约 70% 的患者和 60% 的死亡患者均为 5 岁以下儿童。

我国各地区菌痢发生率差异不大。终年散发，但有明显的季节性，一般从 5 月开始上升，8~9 月达高峰，10月以后逐渐下降。本病夏秋季发病率升高可能和降雨量大、苍蝇多，以及进食生冷瓜果食品的机会增加有关。

三、发病机制与病理解剖

（一）发病机制

志贺菌进入机体后的发展过程取决于细菌数量、致病力和人体抵抗力相互作用的结果。志贺菌进入消化道后，大部分被胃酸杀死，少数进入下消化道的细菌也可因正常菌群的拮抗作用、肠道分泌型 IgA 的阻断作用而不能致病。致病力强的志贺菌即使 10~100 个细菌进入人体也可引起发病，当人体抵抗力下降时，少量细菌也可致病。起病时常先有水样腹泻，然后出现痢疾样大便。志贺菌如何引起水样腹泻的机制尚不完全清楚。该菌在小肠和大肠中均可增殖，但在小肠内不引起侵袭性病变，所产生的肠毒素引起水样腹泻。由于不同的人或动物的肠上皮细胞上肠毒素受体数量不相同，所以人或动物感染等量细菌后，有的出现水样腹泻症状，有的则不出现。志贺菌侵袭结肠黏膜上皮细胞后，经基底膜进入固有层，并在其中繁殖、释放毒素，引起炎症反应和小血管循环障碍，炎性介质的释放使志贺菌进一步侵入并加重炎症反应，结果导致肠黏膜炎症、坏死及溃疡，但很少进入黏膜下层，一般不侵入血循环引起败血症。

中毒性菌痢主要见于儿童，各型志贺菌都有可能引起，发病机制尚不十分清楚，可能和机体产生强烈的过敏反应有关。志贺菌内毒素可作用于肾上腺髓质及兴奋交感神经系统释放肾上腺素、去甲肾上腺素等，使小动脉和小静脉发生痉挛性收缩。内毒素还可直接作用或通过刺激网状内皮系统，使组氨酸脱羧酶活性增加，或通过溶酶体释放，导致大量血管扩张物质释放，使血浆外渗，血液浓缩；还可使血小板聚集，释放血小板因子3，促进血管内凝血，加重微循环障碍。微血管痉挛、缺血和缺氧，导致 DIC、多器官功能衰竭和脑水肿。可迅速发生循环和呼吸衰竭，若抢救不及时，往往造成死亡。

（二）病理解剖

菌痢的肠道病变主要发生于大肠，以乙状结肠与直肠为主，严重者可以波及整个结肠及回肠末端。少数病例回肠部的损害可以较结肠明显，甚至直肠病变轻微或接近正常。

急性菌痢的典型病变过程为初期的急性卡他性炎，随后出现特征性假膜性炎和溃疡，最后愈合。肠黏膜的基本病理变化是弥漫性纤维蛋白渗出性炎症。早期黏液分泌亢进，黏膜充血、水肿，中性粒细胞和巨噬细胞浸润，可见点状出血。病变进一步发展，肠黏膜浅表坏死，表面有大量纤维素，与坏死组织、炎症细胞、红细胞及细菌一起形成特征性的假膜。假膜首先出现于黏膜皱襞的顶部，呈糠皮状，随着病变的扩大可融合成片。大约一周左右，假膜脱落，形成大小不等、形状不一的"地图状"溃疡，溃疡多浅表。病变趋向愈合时，缺损得以修复。轻症病例肠道仅见弥漫性充血水肿，肠腔内含有黏液血性渗出液。肠道严重感染可引起肠系膜淋巴结肿大，肝、肾等实质脏器损伤。

中毒性菌痢肠道病变轻微，多数仅见充血水肿，个别病例结肠有浅表溃疡，突出的病理改变为大脑及脑干水肿、神经细胞变性。部分病例肾上腺充血，肾上腺皮质萎缩。

慢性菌痢肠道病变此起彼伏，新旧病灶同时存在。由于组织的损伤修复反复进行，慢性溃疡边缘不规则，黏膜常过度增生而形成息肉。肠壁各层有慢性炎症细胞浸润和纤维组织增生，乃至瘢痕形成，从而使肠壁不规则增厚、变硬，严重的病例可致肠腔狭窄。

四、临床表现

潜伏期一般为 1~4 天，短者数小时，长者可达 7 天。菌痢患者潜伏期长短和临床症状的轻重主要取决于患者的年龄、抵抗力、感染细菌的数量、毒力及菌型等因素。所以任何一个菌型，均有轻、中、重型。但大量病例分析显示，痢疾志贺菌引起的症状较重，根据最近国内个别地区流行所见，发热、腹泻、脓血便持续时间较长，但大多预后良好。宋内痢疾症状较轻，非典型病例多，易被漏诊和误诊，以儿童病例较多。福氏菌痢介于两者之间，但排菌时间较长，易转为慢性。

根据病程长短和病情轻重可以分为下列各型。

（一）急性菌痢

根据毒血症及肠道症状轻重，可以分为 4 型。

1. 普通型（典型）　急起畏寒、高热，伴头痛、乏力、食欲减退，并出现腹痛、腹泻，多先为稀水样便，1~2 天后转为黏液脓血便，每日 10 余次至数十次，大便量少，有时纯为脓血便，此时里急后重明显。部分病例开始并无稀水样便，以脓血便开始。患者常伴肠鸣音亢进，左下腹压痛。自然病程为 1~2 周，多数可自行恢复，少数转为慢性。

2. 轻型（非典型）　全身毒血症状轻微，可无发热或仅低热。表现为急性腹泻，每日排便 10 次以内，稀便有黏液，可无脓血。有轻微腹痛及左下腹压痛，里急后重较轻或缺如。一周左右可自愈，少数转为慢性。

3. 重型　多见于老年、体弱及营养不良者，急起发热，腹泻每天 30 次以上，为稀水脓血便，偶尔排出片状假膜，甚至大便失禁，腹痛、里急后重明显。后期可出现严重腹胀及中毒性肠麻痹，常伴呕吐，严重失水可引起外周循环衰竭。部分病例表现为中毒性休克，体温不升，常有酸中毒和水、电解质平衡失调，少数患者可出现心、肾功能不全。由于肠道病变严重，偶见志贺菌侵入血循环，引起败血症。

4. 中毒性菌痢　以 2~7 岁儿童为多见，成人偶有发生。起病急骤，病势凶险，突起畏寒、高热，体温 39~41 ℃或更高，同时出现烦躁、谵妄、反复惊厥，继而出现面色苍白、四肢厥冷，迅速发生中毒性休克。惊厥持续时间较长者可导致昏迷，甚至呼吸衰竭。临床以严重毒血症状、休克和（或）中毒性脑病为主，而局部肠道症状很轻或缺如。开始时可无腹痛及腹泻症状，常于发病数小时后才出现痢疾样大便，部分病例肠道症状不明显，往往须经灌肠或肛拭子检查方得以确诊。按临床表现可分为以下三型。

（1）休克型（周围循环衰竭型）：较为常见，以感染性休克为主要表现。表现为面色苍白、四肢厥冷、皮肤花斑、发绀、心率快、脉细速甚至不能触及，血压逐渐下降甚至测不出，并可出现心、肾功能不全及意识障碍等。重型病例休克不易逆转，并发 DIC、肺水肿等，可致外周性呼吸衰竭或多脏器功能损害（MSOF），危及生命。

（2）脑型（呼吸衰竭型）：中枢神经系统症状为主要临床表现。由于脑血管痉挛，引起脑缺血、缺氧，导致脑水肿、颅内压增高，甚至脑疝。患者可出现剧烈头痛、频繁呕吐，典型呈喷射状呕吐；面色苍白、口唇发灰；血压可略升高，呼吸与脉搏可略减慢；伴嗜睡或烦躁等不同程度意识障碍。严重者可出现中枢性呼吸衰竭，表现为反复惊厥、血压下降、脉细速、呼吸节律不齐、深浅不均等；瞳孔不等大，可不等圆，或忽大忽小，对光反射迟钝或消失，肌张力增高，腱反射亢进，可出现病理反射；意识障碍明显加深，直至昏迷。此型较为严重，病死率高。

（3）混合型：此型兼有上两型的表现，病情最为凶险，病死率很高（90%以上）。该型实质上包括循环系统、呼吸系统及中枢神经系统等多脏器功能损害与衰竭。

（二）慢性菌痢

菌痢反复发作或迁延不愈达 2 个月以上者，即为慢性菌痢。菌痢慢性化可能是由于以下原因：①人体因素，患者抵抗力低下，如原有营养不良、胃肠道慢性疾病、肠道分泌性 IgA 减少导致的抵抗力下降或急性期未获得有效治疗。②细菌因素，如福氏志贺菌感染易发展为慢性，有些耐药性菌株感染也可引起慢性菌痢。根据临床表现可以分为 3 型。

1. 慢性迁延型　急性菌痢发作后，迁延不愈，时轻时重。长期出现腹痛、腹泻、稀黏液便或脓血便，或便秘与腹泻交替出现。常有左下腹压痛，可扪及增粗的乙状结肠，呈条索状。长期腹泻可导致营养不良、贫血、乏力等。大便常间歇排菌。

2. 急性发作型　有慢性菌痢史，间隔一段时间又出现急性菌痢的表现，但发热等全身毒血症状不明显。常因进食生冷食物或受凉、受累等因素诱发。

3. 慢性隐匿型　有急性菌痢史，无明显临床症状，但大便培养可检出志贺菌，结肠镜检可发现黏膜炎症或溃疡等病变。

慢性菌痢中以慢性迁延型最为多见，急性发作型次之，慢性隐匿型比较少见。

五、实验室检查

（一）一般检查

1. 血常规　急性菌痢白细胞总数可轻至中度增多，以中性粒细胞为主，可达（10~20）×10⁹/L。慢性患者可有贫血表现。

2. 粪便常规　粪便外观多为黏液脓血便，镜检可见白细胞（≥15 个/高倍视野）、脓细胞和少数红细胞，如有巨噬细胞则有助于诊断。

（二）病原学检查

1. 细菌培养　粪便培养出痢疾杆菌对诊断及指导治疗都有重要价值。在抗菌药物使用前采集新鲜标本，取脓血部分及时送检和早期多次送检均有助于提高细菌培养阳性率。采取标本时期也可影响阳性结果，发病第 1 日阳性率最高，可达 50%，第 6 日降至 35%，第 10 日为 14.8%。

2. 特异性核酸检测　采用核酸杂交或聚合酶链反应（PCR）可直接检查粪便中的痢疾杆菌核酸，灵敏度高、特异性强、快速简便、对标本要求低，是较有发展前途的方法，但目前临床较少使用。

（三）免疫学检查

采用免疫学方法检测抗原具有早期、快速的优点，对菌痢的早期诊断有一定帮助，但由于粪便中抗原成分复杂，易出现假阳性。荧光抗体染色技术为快速检查方法之一，较细胞培养灵敏。国内采用免疫荧光菌球法，方法简便，灵敏性及特异性均高，采样后 8 小时即可做出诊断，且细菌可继续培养并做药敏试验。

（四）其他检查

乙状结肠镜检查可见：急性期肠黏膜弥漫性充血、水肿，大量渗出，有浅表溃疡，有时有假膜形成；慢性期肠黏膜呈颗粒状，可见溃疡或息肉形成，自病变部位刮取分泌物做培养，可提高检出率。

另外，X 线钡剂检查在慢性期患者中可见肠道痉挛、动力改变、袋形消失、肠腔狭窄、肠黏膜增厚或呈节段状。

六、诊断

通常根据流行病学史，症状体征及实验室检查进行综合诊断，确诊依赖于病原学的检查。菌痢多发于夏、秋季，有不洁饮食或与菌痢患者接触史。急性期临床表现为发热、腹痛、腹泻、里急后重及黏液脓血便，左下腹有明显压痛。慢性菌痢患者则有急性痢疾史，超过 2 个月未愈。中毒性菌痢以儿童多见，有高热、惊厥、意识障碍及呼吸衰竭，起病时胃肠道症状轻微，甚至无腹痛、腹泻，常须盐水灌肠或肛拭子行粪便检查方可诊断。粪便镜检有大量白细胞、脓细胞及红细胞即可诊断。确诊有赖于粪便培养出痢疾杆菌。

七、鉴别诊断

菌痢应与多种腹泻性疾病相鉴别，中毒性菌痢则应与夏、秋季急性中枢神经系统感染或其他病因所致的感染性休克相鉴别。

（一）急性菌痢

与下列疾病相鉴别。

1. 急性阿米巴痢疾　鉴别要点参见表 5-2。

表 5-2　细菌性痢疾与急性阿米巴痢疾的鉴别

鉴别要点	细菌性痢疾	急性阿米巴痢疾
病原体	志贺菌	溶组织内阿米巴滋养体
流行病学	散发性，可流行	散发性
潜伏期	数小时至 7 天	数周至数月
临床表现	多有发热及毒血症状，腹痛重，有里急后重，腹泻每日十多次或数十次，多为左下腹压痛	多不发热，少有毒血症状，腹痛轻，无里急后重，腹泻每日数次，多为右下腹压痛
粪便检查	便量少，黏液脓血便，镜检有大量白细胞及红细胞，可见吞噬细胞。粪便培养有志贺菌生长	便量多，暗红色果酱样便，腥臭味浓，镜检白细胞少，红细胞多，有夏科-莱登晶体。可找到溶组织内阿米巴滋养体
血白细胞	总数及中性粒细胞明显增多	早期略增多
结肠镜检查	肠黏膜弥漫性充血、水肿及浅表溃疡，病变以直肠、乙状结肠为主	肠黏膜大多正常，其中有散在深切溃疡，其周围有红晕，病变主要在盲肠、升结肠，其次为乙状结肠和直肠

2. 其他细菌性肠道感染

（1）空肠弯曲菌肠炎：有发热、腹痛、腹泻或有脓血黏液便。少数人可有家禽或家畜接触史，依靠临床表现和粪便镜检常难鉴别。须采用特殊培养基在微需氧环境中分离病菌。

（2）侵袭性大肠埃希菌（EIEC）感染：本病发病季节与临床症状极似菌痢，也表现为发热、腹泻、脓血便，重者类似中毒性菌痢的表现。鉴别须依据粪便培养出致病菌。

3. 细菌性胃肠型食物中毒　因进食被沙门菌、金黄色葡萄球菌、副溶血弧菌、大肠埃希菌等病原菌或它们产生的毒素污染的食物引起。确诊有赖于从可疑食物及患者呕吐物、粪便中检出同一细菌或毒素。

4. 急性肠套叠　多见于小儿。婴儿肠套叠早期无发热，因腹痛而阵阵啼哭，发病数小时后可排出血便，镜检以红细胞为主，腹部可扪及包块。

5. 急性出血坏死性小肠炎　多见于青少年。有发热、腹痛、腹泻及血便，常有全腹压痛及严重腹胀。毒血症严重，短期内出现休克。大便镜检以红细胞为主。大便培养无志贺菌生长。

（二）中毒性菌痢

1. 休克型　其他细菌亦可引起感染性休克须与本型鉴别，例如金葡菌败血症或革兰阴性杆菌败血症引起的休克，患者常有原发病灶如疖痈等，或胆囊、泌尿道感染。血及大便培养检出不同致病菌有助于鉴别。

2. 脑型

（1）流行性乙型脑炎（简称乙脑）：也多发于夏、秋季，且有高热、惊厥、昏迷等症状。乙脑起病后病情发展略缓，循环衰竭少见，意识障碍及脑膜刺激征明显，脑脊液可有蛋白及白细胞增高，乙脑病毒特异性 IgM 阳性可资鉴别。

（2）流行性脑脊髓膜炎（简称流脑）：流脑多发于冬末、春初，多可见皮肤黏膜瘀点、瘀斑，且常有头痛、颈项强直等中枢神经系统感染症状。

（三）慢性菌痢

慢性菌痢须与下列疾病相鉴别，确诊依赖于特异性病原学检查、病理和结肠镜检。

1. 直肠癌与结肠癌　直肠癌或结肠癌常合并有肠道感染，当有继发感染时可出现腹泻和脓血便。所以凡是遇到慢性腹泻患者，不论何种年龄，都应该常规肛门指检和乙状结肠镜检查，对疑有高位肿瘤应行钡剂 X 线检查或纤维结肠镜检查。

2. 血吸虫病　可有腹泻与脓血便。有流行区疫水接触史，常伴肝大及血中嗜酸性粒细胞增多，粪便孵化与直肠黏膜活检压片可获得阳性结果。

3. 非特异性溃疡性结肠炎　病程长，有脓血便或伴发热，乙状结肠镜检查肠黏膜充血、水肿及溃疡形成，黏膜松脆易出血。常伴有其他自身免疫性疾病表现，抗菌痢治疗无效。

八、治疗

（一）急性菌痢

1. 一般治疗　消化道隔离至临床症状消失，大便培养连续 2 次阴性。毒血症状重者必须卧床休息。饮食以流食为主，忌食生冷、油腻及刺激性食物。

2. 抗菌治疗　轻型菌痢患者在充分休息、对症处理和医学观察的条件下可不用抗菌药物，严重病例则须应用抗生素，因其既可缩短病程，又可减少带菌时间。志贺菌对多种抗生素的耐药性逐年增强，并呈多重耐药性。因此，应根据当地流行菌株药敏试验或大便培养的结果进行选择，并且在一定地区内应注意轮换用药。抗生素治疗的疗程一般为 3~5 天。

常用药物包括以下几种：

（1）喹诺酮类药物：抗菌谱广，口服吸收好，副作用小，耐药菌株相对较少，可作为首选药物。首选环丙沙星，其他喹诺酮类也可酌情选用。不能口服者也可静脉滴注。因动物试验显示此类药物可影响骨骺发育，故有学者认为儿童、孕妇及哺乳期妇女如非必要不宜使用，而世界卫生组织（WHO）认为其对儿童关节破坏的风险性非常小，其风险与治疗价值相比，更是微乎其微。

（2）其他：匹美西林和头孢曲松可应用于任何年龄组，同时对多重耐药菌株有效。阿奇霉素也可用于成人治疗。

世界卫生组织（WHO）推荐菌痢抗菌治疗方案见表5-3。

表5-3 抗生素治疗菌痢一览表

抗生素名称	用法及用量	
	儿童	成人
一线用药		
环丙沙星	每次 15 mg/kg	每次 500 mg
	每日 2 次，疗程 3 天，口服给药	
二线用药		
匹美西林	每次 20 mg/kg	每次 400 mg
	每日 4 次，疗程 5 天，口服给药	
头孢曲松	每次 50~100 mg/kg	每次 50~100 mg/kg
	每日 1 次肌注，疗程 2~5 天	
阿奇霉素	每次 6~20 mg/kg	每次 1~1.5 g
	每日 1 次，疗程 1~5 天，口服给药	

二线用药，只有在志贺菌菌株对环丙沙星耐药时才考虑应用。给予有效抗菌治疗48小时内许多症状会得到改善，包括便次减少，便血、发热症状减轻，食欲好转。48小时无以上改善，则提示可能对此抗生素耐药。

（3）小檗碱（黄连素）：因其有减少肠道分泌的作用，故在使用抗生素时可同时使用，0.1~0.3 g/次，每日 3 次，7 天为一疗程。

3. 对症治疗　只要有水和电解质丢失，无论有无脱水表现，均应口服补液，只有对严重脱水者，才可考虑先静脉补液，然后尽快改为口服补液。可采用世界卫生组织推荐的口服补液盐溶液（ORS）。高热可物理降温为主，必要时适当使用退热药；毒血症状严重者，可以给予小剂量肾上腺皮质激素。腹痛剧烈者可用颠茄片或阿托品。

（二）中毒性菌痢

应采取综合急救措施，力争早期治疗。

1. 对症治疗

（1）降温止惊：高热应给予物理降温，必要时给予退热药；高热伴烦躁、惊厥者，可采用亚冬眠疗法。

（2）休克型：①迅速扩充血容量纠正酸中毒，快速给予葡萄糖盐水、5%碳酸氢钠及低分子右旋糖酐等液体，补液量及成分视脱水情况而定，休克好转后则继续静脉输液维持。②改善微循环障碍，可予山莨菪碱（654-2）、酚妥拉明、多巴胺等药物，以改善重要脏器血流灌注。③保护重要脏器功能，主要是心、脑、肾等重要脏器的功能。④其他，可使用肾上腺皮质激素，有早期 DIC 表现者可给予肝素抗凝等治疗。

（3）脑水肿型：可给予20%甘露醇每次 1~2 g/kg 快速静脉滴注，每 4~6 小时注射一次，以减轻脑水肿。应用血管活性药物以改善脑部微循环，同时给予肾上腺皮质激素有助于改善病情。防止呼吸衰竭须保持呼吸道通畅、吸氧，如出现呼吸衰竭可使用洛贝林等药物，必要时可应用人工呼吸机。

2. 抗菌治疗 药物选择基本与急性菌痢相同，但应先采用静脉给药，可采用环丙沙星、左旋氧氟沙星等喹诺酮类或三代头孢菌素类抗生素。病情好转后改为口服，剂量和疗程同急性菌痢。

（三）慢性菌痢

由于慢性菌痢病因复杂，可采用全身与局部治疗相结合的原则。

1. 一般治疗 注意生活规律，进食易消化、吸收的食物，忌食生冷、油腻及刺激性食物，积极治疗可能并存的慢性消化道疾病或肠道寄生虫病。

2. 病原治疗 根据病原菌药敏结果选用有效抗菌药物，通常联用 2 种不同类型药物，疗程须适当延长，必要时可予多个疗程治疗。也可药物保留灌肠，选用 0.3% 小檗碱液、5% 大蒜素液或 2% 磺胺嘧啶银悬液等灌肠液 1 种，每次 100~200 mL，每晚 1 次，10~14 天为一疗程，灌肠液中添加小剂量肾上腺皮质激素可提高疗效。

3. 免疫治疗 应用自身菌苗或混合菌苗，隔日皮下注射 1 次，剂量自每日 0.25 mL 开始，逐渐增至 2.5 mL，20 天为一疗程。菌苗注入后可引起全身反应，并导致局部充血，促进局部血流，增强白细胞吞噬作用，也可使抗生素易于进入病变部位而发挥效能。

4. 调整肠道菌群 慢性菌痢由于长期使用抗菌药物，常有菌群失调。大肠埃希菌减少时可给予乳糖及维生素 C，肠球菌减少者可给叶酸。此外，可采用微生态制剂，如乳酸杆菌或双歧杆菌制剂治疗。

5. 对症治疗 有肠道功能紊乱者可采用镇静或解痉药物。

九、预防

采用以切断传播途径为主的综合预防措施，同时做好传染源的管理。

（一）管理传染源

急、慢性患者和带菌者应隔离或定期进行访视管理，并给予彻底治疗，隔日 1 次大便培养，连续 2 次阴性才可解除隔离。从事饮食业、保育及水厂工作的人员，必须定期进行大便培养，更须做较长期的追查，必要时暂调离工作岗位。

（二）切断传播途径

养成良好的卫生习惯，特别注意饮食和饮水卫生。抓好"三管一灭"，即饮水、饮食、粪便的管理，消灭苍蝇。

（三）保护易感人群

近年主要采用口服活菌苗，一般采用三种菌苗：自然无毒株；有毒或无毒痢疾杆菌与大肠埃希菌杂交的菌株；变异菌株。目前国内主要采用变异菌株，如 F2a 型依链株。活菌苗对同型志贺菌保护率约为 80%，而对其他型别菌痢的流行可能无保护作用。

（李修红）

第五节　淋病

淋病是淋病奈瑟菌（淋球菌）感染黏膜表面引起的炎症。我国目前流行的各种性传播疾病以淋病占首位。

一、病因

淋球菌是一种革兰染色阴性双球菌，无鞭毛，不形成芽孢。急性期多在白细胞内，慢性期则在白细胞外。本菌不耐干热和寒冷，干燥环境 1~2 小时死亡，在 55 ℃下 5 分钟即死亡，附着衣裤和被褥上则能生存 18~24 小时，一般消毒剂易将其杀死。此菌具有高度自溶特性，离开人体环境即迅速死亡。

二、诊断要点

（一）流行病学

常有不洁性交史。新生儿淋球菌感染常经母体产道而传染。青壮年好发。潜伏期 2~19 天，平均 3~5 天。

（二）临床表现

1. 男性淋病

（1）泌尿道感染：①尿道脓性分泌物。②尿痛、尿频、尿急。③尿道口红肿，包皮龟头炎，痛性勃起，腹股沟淋巴结红肿、疼痛甚至化脓。④急性症状 1 周后减轻，1 个月后可基本消失。尿道口尚可有黏液。⑤少数（<5%）男性尿道淋病患者无症状。

（2）肛门直肠感染：由同性恋行为导致。①肛门黏液脓性分泌物。②肛门瘙痒、疼痛、流血和里急后重感。③可并发肛周和坐骨直肠脓肿、肛瘘。④直肠镜检可见直肠或肛门黏膜弥漫性红肿。⑤2/3 无感染症状。⑥需排除溃疡性结肠炎，节段性回肠炎，缺血性、放射性或药物性结肠炎，阿米巴直肠炎，贾第鞭毛虫病和性病性淋巴肉芽肿。

（3）口咽部感染：①咽痛或耳部牵涉痛。②体检见轻度咽炎和扁桃体炎，有时见扁桃体上脓性分泌物。③无症状者更常见（约占 80%）。

（4）局部并发症：只在极少数患者发生。①系带旁腺（tyson 腺）炎和脓肿：少见(<1%)，系带的一侧或两侧疼痛性肿胀，脓液通过腺管排出。②尿道旁腺炎和脓肿：少见，尿道的一侧或两侧疼痛性肿胀，脓液通过腺管排出。③尿道周围蜂窝织炎和脓肿：罕见，脓肿侧疼痛、肿胀，破裂产生瘘管。体检可扪及有触痛的波动性肿块。常见于舟状窝和球部。④尿道狭窄：少见，因尿道周围蜂窝织炎、脓肿或瘘管形成而致尿道狭窄。出现尿路梗死（排尿无力、困难、淋漓不尽）和尿频、尿滞留等症状。⑤尿道球腺（cowper 腺）炎和脓肿：少见，会阴部跳痛、排便痛、急性尿潴留，直肠指检扪及有触痛的肿块。⑥附睾炎：一侧阴囊红肿，附睾增大触痛。⑦前列腺炎和精囊炎：急性淋菌性前列腺炎和精囊炎罕见。出现耻骨上部痛、血尿、急性尿潴留及全身症状。直肠指检前列腺肿大，有脓肿时触痛及肿大明显。慢性前列腺炎仅有会阴部不适等症状，前列腺按摩液含大量脓细胞。

2. 女性淋病　最常受累的部位为子宫颈内膜（80%~90%），其次为尿道（80%）、直肠（40%）及咽部（10%~20%）。

（1）宫颈内膜炎：①阴道分泌物增多，或呈脓性，或有异味。②阴道异常出血；下腹痛。③体检宫颈红肿，宫颈管口有脓性分泌物。④无症状感染常见（约50%）。

（2）尿道炎：①尿痛，尿急，尿频，排尿困难。②体检尿道口红肿，挤压尿道口有脓性分泌物。③无症状感染常见（约50%）。

（3）直肠和口咽感染：症状与男性相似。女性也可由于生殖道分泌物接种于肛门直肠黏膜而致直肠感染。

（4）局部并发症

1）尿道旁腺炎和脓肿。

2）前庭大腺炎：①多累及单侧。②腺管周围有红肿、脓液渗出。③腺管阻塞可引起前庭大腺脓肿。

3）盆腔炎：包括子宫内膜炎、输卵管炎、输卵管卵巢脓肿和盆腔腹膜炎。①下腹疼痛，阴道分泌物异常，性交痛，阴道异常出血。②全身症状有发热、寒战、头痛、恶心、呕吐。③体检下腹及附件触痛，反跳痛（有盆腔腹膜炎时），子宫颈举痛。④远期并发症有不育和异位妊娠。

3. 男女性播散性淋球菌感染（DGI）

（1）本病罕见（<1%），常见于女性和同性恋男性，原发感染常无症状又未经治疗。

（2）皮肤损害：包括出血性损害（紫癜）和红斑基础上的丘疱疹损害。

（3）脑膜炎、心内膜炎和心包炎。

（4）肝周炎和肝炎。

（5）脓毒性关节炎。

4. 淋菌性眼结膜炎　成人很少发生，为化脓性眼结膜炎，若不治疗，可引起角膜炎和全眼球炎而致失明。

5. 婴儿和青春期前儿童的淋病

（1）新生儿淋菌性眼炎：①生后48小时至1周内发生。②眼睑水肿、发红，有脓性分泌物。③可发生角膜炎、角膜穿孔、失明。

（2）急性外阴阴道炎：①外阴发红、水肿。②阴道黄绿色分泌物。③尿痛、尿频等。

（三）实验室检查

1. 泌尿生殖道标本涂片，革兰染色镜检　见到脓细胞内有革兰阴性双球菌为阳性。对急性期男性患者有诊断价值，不推荐用于诊断女性淋病和口咽部淋病。

2. 淋球菌培养及药敏试验　淋球菌培养是淋病的确诊试验，药敏试验可以协助临床药物治疗，也有助于监测淋球菌耐药的流行情况。

3. 抗原检测方法　已有免疫荧光及酶联免疫技术诊断淋病，但敏感性和特异性都较差。

4. 聚合酶链反应（PCR）和连接酶链反应（LCR）　敏感性和特异性都较高，尚未广泛用于临床诊断。

三、治疗

（一）一般治疗原则

1. 早期诊断，及时治疗。

2. 用药足量、规则，保证血浆及组织中的药物浓度达到有效的杀菌水平。

3. 疗后进行随访及判愈，一般是治疗结束后 1 周左右随访，做培养检查。

4. 须同时治疗性伴。

（二）推荐方案

目前我国的淋病治疗推荐方案如下：

1. 无并发症肛门、生殖器感染（尿道炎、宫颈炎、直肠炎）　头孢曲松 250 mg，单剂肌内注射；或大观霉素 2 g（女性用 4 g），单剂肌内注射；或氧氟沙星 400 mg，顿服；或环丙沙星 500 mg，顿服；或头孢噻肟 1 g，单剂肌内注射。

2. 淋球菌眼炎　①成人：头孢曲松 1 g，肌内注射，每日 1 次，连续 7 天；或大观霉素 2 g，肌内注射，每日 1 次，连续 7 天。②新生儿：头孢曲松 25~50 mg/kg，肌内注射或静脉注射，每日 1 次，连续 7 天。③局部处理：灭菌生理盐水仔细冲洗患眼，每 1 小时冲洗 1 次，直至无分泌物，也可用 0.5% 红霉素眼膏或 1% 硝酸银眼液点眼。

3. 有并发症淋病（淋菌性输卵管炎、附睾炎）　头孢曲松 250~500 mg，肌内注射，每日 1 次，连续 10 天；或大观霉素 2 g，肌内注射，每日 1 次，连续 10 天；或氧氟沙星 300 mg，口服，每日 2 次，连续 10 天。

注：对输卵管炎尚需加用：甲硝唑 400 mg，口服，每日 2 次，连续 10 天；多西环素 100 mg，口服，每日 2 次，连续 10 天。

4. 播散性淋球菌性感染　头孢曲松 1 g，肌内注射或静脉注射，每 24 小时 1 次，连续 10 天以上；或大观霉素 2 g，肌内注射，每日 2 次，连续 10 天以上。脑膜炎疗程 2 周。心内膜炎疗程 4 周。

5. 儿童淋球菌感染　头孢曲松 125 mg，单剂肌内注射；或大观霉素 40 mg/kg，单剂肌内注射，最大剂量不超过 2 g。

6. 妊娠期淋球菌感染　头孢曲松 250 mg，单剂肌内注射；或大观霉素 4 g，单剂肌内注射。

注：氧氟沙星、环丙沙星等喹诺酮类药物禁用于妊娠期、哺乳期及 17 岁以下青少年。

在药物治疗的同时，还要注意：①嘱患者在未治愈前避免性行为；禁酒，不吃辛辣食物，多饮水。②家庭中做好必要的隔离，浴巾、脸盆、浴缸、便器等分开使用，或用后消毒。③让患者的配偶和性伴到医院做检查和治疗。④告诉患者什么是安全性行为，什么是危险性行为，怎样避免危险性行为。⑤向患者宣传使用避孕套可预防性病及告诉使用方法。

（三）有关淋病治疗中的问题

1. 淋病治疗药物

（1）青霉素类药物：在我国，淋球菌对青霉素的耐药率已达 72.4%，其中产青霉素酶淋球菌（PPNG）占 8.55%。已不推荐单用青霉素、氨苄西林或阿莫西林治疗淋病。氨苄西林或阿莫西林加青霉素酶抑制剂的复合制剂对 PPNC 感染有效。这类药物有：优立新（氨苄西林+舒巴坦）1.5 g，1 次肌内注射。奥格门汀（阿莫西林 250 mg+克拉维酸钾 125 mg）6 片，1 次口服，加丙磺舒 1 g，口服。

（2）头孢菌素类药物：对淋球菌高度敏感，血浆半衰期长，不良反应小。淋球菌对头孢曲松的耐药率为 0.57%。头孢曲松 125 mg 单剂量肌内注射，治疗无并发症淋病，治愈率达 99.1%。头孢克肟 400 mg 顿服，对无并发症淋病的治愈率为 97.1%，后者为北美国家推荐的抗淋病用药，优点是口服方便。其他可用于淋病治疗的第三代头孢菌素类药物包括头孢呋辛（西力欣）1.5 g，1 次肌内注射。头孢呋辛酯（新菌灵）1 g，1 次口服。

（3）氟喹诺酮类药物：通过抑制 DNA 回旋酶而起抗菌作用。对环丙沙星耐药的淋球菌已占31.78%。尽管目前仍推荐使用环丙沙星及氧氟沙星治疗淋病，但临床治疗失败不在少数，因此，在使用这类药物时需加强对患者的随访。

（4）大观霉素：对大观霉素耐药的淋球菌只占 0.46%，仍是目前较为理想的淋病治疗药物。可用于妊娠期和儿童患者。对咽部淋病无效。

（5）阿奇霉素：研究证明阿奇霉素 1~2 g 顿服治疗无并发症淋病有效。阿奇霉素 2 g 顿服治疗无并发症淋病，治愈率为 98.9%。

2. 淋病并发沙眼衣原体感染的问题　有 20%~30% 的淋病患者并发沙眼衣原体感染，然而，沙眼衣原体的检测较为困难，需要特殊试剂或较高的检测条件，漏诊漏治会继续传染他人，或发生后遗症。因此，目前推荐对所有淋病患者均常规采用抗淋球菌和抗沙眼衣原体的双重疗法。

3. 有并发症的淋球菌感染　对于出现并发症的淋球菌感染，包括男性附睾炎及女性盆腔炎，药物疗程需延长。由于这些疾病可能为多病因性，需要联合用药。对于附睾炎，除了予抗淋病治疗外，还应予抗沙眼衣原体的治疗。对于盆腔炎，则推荐抗淋病、抗沙眼衣原体和抗厌氧菌三类药物的联合治疗。

4. 对于怀疑播散性淋球菌感染和淋菌性眼炎的患者　因病情凶险，应该在明确诊断的基础上积极而及时地治疗。播散性淋球菌感染患者应住院作最初的治疗，尤其对那些可能不遵嘱治疗、诊断不明、有滑膜脓性渗出或有其他并发症者。脑膜炎的疗程应持续 2 周，心内膜炎的疗程至少 4 周。

四、随访

在治疗后的 2 周内，自觉症状消失，体检无异常发现，可以认为已临床痊愈。必要时可从尿道取标本作革兰染色或淋球菌培养以进一步证实。

五、预防

1. 避免非婚性接触。提倡在性接触时使用避孕套，能起到防止性病传染的作用。

2. 患者用过的物品应予消毒。淋球菌离开人体后非常脆弱，干燥环境中 1~2 小时死亡。煮沸、日光暴晒、市售的含漂白粉和碘附的消毒剂都有很好的杀菌作用。

3. 避免在公共场所传染。宜使用蹲式便器。如果是坐式马桶，使用前先擦干净，再垫上纸。

4. 执行新生儿硝酸银溶液或其他抗生素液滴眼的制度，防止新生儿淋菌性眼炎。

六、淋病迁延不愈的原因和处理

少数淋病患者经治疗后，仍有程度不等的泌尿生殖道症状，如尿道刺痛、不适，尿道口少量分泌物，或伴下腹痛、腰痛、会阴部坠胀感等。在这种情况下，应详细询问病史，包括治疗史、性行为史，做认真的体格检查，进行淋球菌培养及其他化验检查。可能的原因如下：

1. 治疗药物选择不当，淋球菌对之耐药　淋球菌除对青霉素类和四环素类药物耐药外，还有少数对大观霉素和氟喹诺酮类药物耐药，应引起注意。此时复查淋球菌仍为阳性。可换用淋球菌不常发生耐药的药物，如头孢曲松，或联合使用大观霉素 4 g 加头孢呋辛 1.5 g 肌内注射，加丙磺舒 1 g 口服。

2. 再感染，性伴未经治疗，应同时治疗性伴。

3. 患者未按医嘱用药。

4. 非特异性尿道炎和前列腺炎也有可能发生：这些患者淋球菌检查往往阴性。部分患者尿道中可查及其他细菌，如金黄色葡萄球菌、表皮葡萄球菌及大肠杆菌等。部分患者前列腺按摩液中有脓细胞。可能是淋病使局部抵抗力下降，一些细菌乘机侵入，引起炎症。治疗宜选用对大多数细菌有效的药物，或根据药敏试验选择药物，并适当延长疗程。

5. 并发沙眼衣原体或支原体感染，可使用四环素类或呋喹诺酮类药物治疗。

6. 尿道黏膜炎症性损害如水肿、增生尚未恢复，或局部神经末梢受牵拉，而发生尿道不适，可予对症治疗，随访观察。

（李　靖）

第六节　破伤风

一、概述

尽管注射破伤风疫苗可完全预防破伤风的发生，但在发展中国家仍有发病，在发达国家也时有发生。在发展中国家破伤风是一种地方性疾病。

静脉吸毒患者，是破伤风的易感人群。破伤风多发生在气候温暖的地区和夏季，多是由于污染伤口数量增多所致。破伤风不会在人与人之间传播。

1. **破伤风杆菌和破伤风痉挛毒素**　破伤风的临床症状是由于破伤风杆菌释放的神经毒素以及痉挛毒素引起。破伤风杆菌是一种细长的、可游动的、无包膜的革兰阳性厌氧杆菌，可以形成芽孢存在于自然界中。破伤风芽孢广泛分布于土壤中，尤其是在被人或者动物的排泄物污染的土壤中更为常见。破伤风可以芽孢的形式存活数年，但当它们进入诸如失活组织等合适的厌氧环境中可立即开始生长繁殖。其他细菌混合感染可加速破伤风芽孢生长繁殖并释放神经毒素。

2. **病理生理**　破伤风痉挛毒素可以沿外周运动神经跨突触或者经血源性或者淋巴侵及中枢神经系统。痉挛毒素可以结合到突触前的抑制性神经元，抑制肌肉神经终板上乙酰胆碱的释放，抑制性神经元功能失活，下运动神经元持续发放神经冲动，导致肌张力增加，由此产生肌肉的强直和痉挛。一旦破伤风痉挛毒素与神经组织结合，抗毒素就无法中和毒素。痉挛毒素还可和脑神经节结合导致强直性痉挛症状。常见自主神经功能紊乱症状，主要表现为出汗、血压波动、心动过速、心律失常以及儿茶酚胺分泌增多。

二、临床特征

破伤风感染可发生于出生第一个月的新生儿（不洁分娩），三分之一的病例发生在有污染伤口的成人。破伤风全身性发作是成人最为常见的临床表现。局部破伤风以及更为少见的脑破伤风主要表现为感染伤口临近的局部肌肉的痉挛，局部以及脑破伤风可进展为全身性破伤风。破伤风是一个排除性诊断，如果疾病早期不考虑到破伤风的诊断，就会丧失早期治疗的时机。

1. **破伤风杆菌**　破伤风杆菌感染的伤口没有特异性表现。伤口感染破伤风杆菌的高危因素包括被污物、粪便、泥土或者唾液污染的伤口、穿刺伤、碾压伤、烧伤、褥疮溃疡或者冻疮伤口。据报道破伤风感染可发生于择期或急诊外科手术，尤其是胃肠道手术。产后子宫也可发生破伤风感染，因此在没有破伤风预防接种的剖腹产术后出现腹部痉挛性疼痛或者腹壁强直的患者，应该考虑到破伤风感染的可能。破伤风杆菌可能潜伏于耳内（慢性中耳炎）以及有脑破伤风发病倾向患者的头部伤口中。

2. 症状及体征 破伤风可在穿刺伤等创伤后 1~54 天发病，但是在大多数情况下潜伏期短于 14 天。受伤部位离神经中枢越远潜伏期越长。全身乏力以及肌肉僵直是最常见的初始症状，牙关紧闭是最常见的主诉。

发病后 1~7 天，症状持续进展，出现严重的全身性反射性痉挛。角弓反张、腹部肌肉强直和被称之为"苦笑面容"的面部表情是破伤风的典型表现。全身性痉挛发作可以被微小的干扰如气流、噪音甚至床的抖动所诱发。发作间隙患者神志清楚，感觉正常。累及呼吸肌可导致通气不足。患者出现自主神经功能紊乱，可导致心动过速、低血压、发热、出汗等，而且很难控制。

破伤风严重程度评分可预测患者预后。极度的心动过速、高血压、高龄、潜伏期短和有基础疾病的患者预后不佳。

破伤风的并发症包括肺部感染、静脉血栓形成、肺栓塞、严重持续的肌肉痉挛导致的长骨和脊柱骨折。自主神经功能紊乱如血压变异度大、心律失常、心率变异度大、高血糖、高热的患者和需要抗凝治疗的患者预后较差。

研究显示潜伏期短的患者和伤口污染严重的患者预后不佳。而没有明确的感染灶的患者预后较好。

3. 实验室检查 怀疑破伤风感染的伤口应采集标本进行厌氧菌培养寻找破伤风杆菌。但破伤风杆菌培养很少得到病原学的阳性证据，明确诊断通常是根据检测到破伤风毒素的抗体并排除其他疾病。

三、诊断要点

（1）全身无力或者强直，可以伴有牙关紧闭以及严重的抽搐。

（2）角弓反张以及腹部强直。

（3）可出现呼吸衰竭，心动过速，高血压，发热以及出汗。

四、鉴别诊断

破伤风应与表 5-4 所列的一些不常在 ICU 遇到的少见疾病相鉴别。

表 5-4 破伤风的鉴别诊断

脑膜脑炎（病毒、细菌）	扁桃体炎
吩噻嗪药物过量	番木鳖子中毒
扁桃体周围脓肿	白喉
高血钙抽搐	狂犬病
咽后脓肿	腮腺炎
腹膜后出血	恶性高热
牙槽脓肿	旋毛虫病
癫痫	败血症性脊椎炎
下颌骨骨折	下颌骨骨髓炎
阿片类药物的戒断症状	

五、治疗

1. 破伤风免疫球蛋白　破伤风患者应尽早进行破伤风免疫球蛋白注射以中和未结合的毒素。治疗延迟可导致预后不佳。破伤风免疫球蛋白治疗的最佳剂量尚不明确，但应立即给予 3 000~6 000 单位破伤风免疫球蛋白肌内注射，建议在感染伤口周围给予破伤风免疫球蛋白封闭注射。

2. 支持治疗　甲硝唑可用于治疗破伤风。更重要的是，伤口应仔细清创。如果伤口存在感染，致病菌不停地产生破伤风毒素，即使在 3~4 周后也必须反复地采用破伤风免疫球蛋白进行被动免疫，抗生素治疗并不能杀灭芽孢。

除了极轻型的病例，所有的患者均应气管切开长期机械通气。积极纠正和治疗血流动力学紊乱及其导致的器官功能损害。

肌肉收缩引起的疼痛可使用镇痛药物。苯二氮䓬类尤其是安定可有效地缓解肌肉痉挛。肌痉挛发作控制不佳可能导致长骨和脊柱骨折等并发症。苯二氮䓬类药物不能预防反射性痉挛，但在有效的呼吸支持下可以使用神经肌肉阻断剂。

应给予积极的营养支持，防治褥疮，防止肌肉挛缩。应考虑给予皮下注射肝素抗凝治疗，尤其是有高危肺栓塞风险的静脉药物成瘾者和老年患者。患者常发生便秘，清洁灌肠常有效。腹胀可放置肛管引流。当破伤风患者出现高热时应考虑院内感染发生的可能。

3. 免疫治疗　感染过破伤风的患者并不能对破伤风产生免疫力。破伤风痉挛毒素是一种能逃脱免疫系统监视的微小蛋白结构，破伤风患者并不会因感染破伤风产生自身保护性抗体而获得免疫力。采用破伤风类毒素进行主动免疫是有效的免疫治疗方法，应对所有恢复期的患者进行主动免疫（通常是在感染几个星期之后）。

破伤风患者的治疗仍存在许多问题，尤其是心血管并发症方面的治疗和肌肉强直、痉挛的控制。目前关于破伤风患者心血管系统症状的治疗措施的依据大多来源于病例报告。

报道显示可乐定可用于严重破伤风患者以控制过强的交感活性。有报道显示 β 受体阻滞剂艾司洛尔用于控制破伤风患者的自主神经功能紊乱。对 β 受体阻滞剂和小剂量神经节阻断剂无效的严重破伤风患者采用布比卡因进行连续硬膜外阻滞，可完全阻断自主神经系统的交感和副交感活性，抑制心血管系统过强反应导致的血流动力学不稳定。

破伤风患者治疗的另一个问题就是在没有镇静和机械通气的情况下如何控制严重的痉挛。鞘内注射巴氯芬和静脉注射硫酸镁常用于破伤风痉挛的控制。采用有效的控制痉挛的治疗措施，希望能够避免患者肌肉萎缩，保留自主呼吸并控制痉挛发作，可使用丙泊酚进行镇静治疗。

六、预防

1. 正确处理伤口　一般小的伤口，可先用自来水或井水将伤口外面的泥、灰冲洗干净。有条件时，可在伤口涂上碘酒等消毒药水，伤口盖上洁布，轻轻包扎再到医院进一步治疗。对于一些大的伤口，可先用干净的布压住伤口，迅速去医院治疗。

2. 清创　通过无菌术清创，并去除缺血坏死和已被污染的组织异物，以及有效止血和缝合伤口等。可使伤口或者创面形成有氧无菌环境，杜绝破伤风杆菌侵入与繁殖，对大面积烧伤、冻伤、复杂创伤及动物咬伤者尤为重要。

3. 推广科学方法接生　结扎断脐时严密消毒，是预防新生儿破伤风的重要措施。

4. 预防破伤风感染 经验性使用对厌氧菌尤其是对破伤风杆菌有效的抗菌药，伤口污染严重或伤口较深者，可有效控制破伤风杆菌的繁殖。

5. 免疫接种 这是最重要的预防措施。主动免疫：注射破伤风抗毒素可使机体产生破伤风抗毒素，预防破伤风发病。被动免疫：受伤后 24 小时内注射破伤风抗毒素或破伤风免疫球蛋白，对抗破伤风毒素，安全有效。

（李　靖）

第七节　霍乱

霍乱（cholera）是由霍乱弧菌所引起的烈性肠道传染病，以剧烈的腹泻和呕吐、脱水、肌肉痉挛、周围循环衰竭为主要临床表现，诊治不及时易致死亡。本病主要经水传播，具有发病急、传播迅速、发病率高、常在数小时内可致人死亡等特点，对人类生命健康形成很大威胁。在我国，霍乱属于甲类传染病。本病广泛流行于亚洲、非洲、拉丁美洲地区，属国际检疫传染病。

一、病原学

（一）分类

霍乱弧菌（Vibrio cholera）为霍乱的病原体，WHO 腹泻控制中心根据弧菌的生化性状，O 抗原的特异性，将霍乱弧菌分成 139 个血清群，其中仅 O1 与 O139 可引起霍乱流行。

1. O1 群霍乱弧菌　包括古典生物型霍乱弧菌和埃尔托生物型霍乱弧菌。前者是 1883 年第五次霍乱世界大流行期间德国细菌学家郭霍在埃及首先发现的；后者为 1905 年埃及西奈半岛埃尔托检疫站所发现。本群霍乱弧菌是霍乱的主要致病菌。

2. 非 O1 群霍乱弧菌　生化反应与 O1 群霍乱弧菌相似，鞭毛抗原与 O1 群相同，而菌体 O 抗原则不同，不被 O1 群霍乱弧菌多价血清所凝集，又称为不凝集弧菌（non-agglutinating vibrio，NAG vibrio）。

3. 不典型 O1 群霍乱弧菌　本群霍乱弧菌可被多价 O1 群血清所凝集，但本群弧菌在体内外均不产生肠毒素，因此没有致病性，多由自然水源或井水中分离到。

4. O139 群霍乱弧菌　既不同于 O1 群霍乱弧菌，也不同于非 O1 群霍乱弧菌的 137 个血清群，而是一个新的血清群，于 1992 年 12 月 22 日首先在孟加拉国分离到，所以又称 Bengal 型。

（二）形态学

O1 群霍乱弧菌是革兰染色阴性，呈弧形或逗点状杆菌，大小为（1.5~2.2）μm×（0.3~0.4）μm，无芽孢、无夹膜，菌体尾端有一鞭毛，运动极为活泼，在暗视野悬滴镜检观察，如同夜空中的流星。患者粪便直接涂片可见弧菌纵列呈"鱼群"样。O139 霍乱弧菌为革兰阴性弧菌，不具备非 O1 群霍乱弧菌 137 个血清型的典型特征，该菌长 2~3 μm，宽约 0.5 μm，有夹膜，菌体末端有一根鞭毛，呈穿梭样运动。

（三）培养特性

霍乱弧菌在普通培养基中生长良好，属兼性厌氧菌。在碱性环境中生长繁殖快，一般增菌培养常用 pH 8.4~8.6 的 1% 碱性蛋白胨水，可以抑制其他细菌生长。O139 霍乱弧菌能在无氯化钠或 30 g/L 氯化钠蛋白胨水中生长，而不能在 80 g/L 浓度下生长。

（四）生化反应

O1 群霍乱弧菌和非典型 O1 群霍乱弧菌均能发酵蔗糖和甘露糖，不发酵阿拉伯糖。非 O1 群霍乱弧菌对蔗糖和甘露糖发酵情况各不相同。此外埃尔托生物型能分解葡萄糖产生乙酸甲基甲醇（即 VP 试验）。O139 型能发酵葡萄糖、麦芽糖、蔗糖和甘露糖，产酸不产气，不发酵肌醇和阿拉伯糖。

（五）抗原结构

霍乱弧菌有耐热的菌体（O）抗原和不耐热的鞭毛（H）抗原。H 抗原为霍乱弧菌属所共有；O 抗原特异性高，有群特异性和型特异性两种抗原，是霍乱弧菌分群和分型的基础。群的特异性抗原可达 100 余种。O1 群弧菌型的特异性抗原有 A、B、C 三种，其中 A 抗原为 O1 群弧菌所共有，A 抗原与 B 或（和 C）抗原相结合则可分为三型。小川型（异型，Ogawa）含 AB 抗原；稻叶型（原型，Inaba）含 AC 抗原；彦岛型（中间型，Hikojima）含 ABC 三种抗原。霍乱弧菌所含的 BC 抗原，可以因弧菌的变异而互相转化，如小川型和稻叶型之间可以互相转化。O139 霍乱弧菌与 O1 群霍乱弧菌的多价诊断血清不发生交叉凝集，与 O1 群霍乱弧菌特异性的 A、B 及 C 因子单克隆抗体也不发生反应。

霍乱弧菌能产生肠毒素、神经氨酸酶、血凝素，菌体裂解后能释放出内毒素等。其中霍乱肠毒素（cholera toxin，CT）在古典型、埃尔托生物型和 O139 型霍乱弧菌均能产生，且互相之间很难区别。

霍乱肠毒素是一种不耐热的毒素，56 ℃分钟即被破坏。在弧菌的生长对数期合成并释放于菌体外。O1 群霍乱弧菌和非 O1 群霍乱弧菌肠毒素的抗原特性大致相同。霍乱肠毒素是由一个 A 和五个 B 两个亚单位以非共价结合构成的活性蛋白。A 亚单位为毒性亚单位，分子量为 27.2 kD。A 亚单位由 A_1 和 A_2 两条肽链组成，依靠二硫键相结合。A_1 具有酶活性，A_2 与 B 亚单位结合。B 亚单位为结合单位，能识别肠黏膜细胞上的特异性受体，其分子量为 11.6 kD，由 103 个氨基酸组成。肠毒素具有免疫原性，经甲醛处理后所获得的无毒性霍乱肠毒素称为类霍乱原，免疫人体后其所产生的抗体，能对抗霍乱肠毒素的攻击。

霍乱弧菌体有菌毛结构，古典型有 A、B、C 三种菌毛，埃尔托生物型仅产生 B 型及 C 型菌毛。A 型菌毛的表达与霍乱肠毒素同时受 TOXR 基因调节，称为毒素协同菌毛（toxin coregulated pilus A，TCPA）。

（六）抵抗力

霍乱弧菌对干燥、加热和消毒剂均敏感。一般煮沸 1~2 分钟，可杀灭。0.2%~0.5% 的过氧乙酸溶液可立即杀死。正常胃酸中仅能存活 5 分钟。但在自然环境中存活时间较长，如在江、河、井或海水中埃尔托生物型霍乱弧菌能生存 1~3 周，在鱼、虾和介壳类食物中可存活 1~2 周。O139 霍乱弧菌在水中存活时间较 O1 群霍乱弧菌长。

二、流行病学

（一）传染源

患者和带菌者是霍乱的传染源。严重吐泻者可排出大量细菌，极易污染周围环境，是重要的传染源。轻型和隐性感染者由于发病的隐蔽性，在疾病传播上起着更重要作用。

（二）传播途径

霍乱是肠道传染病，患者及带菌者的粪便和排泄物污染水源和食物后可引起传播。其次，日常的生活接触和苍蝇亦起传播作用。近年来发现埃尔托生物型霍乱弧菌和 O139 霍乱弧菌均能通过污染鱼、虾等水产品引起传播。

（三）人群易感性

人群对霍乱弧菌普遍易感，本病隐性感染较多，而有临床症状的显性感染则较少。病后可获一定免疫力。能产生抗菌抗体和抗肠毒素抗体，但亦有再感染的报告。霍乱地方性流行区人群或对 O1 群霍乱弧菌有免疫力者，却不能免受 O139 的感染。

（四）流行特征

1. 地方性与外来性　霍乱主要在东南亚地区经常流行，历次大流行均由以上地区传播。我国发生的霍乱系从国外输入，属外来传染病。流行地区以沿海一带，如广东、广西、浙江、江苏、上海等省市为多。O139 型菌株引起的霍乱无家庭聚集性，发病以成人为主（可达 74%），男病例多于女病例。

2. 传播方式　主要经水和食物传播。一般先发生于沿海港口、江河沿岸及水网地区，再经水陆交通传播。通过航空作远距离传播也是迅速蔓延的重要原因。

3. 季节性　霍乱为热带地区传染病，全年均可发病，但在各流行地区仍有一定的季节性，主要视气温和湿度是否适合于霍乱弧菌生长。在我国霍乱流行季节为夏秋季，以 7~10 月为多。

三、发病机制与病理改变

（一）发病机制

霍乱弧菌经口进入消化道，若胃酸正常且不被稀释，则可杀灭一定数量的霍乱弧菌而不发病。但若胃酸分泌减少或被稀释，或者食入大量霍乱弧菌，弧菌经胃到达小肠，通过鞭毛运动，以及弧菌产生的蛋白酶作用，穿过肠黏膜上的黏液层，在毒素协同菌毛（TCPA）和霍乱弧菌血凝素的作用下，黏附于小肠上段肠黏膜上皮细胞刷状缘上，并不侵入肠黏膜下层。在小肠碱性环境中霍乱弧菌大量繁殖，并产生霍乱肠毒素［即霍乱原（choleragen）］。

霍乱肠毒素的作用方式如下：①肠毒素到达黏膜后，B 亚单位能识别肠黏膜上皮细胞上的神经节苷脂（ganglioside）受体并与之结合。②肠毒素 A 亚单位进入肠黏膜细胞内，A1 亚单位含有二磷酸腺苷（ADP）-核糖转移酶活性，能从烟酰胺腺嘌呤二核苷酸（NAD）中转移二磷腺苷（ADP）-核糖至具有控制腺苷环化酶活性的三磷酸鸟嘌呤核苷调节酶中（GTP 酶或称 G 蛋白）并与之结合，从而使 GTP 酶活性受抑制，导致腺苷环化酶持续活化。③腺苷环化酶使三磷酸腺苷（ATP）不断转变为环磷酸腺苷（cAMP）。当细胞内 cAMP 浓度升高时，则刺激肠黏膜隐窝细胞过度分泌水、氯化物及碳酸盐，同时抑制绒毛细胞对钠和氯离子的吸收，使水和 NaCl 等在肠腔积累，因而引起严重水样腹泻。

霍乱肠毒素还能促使肠黏膜杯状细胞分泌黏液增多，使腹泻水样便中含大量黏液。此外腹泻导致的失水，使胆汁分泌减少，且肠液中含有大量水、电解质和黏液，所以吐泻物呈"米泔水"样。除肠毒素外，内毒素及霍乱弧菌产生溶血素、酶类及其他代谢产物，亦有一定的致病作用。

（二）病理生理

霍乱的主要病理生理改变为水和电解质紊乱、代谢性酸中毒、循环衰竭和急性肾衰竭。患者由于剧烈的呕吐与腹泻，体内水和电解质大量丧失，导致脱水和电解质紊乱。在严重脱水患者，由于血容量明显减少，可出现循环衰竭，进一步引起急性肾衰竭；由于腹泻丢失大量碳酸氢根可导致代谢性酸中毒；而循环衰竭，组织缺氧进行无氧代谢，乳酸产生过多，同时伴发急性肾衰竭，不能排泄代谢的酸性物质，均可促使酸中毒进一步加重。

（三）病理解剖

霍乱患者的死亡原因为循环衰竭和尿毒症，其主要病理变化为严重脱水，脏器实质性损害不重。皮肤苍白、干瘪、无弹性，皮下组织和肌肉脱水，心、肝、脾等脏器因脱水而缩小色暗无光泽。肠黏膜轻度发炎、松弛，一般无黏膜上皮脱落，亦无溃疡形成，偶见出血。小肠明显水肿，色苍白暗淡，黏膜面粗糙，活检镜下仅见轻微的非特异性炎症。肾脏无炎性改变，肾小球和肾间质毛细血管可见扩张，肾小管可有混浊变性和坏死。

四、临床表现

三种生物型弧菌所致霍乱的临床表现基本相同，古典生物型和 O139 型霍乱弧菌引起的疾病，症状较严重，埃尔托生物型霍乱弧菌引起的症状轻者较多，无症状的病原携带者亦较多。本病潜伏期，短者数小时，长者 7 天，一般为 1~3 天；典型患者多发病急，少数患者发病前 1~2 天可有头昏、乏力或轻度腹泻等前驱症状。

（一）病程

典型病例的病程可分为三期。

1. 吐泻期　绝大多数患者以剧烈的腹泻、呕吐开始。一般不发热，仅少数有低热。

（1）腹泻：腹泻是发病的第一个症状，不伴有里急后重感，多数不伴腹痛，少数患者因腹直肌痉挛而引起腹痛。大便初为泥浆样或水样，尚有粪质，以后迅速变为"米泔水"样大便或无色透明水样，无粪臭，微有淡甜或鱼鲜味，含有大量黏液。少数患者可排出血便，以埃尔托霍乱弧菌引起者多见。腹泻次数由每日数次至数十次不等，重者则大便失禁。腹泻量在严重患者甚至每次可达到 1 000 mL。

（2）呕吐：呕吐一般发生在腹泻之后，但也有先于或与腹泻同时发生。呕吐不伴恶心，多呈喷射性和连续性。呕吐物初为胃内食物，继而为清水样，严重者为"米泔水"呕吐物。呕吐一般持续 1~2 天。

2. 脱水期　由于剧烈的呕吐与腹泻，使体内大量水分和电解质丧失，因而出现脱水，电解质紊乱和代谢性酸中毒。严重者出现循环衰竭。本期病程长短，主要决定于治疗是否及时和正确，一般为数小时至 2~3 天。

（1）脱水：可分轻、中、重三度。轻度脱水，可见皮肤黏膜稍干燥，皮肤弹性略差，一般约失水 1 000mL，儿童 70~80 mL/kg。中度脱水，可见皮肤弹性差，眼窝凹陷，声音轻度嘶哑，血压下降和尿量减少，约丧失水分 3 000~3 500 mL，儿童约 80~100 mL/kg。重度脱水，则出现皮肤干皱，没有弹性，声音嘶哑，并可见眼眶下降，两颊深凹，神志淡漠或不清的"霍乱面容"。重度脱水患者约脱水 4 000 mL，儿童 100~120 mL/kg。

（2）循环衰竭：是严重失水所致的失水性休克。出现四肢厥冷，脉搏细速，甚至不能触及，血压下降或不能测出。继而由于脑部供血不足，脑缺氧而出现神志意识障碍，开始为烦躁不安，继而呆滞、嗜睡甚至昏迷。出现循环衰竭，若不积极抢救，可危及生命。

（3）酸中毒：临床表现为呼吸增快，严重者除出现库斯莫尔（Kussmaul）深大呼吸外，可有神志意识障碍，如嗜睡、感觉迟钝甚至昏迷。

（4）肌肉痉挛：由于呕吐、腹泻使大量的钠盐丧失，严重的低血钠引起腓肠肌和腹直肌痉挛。临床表现为痉挛部位的疼痛和肌肉呈强直状态。

（5）低血钾：频繁的腹泻使钾盐大量丧失，血钾可显著降低。临床表现为肌张力减弱，膝反射减弱或消失，腹胀，亦可出现心律失常。心电图示 QT 延长，T 波平坦或倒置和出现 U 波。

3. 恢复期或反应期　腹泻停止，脱水纠正后多数患者症状消失，尿量增加，体力逐步恢复。但亦有少数病例由于血液循环的改善，残留于肠腔的内毒素被吸收进入血流，可引起轻重不一的发热。一般体温可达 38~39 ℃，持续 1~3 天后自行消退。

（二）临床类型

根据失水程度、血压和尿量情况，可分为轻、中、重三型。

1. 轻型　起病缓慢，腹泻每日不超出 10 次，为稀便或稀水样便，一般不伴呕吐，持续腹泻 3~5 天后恢复。无明显脱水表现。

2. 中型（典型）　有典型的腹泻和呕吐症状，腹泻每日达 10~20 次，为水样或"米泔水"样便，量多，因而有明显失水体征。表现为血压下降，收缩压 70~90 mmHg，尿量减少，24 小时尿量 500 mL 以下。

3. 重型　患者除有典型腹泻和呕吐症状外，存在严重失水，因而出现循环衰竭。表现为脉搏细速或不能触及，血压明显下降，收缩压低于 70 mmHg 或不能测出，24 小时尿量 50 mL 以下。

除上述三种临床类型外，尚有一种罕见的暴发型或称中毒型，又称干性霍乱（cholera sicca）。本型起病急骤，尚未出现腹泻和呕吐症状，即迅速进入中毒性休克而死亡。

五、实验室检查

（一）一般检查

1. 血常规及生化检查　由于失水可引起血液浓缩，红细胞计数升高，血红蛋白和血细胞比容增高。白细胞可达 $10 \times 10^9/L$ 以上。分类计数中性粒细胞和单核细胞增多。严重脱水患者可有血清钠、钾、氯均可见降低，尿素氮、肌酐升高，而 HCO_3^- 下降。

2. 尿常规　可有少量蛋白，镜检有少许红、白细胞和管型。

3. 大便常规　可见黏液和少许红、白细胞。

（二）血清免疫学检查

霍乱弧菌的感染者，能产生抗菌抗体和抗肠毒素抗体。抗菌抗体中的抗凝集抗体，一般在发病第 5 天出现，病程 8~11 天达高峰。血清免疫学检查主要用于流行病学的追溯诊断和粪便培养阴性可疑患者的诊断。若抗凝集素抗体双份血清滴度 4 倍以上升高，有诊断意义。

（三）病原学检查

1. 粪便涂片染色　取粪便或早期培养物涂片行革兰染色镜检，可见革兰阴性稍弯曲的弧菌，无芽孢无荚膜，而 O139 菌除可产生荚膜外，其他与 O1 菌相同。

2. 悬滴检查　将新鲜粪便做悬滴或暗视野显微镜检，可见运动活泼呈穿梭状的弧菌。

3. 制动试验　取急性期患者的水样粪便或碱性蛋白胨水增菌培养 6 小时左右的表层生长物，先做暗视野显微镜检，观察动力。如有穿梭样运动物时，则加入 O1 群多价血清一滴。若是 O1 群霍乱弧菌，由于抗原抗体作用，则凝集成块，弧菌运动即停止。如加 O1 群血清后，不能制止运动，应再用 O139 血清重做试验。

4. 增菌培养　所有怀疑霍乱患者的粪便，除做显微镜检外，均应做增菌培养。粪便留取应在使用抗菌药物之前。增菌培养基一般用 pH8.4 的碱性蛋白胨水，36~37 ℃培养 6~8 小时后表面能形成菌膜。此时应进一步做分离培养，并进行动力观察和制动试验，这将有助于提高检出率和早期诊断。

5. 核酸检测　应用霍乱毒素基因的 DNA 探针做菌落杂交，能迅速鉴定出产霍乱毒素的霍乱弧菌，但不能鉴别霍乱弧菌的古典生物型、埃托尔生物型和 O139 生物型。应用 PCR 技术来快速诊断霍乱也得到应用。其中通过识别 PCR 产物中的霍乱弧菌毒素基因亚单位 CTxA 和毒素协同菌毛基因 TcpA 来区别霍乱弧菌和非霍乱弧菌。然后根据 TcpA 基因的不同 DNA 序列来区别古典生物型、埃托尔生物型和 O139 生物型霍乱弧菌。4 小时以内可出结果，能检测出碱性蛋白胨水中 10 条以下的弧菌。具有快速、特异、敏感的优点。

6. ELISA　用针对 O139 霍乱弧菌"O"抗原的单克隆抗体，用 dot-ELISA 直接检测直肠拭子标本中的抗原，呈现出极高的敏感性和特异性。

六、并发症

（一）急性肾衰竭

发病初期由于剧烈呕吐、腹泻导致脱水，出现少尿，此为肾前性少尿，经及时补液尿量能迅速增加而不发生肾衰竭。若补液不及时脱水加重引起休克，由于肾脏供血不足，可引起肾小管缺血性坏死，出现少尿、无尿和氮质血症。

（二）急性肺水肿

由于本病脱水严重往往需要快速补液，若不注意同时纠正酸中毒，则往往容易发生肺水肿。这是代谢性酸中毒导致肺循环高压之故。

七、诊断

霍乱流行地区，在流行季节，任何有腹泻和呕吐的患者，均应考虑霍乱可能，因此均需做排除霍乱的粪便细菌学检查。凡有典型症状者，应先按霍乱处理。

（一）诊断标准

具有下列之一者，可诊断为霍乱：

1. 有腹泻症状，粪便培养霍乱弧菌阳性。

2. 霍乱流行期间，在疫区内有典型的腹泻和呕吐症状，迅速出现严重脱水，循环衰竭和肌肉痉挛者。虽然粪便培养未发现霍乱弧菌，但并无其他原因可查者。如有条件可做双份血清凝集素试验，滴度 4 倍上升者可诊断。

3. 疫源检索中发现粪便培养阳性前 5 天内有腹泻症状者，可诊断为轻型霍乱。

（二）疑似诊断

具有以下之一者：

1. 具有典型霍乱症状的首发病例，病原学检查尚未肯定前。

2. 霍乱流行期间与霍乱患者有明确接触史，并发生泻吐症状，而无其他原因可查者。

疑似患者应进行隔离、消毒，作疑似霍乱的疫情报告，并每日做大便培养，若连续二次大便培养阴性，可作否定诊断，并作疫情订正报告。

八、鉴别诊断

（一）急性细菌性胃肠炎

包括副溶血弧菌、金黄色葡萄球菌、变形杆菌、蜡样芽孢杆菌、致病性和产肠毒素性大肠杆菌等引起。由于细菌和食物中产生肠毒素，人进食后即发病。本病起病急骤，同食者常集体发病。且往往是先吐后泻，排便前有阵发性腹痛。粪便常为黄色水样便或偶带脓血。

（二）病毒性胃肠炎

常由人轮状病毒、诺如病毒等引起。患者一般有发热，除腹泻、呕吐外可伴有腹痛、头痛和肌痛，少数有上呼吸道症状。大便为黄色水样便，粪便中能检出病毒抗原。

（三）急性细菌性痢疾

典型患者有发热、腹痛、里急后重和脓血便，易与霍乱鉴别。

轻型患者仅腹泻黏液稀液，需与轻型霍乱鉴别，主要依靠粪便细菌学检查。

九、治疗

治疗原则：严格隔离，及时补液，辅以抗菌和对症治疗。严格隔离患者应按甲类传染病进行严格隔离。及时上报疫情。确诊患者和疑似病例应分别隔离，患者排泄物应彻底消毒。患者症状消失后，隔日粪便培养一次，连续两次粪便培养阴性方可解除隔离。

（一）补液疗法

1. 静脉输液　及时补充液体和电解质是治疗本病的关键。治疗开始时以生理盐水作快速静脉滴注，当血压回升后可考虑选择以下液体。

（1）541 液：即每升溶液中含氯化钠 5 g，碳酸氢钠 4 g，氯化钾 1 g。此液的电解质浓度与大便丧失的电解质浓度相似，为等渗溶液，是目前治疗霍乱的首选液。若在此溶液 1 000 mL 中加 50%葡萄糖 20 mL，则为含糖 541 液，可防低血糖。可以按照 0.9%氯化钠 550 mL，1.4%碳酸氢钠 300 mL，10%氯化钾 10 mL 和 10%葡萄糖 140 mL 的比例配制。幼儿由于肾脏排钠功能较差，为避免高血钠，其比例改为每升液体含氯化钠 2.65 g，碳酸氢钠 3.75 g，氯化钾 1 g，葡萄糖 10 g。

（2）2：1 溶液：2 份生理盐水，1 份 1.4%碳酸氢钠溶液，由于不含氯化钾，故应注意补充。

输液的量和速度：应根据失水程度而定。轻度失水患者以口服补液为主，如有呕吐不能口服者给予静脉补液 3 000~4 000 mL/d；中度失水补液 4 000~8 000 mL/d；重型脱水补液 8 000~12 000 mL/d。补液量也可以根据血浆比重计算，血浆比重每升高 0.001（正常为 1.025），成人补液量为每公斤体重 4 mL，婴儿、幼年儿童为每公斤体重 10 mL。输液总量的 40%应于，15~30 分钟内输完，余量于 3~4 小时内输完。补液不足和时间拖延可促使肾衰竭出现，补液过多过快易于发生肺水肿。因此，补液期间要密切观察病情变化，如皮肤黏膜的干燥程度、皮肤弹性、血压、脉搏、尿量、颈静脉充盈和肺部听诊情况，以避免肺水肿发生。

儿童患者的补液方法，轻型 24 小时内补液 100~150 mL/kg。中、重型患儿静脉补液各自为 150~200 mL/kg 和 200~250 mL/kg，可用 541 溶液。若应用 2：1 溶液（即 2 份生理盐水，1 份 1.4%碳酸氢钠溶液）则应注意补钾。儿童粪便中钠含量较成人为低，因此补液中的钠含量相应减少，以避免高血钠症的发生。儿童对低血钾比成人敏感，所以钾的补充应及时和足量。

2. 口服补液 霍乱肠毒素虽然抑制肠黏膜对氯化钠的吸收，但对葡萄糖的吸收能力并无改变，而且葡萄糖还能增进水和钠的吸收。因此对轻中型患者可以口服补液，重症患者在通过静脉补液病情改善后，也可改用口服补液。一般应用葡萄糖 20 g，氯化钠 3.5 g，碳酸氢钠 2.5 g，氯化钾 1.5 g 加水 1 000 mL。口服量可按成人 750 mL/小时，小儿 15～20 mL/kg。以后每 6 小时的口服量按前一个 6 小时吐泻量的 1.5 倍计算。

（二）抗菌治疗

应用抗菌药物控制病原菌后能缩短病程，减少腹泻次数和迅速从粪便中清除病原菌。但仅作为液体疗法的辅助治疗。近年来已发现四环素的耐药菌株，但对多西环素（doxycycline）仍敏感。目前常用药物：复方磺胺甲基异噁唑，每片含甲氧苄啶（TMP）80 mg，磺胺甲基异噁唑（SMZ）400 mg，成人每次 2 片，每天 2 次。小儿 30 mg/kg，分 2 次口服。多西环素在成人 200 mg，每天 2 次，小儿每日 6 mg/kg，分 2 次口服。诺氟沙星（norfloxacin）成人每次 200 mg，每日 3 次，或环丙沙星（ciprofloxacin）成人每次 250～500 mg，每日 2 次口服。以上药物任选一种，连服 3 日。不能口服者可应用氨苄西林肌内或静脉注射。O139 菌对四环素、氨苄西林、氯霉素、红霉素、先锋 V 号、环丙沙星敏感，而对复方磺胺甲基异噁唑、链霉素、呋喃唑酮耐药。

（三）对症治疗

休克患者经补液后血容量基本恢复，但血压仍低者，可应用地塞米松 20～40 mg 或氢化可的松 100～300 mg，静脉滴注，并可加用血管活性药物静脉滴注。患者在输注 541 溶液的基础上尚需根据二氧化碳结合力（CO_2CP）情况，应用 5% 碳酸氢钠酌情纠酸。若出现心力衰竭、肺水肿，则应暂停或减慢输液速度，可应用强心药物，如毒毛旋花苷 K 0.25 mg 或毛花苷丙 C 0.4 mg，加入 25% 的葡萄糖中缓慢静脉注射。

十、预后

本病的预后与所感染霍乱弧菌生物型的不同。以及临床类型轻重、治疗是否及时和正确有关。此外，年老体弱或有并发症者预后差，治疗不及时者预后差。死亡原因主要是循环衰竭和急性肾衰竭。

十一、预防

（一）控制传染源

应用敏感的、特异的方法进行定期的流行病学调查。建立肠道门诊，以便及时发现患者和疑似患者。尤其当发现首例可疑病例时，应该做到"五早一就"，即早发现、早诊断、早隔离、早治疗、早报告和就地处理。对于高危人群如家庭密切接触者进行粪检和预防性服药。一般应用多西环素 200 mg 顿服，次日口服 100 mg，儿童每日 6 mg/kg，连服 2 日。亦可应用诺氟沙星，每次 200 mg，每日 3 次，连服 2 日。对疫源区要进行严格、彻底消毒，防止疫情扩散。加强和完善国境卫生检疫，严防霍乱从国外传入或国内传出。

（二）切断传播途径

加强饮水消毒，定期检测饮水余氯，确保用水安全。加强垃圾和污水的无害化处理。良好的卫生设施可以明显减少霍乱传播的危险性。对患者和带菌者的排泄物进行彻底消毒。加强对食品的卫生管理。此外，应消灭苍蝇等传播媒介。

（三）提高人群免疫力

以前使用全菌死疫苗和霍乱肠毒素的类毒素疫苗，由于其保护效率低，作用时间短，不能防止隐性感染和带菌者，目前已被停止使用。现国外应用基因工程技术制成并试用的有多种菌苗，现仍在扩大试用，其中包括：

1. B 亚单位-全菌体菌苗（BS-WC） 这是由灭活的霍乱弧菌全菌体细胞（WC）和纯化的霍乱肠毒素 B 亚单位（BS）组成的菌苗。此菌苗保护率为 65%～85% 左右，对古典生物型霍乱弧菌的预防作用优于埃尔托生物型霍乱弧菌。此外，尚有一种重组 B 亚单位-全菌体菌苗（BS-rWC），也显示出同样的保护效率。

2. 减毒口服活菌苗 CVD103-HgR 疫苗，为一重组的不含 CTX A 基因减毒活疫苗，此菌苗能明显对抗 O1 群古典生物型和埃尔托生物型霍乱弧菌的感染。Tacket 等报告，口服（3～5）×10^8 单一剂量 CVD103-HgR 菌苗后，志愿者中获得 100% 的保护作用。一般认为保护作用至少持续 6 个月，但动物实验表明，此菌苗对 O139 型霍乱弧菌无保护作用。

（王 慈）

第八节 鼠疫

鼠疫（plague）是鼠疫耶尔森菌（Yersinia pestis）引起的烈性传染病，主要流行于鼠类、旱獭及其他啮齿动物，属于自然疫源性疾病。临床主要表现为高热、淋巴结肿痛、出血倾向、肺部特殊炎症等。人群之间主要通过带菌的鼠蚤为媒介，经人的皮肤传入引起腺鼠疫；经呼吸道传入发生肺鼠疫，均可发展为败血症。传染性强，病死率高，属国际检疫传染病和我国法定的甲类传染病。我国有 12 种类型鼠疫自然疫源地，分布于 19 个省区，以腺鼠疫为主，需引起高度重视。

一、病原学

鼠疫耶尔森菌亦称鼠疫杆菌，属肠杆菌科，耶尔森氏菌属，革兰染色阴性。外观为两端钝圆，两极浓染的椭圆形小杆菌。长 1～1.5 μm，宽约 0.5～0.7 μm，有荚膜，无鞭毛、无芽孢。在普通培养基上生长，培养的适宜温度为 28～30 ℃，酸碱度为 pH 6.9～7.2。

细菌的抗原成分：①荚膜 FI（fraction I）抗原，分为两种，一种是多糖蛋白质（F-I），另一种为蛋白质（F-IB）。抗原性较强，特异性较高，有白细胞吞噬作用，可通过凝集试验、补体结合试验或间接血凝试验检测。②毒力 V/W 抗原，为菌体表面抗原，V 抗原可使机体产生保护性抗体，W 抗原为脂蛋白，不能使机体产生有保护力的抗体。V/W 抗原结合物有促使产生荚膜，抑制吞噬作用，与细菌的侵袭力相关。

鼠疫杆菌产生两种毒素，一种为鼠毒素或外毒素（毒性蛋白质），对小鼠和大鼠有很强毒性。另一种为内毒素，能引起发热、DIC、组织器官内溶血、中毒休克、局部及全身施瓦茨曼（Shwartzman）反应。较其他革兰阴性菌内毒素毒性强。

本菌对外界抵抗力较弱，对光、热、干燥及一般消毒剂均敏感。日光直射 4～5 小时即死，加热 55 ℃ 15 分钟或 100 ℃ 1 分钟、5% 苯酚、5% 甲酚皂、0.1 升汞、5%～10% 氯胺均可将病菌杀死。但在潮湿、低温与有机物内存活时间则较久，在痰和脓液中可存活 10～20 天，在蚤粪中可存活 1 个月，在尸体中可存活数周至数月。

二、流行病学

（一）传染源

鼠疫为典型的自然疫源性疾病，自然感染鼠疫的动物都可作为鼠疫的传染源，主要是鼠类和其他啮齿动物。黄鼠属和旱獭属为主要储存宿主。褐家鼠、黄胸鼠是次要储存宿主，却是人间鼠疫的主要传染源。各型患者均为传染源，以肺型鼠疫最为重要。

（二）传播途径

1. 动物和人间鼠疫的传播　主要以鼠蚤为媒介，构成"啮齿动物–鼠蚤–人"的传播方式。鼠蚤叮咬是主要传播途径。

2. 经皮肤传播　少数可因直接接触患者的痰液、脓液或病兽的皮、血、肉经破损皮肤或黏膜受染。

3. 呼吸道飞沫传播　肺鼠疫患者痰中的鼠疫耶尔森菌可借飞沫构成人–人之间的传播，造成人间的大流行。

（三）人群易感性

人群对鼠疫普遍易感，无性别年龄差别，存在一定数量的隐性感染。病后可获持久免疫力。预防接种可获一定免疫力，可降低易感性。

（四）流行特征

1. 流行情况　人间鼠疫耶尔森菌感染以非洲、亚洲、美洲发病最多。亚洲主要在越南、尼泊尔、缅甸、印度、俄罗斯和蒙古有流行或病例发生。我国近年有 19 个省区发生鼠疫疫情，发病最多的是滇西黄胸鼠疫源地和青藏高原喜马拉雅旱獭疫源地。

2. 流行性　本病多由疫区通过交通工具向外传播，形成外源性鼠疫，引起流行。

3. 人间鼠疫与鼠间鼠疫的关系　人间鼠疫流行，均发生于动物间鼠疫之后。人间鼠疫多由野鼠传至家鼠，由家鼠传染于人引起。

4. 季节性　与鼠类活动和鼠蚤繁殖情况有关。人间鼠疫多在 6~9 月。肺鼠疫多在 10 月以后流行。

5. 隐性感染　职业感染性差异与接触传染源的机会和频次有关。

三、发病机制与病理解剖

鼠疫耶尔森菌经皮肤侵入后，首先在局部被中性粒细胞和单核巨噬细胞吞噬，迅速经由淋巴管至局部淋巴结繁殖，引起原发性淋巴结炎（腺鼠疫）。鼠疫耶尔森菌的组织破坏性和抗吞噬作用使其易进入血液循环，形成败血症。鼠疫耶尔森菌可经血液循环进入肺组织，引起"继发性肺鼠疫"。由呼吸道排出的鼠疫耶尔森菌通过飞沫传入他人体内，则引起"原发性肺鼠疫"。不同于大多数细菌，鼠疫杆菌通过一系列逃避天然免疫系统成分的作用而致感染。逃逸过程与其 pCD1 质粒编码的 III 型分泌系统 T3SS 和分泌的 6 种毒力蛋白 Yops（YopE、YopJ、YopH、YopO、YopT、YopM）密切相关。这 6 种毒力蛋白分别从破坏细胞骨架、诱导细胞凋亡、抑制细胞因子分泌、抵抗细胞吞噬及破坏肌动蛋白微丝等多方面干扰宿主细胞的正常免疫功能，实现逃逸体内免疫反应而导致持续感染。

鼠疫的基本病理改变为淋巴管、血管内皮细胞损害和急性出血坏死性炎症。腺鼠疫为淋巴结的出血性炎症和凝固性坏死。肺鼠疫肺部病变以充血、水肿、出血为主。发生鼠疫败血症时，全身各组织、脏器均可有充血、水肿、出血及坏死改变，多浆膜腔发生血性渗出物。

四、临床表现

潜伏期：腺鼠疫 2~5 天。原发性肺鼠疫数小时至 3 天。曾经接受预防接种者，可长达 9~12 天。

临床上有腺型、肺型、败血症型及轻型等。鼠疫的主要表现为发病急剧、寒战、高热、体温骤升至 39~41 ℃，呈稽留热。剧烈头痛，有时出现中枢性呕吐、呼吸急促，心动过速，血压下降。重症患者早期即可出现血压下降、意识不清、谵妄等。

（一）腺鼠疫

最为常见，除具有鼠疫的全身表现以外，受侵部位所属淋巴结肿大为其主要特点。好发部位依次为腹股沟淋巴结、腋下、颈部及颌下淋巴结，多为单侧。淋巴结肿大出现于发热的同时，表现为迅速地弥漫性肿胀，典型的表现为淋巴结明显触痛而坚硬，与皮下组织粘连，失去移动性，周围组织显著水肿，可有充血和出血。由于疼痛剧烈，患者常呈被动体位。

（二）肺鼠疫

根据传播途径不同，肺鼠疫可分为原发性和继发性两种类型。原发肺鼠疫起病急骤，寒战高热，在起病 24~36 小时内可发生剧烈胸痛、咳嗽、咳大量泡沫粉红色或鲜红色血痰；呼吸急促并呼吸困难；肺部仅可闻及少量散在湿啰音或轻微的胸膜摩擦音，较少的肺部体征与严重的全身症状常不相称。X 线胸片检查呈支气管肺炎改变。

继发性肺鼠疫是在腺鼠疫或败血症型鼠疫症状基础上，病情突然加剧，出现原发性肺鼠疫呼吸系统表现。

（三）败血症型鼠疫

亦称暴发型鼠疫。为最凶险的一型，病死率极高。亦可分为原发性和继发性两种类型。继发性者病初有肺鼠疫、腺鼠疫或其他类型的相应表现而病情进一步加重。主要表现为寒战高热或体温不升、神志不清，谵妄或昏迷，进而发生感染性休克。病情进展异常迅猛，常于 1~3 天死亡。因皮肤广泛出血、瘀斑、发绀、坏死，故死后尸体呈紫黑色，俗称"黑死病"。原发败血症型鼠疫少见。

（四）轻型鼠疫

又称小鼠疫，发热轻，局部淋巴结肿大，轻度压痛，偶见化脓。血培养可阳性。多见于流行初、末期或预防接种者。

（五）其他类型鼠疫

如皮肤鼠疫、肠鼠疫、眼鼠疫、脑膜炎型鼠疫、扁桃体鼠疫等，均少见。

五、实验室检查

（一）常规检查

1. 血常规　外周血白细胞总数大多升高，常达（20~30）×10^9/L 以上。初为淋巴细胞增高，以后中性粒细胞显著增高，红细胞、血红蛋白与血小板减少。

2. 尿常规　有蛋白尿及血尿。尿沉渣中可见红细胞、白细胞和细胞管型。

3. 粪常规　粪便潜血可阳性。

4. 凝血功能　肺鼠疫和败血症型鼠疫患者在短期即可出现弥漫性血管内凝血，表现为纤维蛋白原

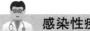
浓度减少（<2.0 g/L），凝血酶原时间和部分凝血激酶时间明显延长，D-二聚体和纤维蛋白原降解产物明显增加。

5. 脑脊液　脑膜炎型病例可表现为压力升高，外观混浊，白细胞常大于 $4×10^9/L$，中性粒细胞为主，蛋白明显增加，葡萄糖和氯化物明显下降，脑脊液鲎试验阳性。

（二）细菌学检查

1. 涂片检查　用血、尿、粪及脑脊液作涂片或印片，革兰染色，可找到 G⁻ 两端浓染的短杆菌。阳性率约为 50%～80%。

2. 细菌培养　动物的脾、肝等脏器或患者的淋巴结穿刺液、脓、痰、血、脑脊液等，接种于普通琼脂或肉汤培养基可分离出鼠疫耶尔森菌。

（三）血清学检查

1. 间接血凝法（IHA）　用 FI 抗原检测患者或动物血清中 FI 抗体。FI 抗体持续 1～4 年，常用于流行病学调查及回顾性诊断。

2. 酶联免疫吸附试验（ELISA）　较 IHA 更为敏感。适合大规模流行病学调查。

3. 荧光抗体法（FA）　用荧光标记的特异性抗血清检测可疑标本，可快速准确诊断。特异性、灵敏性较高。

（四）分子生物学检测

主要有 DNA 探针和聚合酶链反应（PCR），检测鼠疫特异性基因，近来应用较多。环介导等温扩增技术（LAMP）作为一种新型基因检测方法，具有快速、敏感、特异的优点，为鼠疫耶尔森菌的检测提供了新的发展方向。

六、诊断

对 10 天内到过鼠疫流行区，有与可疑鼠疫动物或患者接触史。起病急骤，病情迅速恶化的高热患者，且具有下列临床表现之一者，应做出鼠疫的疑似诊断。

1. 起病急剧，高热，白细胞剧增，在未用抗生素或仅用青霉素类抗生素情况下，病情迅速恶化，在 48 小时内进入休克或更严重的状态。

2. 急性淋巴结炎，淋巴结肿胀，剧烈疼痛并出现强迫体位。

3. 出现重度毒血症、休克综合征而无明显淋巴结肿胀。

4. 咳嗽、胸痛、呼吸急促，咳痰带血或咯血。

5. 重症结膜炎伴有严重上下眼睑水肿。

6. 剧烈头痛、昏睡、颈部强直、谵语妄动、脑压高、脑脊液浑浊。

7. 未接种过鼠疫菌苗，FI 抗体效价在 1：20 以上者。

本病应先做出疑似诊断，以便早期治疗，提高治愈率。对疑似诊断病例在获得明确病原学诊断依据前或该区域有人间鼠疫流行，亦可对继发病例做出疑似鼠疫的诊断。

七、鉴别诊断

（一）腺鼠疫

1. 急性淋巴结炎　常继发于其他感染病灶，受累区域的淋巴结肿大、压痛，常有淋巴管炎，全身症状较轻。

2. 丝虫病淋巴结肿大　本病急性期，淋巴结炎与淋巴管炎常同时发生，数天后可自行消退，全身症状轻微，夜间血液涂片检查可找到微丝蚴。

（二）肺鼠疫

1. 大叶性肺炎　临床特点为咳铁锈色痰；肺部可有肺实变体征，痰液培养可获相应病原体诊断。

2. 炭疽　发病后多出现低热、疲劳和心前区压迫等，持续 2~3 天后突然加重。而肺鼠疫病例临床表现重，进展快。

（三）败血症型鼠疫

应及时检测疾病的病原或抗体，并根据流行病学、症状体征与其他原因所致败血症、钩端螺旋体病、流行性出血热、流行性脑脊髓膜炎等相鉴别。

八、预后

以往的病死率极高，近年来，由于抗生素的及时应用，病死率降至 10% 左右。

九、治疗

凡确诊或疑似鼠疫患者，均应迅速组织严密的隔离，就地治疗，不宜转送。

（一）一般治疗与护理

1. 严格的隔离消毒患者　病区内必须做到无鼠无蚤。入院时对患者做好卫生处理（更衣、灭蚤及消毒）。病区、室内定期进行消毒，患者排泄物和分泌物应用含氯石灰或甲酚皂液彻底消毒。

2. 饮食与补液　急性期应卧床休息，给予患者流质饮食，或葡萄糖和生理盐水静脉滴注，维持水、电解质平衡。

（二）病原治疗

治疗原则是早期、联合、足量应用敏感的抗菌药物。

1. 腺鼠疫　链霉素成人首次 1 g，以后 0.5~0.75 g，每 4 小时或每 6 小时肌内注射（2~4 g/d）。治疗过程中可根据体温下降至 37.5 ℃ 以下，全身症状和局部症状好转逐渐减量。患者体温恢复正常，全身症状和局部症状消失，按常规用量继续用药 3~5 天。疗程一般为 10~20 天，链霉素使用总量一般不超过 60 g。腺体局部按外科常规进行对症治疗。

2. 肺鼠疫和败血症型鼠疫　链霉素成人首次 2 g，以后 1 g，每 4 小时或每 6 小时肌内注射（4~6 g/d）。全身症状和呼吸道症状显著好转后逐渐减量。疗程一般为 10~20 天，链霉素使用总量一般不超过 90 g。儿童参考剂量为每 12 小时 30 mg/kg。

3. 皮肤鼠疫　按一般外科疗法处置皮肤溃疡，必要时局部滴注链霉素或敷磺胺软膏。

4. 有脑膜炎症状的患者　在特效治疗的同时，辅以氯霉素治疗，成人 50 mg/（kg·d），儿童（>1 岁）每 6 小时 50 mg/（kg·d），静脉滴注，疗程 10 天，注意氯霉素的骨髓毒性等不良反应。

亦可选用氨基糖苷类、氟喹诺酮类、第三代头孢菌素及四环素等。

（三）对症治疗

高热者给予冰敷、酒精擦浴等物理降温措施。发热 >38.5 ℃，或全身酸痛明显者，可使用解热镇痛药。儿童禁用水杨酸类解热镇痛药。烦躁不安或疼痛者用镇静止痛剂。注意保护重要脏器功能，有心衰或休克者，及时强心和抗休克治疗。有 DIC 者在给予血小板、新鲜冰冻血浆和纤维蛋白原等进行替代治疗的同时给予肝素抗凝治疗。中毒症状严重者可适当使用肾上腺皮质激素。

十、预防

（一）管理传染源

应灭鼠、灭蚤，监控鼠间鼠疫。加强疫情报告。严格隔离患者，患者和疑似患者应分别隔离。腺鼠疫隔离至淋巴结肿大完全消散后再观察 7 天。肺鼠疫隔离至痰培养 6 次阴性。接触者医学观察 9 天，曾接受预防接种者应检疫 12 天。患者的分泌物与排泄物应彻底消毒或焚烧。死于鼠疫者的尸体应用尸袋严密包扎后焚化。

（二）切断传播途径

加强国际检疫与交通检疫，对来自疫区的车、船、飞机进行严格检疫并灭鼠灭蚤。对可疑旅客应隔离检疫。

（三）保护易感者

1. 加强个人防护　参与治疗或进入疫区的医护人员必须穿防护服和高筒靴、戴面罩、厚口罩、防护眼镜、橡皮手套等。

2. 预防性服药　药物可选用四环素、多西环素、磺胺、环丙沙星等。必要时可肌内注射链霉素进行预防性治疗，疗程均为 7 天。

3. 预防接种　主要对象是疫区及其周围的人群，参加防疫工作人员及进入疫区的医务工作者。非流行区人员应在鼠疫菌苗接种 10 天后方可进入疫区。

（王　慈）

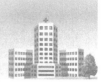

第六章

真菌感染

第一节　新型隐球菌病

新型隐球菌病（cryptococcosis neoformans）是由新型隐球菌（cryptococcus neoformans）引起的一种深部真菌病，可累及脑膜、肺、皮肤、骨骼系统和血液等器官和部位。在高效抗反转录病毒（highly active antiretroviral therapy，HAART）治疗之前，5%~10%的艾滋病患者并发新型隐球菌病，高危指标为 CD$_4$ 细胞少于 $0.05×10^9$/L，其临床特点为急性起病，容易播散至多个器官，病情进行性恶化。隐球菌性脑膜炎为最常见的临床类型，其临床特点为慢性或亚急性起病，剧烈头痛，脑膜刺激征阳性，脑脊液的压力明显升高，呈浆液性改变。肺新型隐球菌病是另一个常见临床类型，其临床特点为慢性咳嗽、黏液痰、胸痛等。

一、病原学

新型隐球菌是隐球菌属（cryptococcus）的一个种，隐球菌属至少有 38 个种，包括浅白隐球菌（cryptococcus albidus）和罗伦特隐球菌（cryptococcus laurentii）等几个种，在免疫功能低下的患者中也可引起隐球菌病。新型隐球菌的形态在病变组织内呈圆形或卵圆形，直径为 5~10 μm，外周围绕着一层宽厚的多糖荚膜（capsule），为主要的毒力因子。新型隐球菌以芽生方式进行繁殖，它有两个变种：新型变种（variety neoformans）与盖特变种（variety Gattii）。根据荚膜多糖抗原特异性的差异可分为 A、B、C、D 和 AD 五种血清型，A 型最常见。血清型 A、D 和 AD 属于新型隐球菌新型变种，血清型 B 和 C 属于新型隐球菌盖特变种。在实验室中，用葡萄糖蛋白胨琼脂 37 ℃培养，新型隐球菌新型变种在几天内可形成光滑的褐色菌落，新型隐球菌盖特变种生长较为缓慢，而非致病性的隐球菌菌种生长不良或几乎不生长。也可根据刀豆氨酸-甘氨酸-溴麝香草酚蓝（canavanine-glycine-bromthymolbllle，CGB）琼脂的颜色反应对变种进行分类。

二、流行病学

（一）传染源

从鸽粪、水果和土壤中可分离出新型隐球菌，也可从健康人的皮肤、黏膜和粪便中分离出来。由于新型隐球菌在 44 ℃停止生长，鸟类的正常体温为 42 ℃，阻止新型隐球菌不向肠道外侵袭，所以，鸟类并不发病。与其他鸟类的生活习性不同，鸽子保留废弃物在鸽巢中，有利于新型隐球菌的繁殖，使鸽粪中新型隐球菌的密度可高达 $5×10^7/g$。

（二）传播途径

环境中的病原体主要通过呼吸道，也可通过皮肤或消化道进入人体引起疾病，或使成为带菌者。人体通常是通过吸入环境中气溶胶化的新型隐球菌孢子而发生感染。尚未证实存在动物与人或人与人之间的直接传播。

（三）人群易感性

一些正常人体内存在新型隐球菌感染，有严重基础疾病或免疫功能异常者如糖尿病、肾功能衰竭、肝硬化、恶性淋巴瘤、白血病、结节病、系统性红斑狼疮、器官移植以及长期大量地使用糖皮质激素和其他免疫抑制剂等易感染和发病。艾滋病患者对新型隐球菌的易感性增加。艾滋病患者继发隐球菌病的发病率，在美国为 5%～10%，在接受高效抗反转录病毒治疗后发病率已明显下降；在非洲和其他发展中国家可高达 30%。

（四）流行特征

新型隐球菌病呈世界性分布，呈高度散发。青壮年多见，男女比例大约为 3：1，没有明显的种族和职业发病倾向。

三、发病机制与病理解剖

（一）发病机制

新型隐球菌病的免疫发病机制仍未阐明，一般认为，吸入气溶胶化的新型隐球菌孢子之后，多数感染从无症状的肺部定位开始。这一时期宿主的防御功能由补体和包括 γ-干扰素、肿瘤坏死因子、白细胞介素-8 和白细胞介素-12 等致炎症细胞因子介导中性粒细胞和巨噬细胞发挥对新型隐球菌的吞噬作用；此外，自然杀伤细胞、CD_4^+ 和 CD_8^+T 淋巴细胞等非吞噬效应细胞通过氧化和非氧化机制杀伤新型隐球菌；其中，以抗新型隐球菌抗体和补体为这些细胞机制的主要成分；最终，T 淋巴细胞免疫功能的发挥是限制新型隐球菌复制的最重要宿主因素；使新型隐球菌被局限于肺，不发生活动性病变，最后呈自限经过。

新型隐球菌荚膜多糖为主要的毒力因子，加上荚膜甘露糖蛋白等可溶性成分、黑色素和甘露醇等其他毒力因子，具有免疫抑制作用，包括抑制吞噬细胞作用，限制氮氧化物的产生和干扰抗原的呈递加工。在免疫防御功能不全的个体，可引起肺部出现侵袭病灶，或者经血行播散至肺外其他器官。由于正常人脑脊液中缺乏补体，可溶性抗隐球菌因子（在血清中则存在）以及脑组织中缺乏对新型隐球菌的炎症细胞，再加上脑组织具有高浓度的儿茶酚胺介质，通过酚氧化酶系统为新型隐球菌产生黑色素，促进新型隐球菌的生长，所以，肺外播散一般先累及中枢神经系统。

在艾滋病患者中，T 细胞免疫功能缺陷，对新型隐球菌尤为易感。

（二）病理解剖

中枢神经系统新型隐球菌病，常表现为脑膜炎，脑膜增厚，以颅底最为明显，蛛网膜下隙充满含大量新型隐球菌的胶冻样物质和少量的巨噬细胞，有时出现血管内膜炎、形成肉芽肿，脑膜和脑组织可出现粘连。新型隐球菌可沿着血管周围间隙进入脑组织形成小囊肿，严重时发展为脑膜脑炎。

肺新型隐球菌病，表现为自限性感染的病灶，直径多在 1.5 cm 以内；表现为活动性感染病灶时，直径多在 1.5~7 cm，呈胶冻样或肉芽肿，多靠近胸膜，有时中心可坏死液化形成空洞。显微镜下，肉芽肿内可见大量新型隐球菌和少量巨噬细胞。

皮肤新型隐球菌病，多表现为小丘疹、斑疹、表皮下坏死形成溃疡，溃疡的炎症反应较轻，周围的淋巴结不肿大。

骨骼新型隐球菌病，可出现溶骨性病变，形成冷脓肿。

四、临床表现

潜伏期为数周至数年不等。临床表现轻重不一，变化多样。

（一）中枢神经系统新型隐球菌病

以新型隐球菌脑膜炎最常见。患者起病缓慢，病初症状不明显，常有头痛，可位于前额、双侧颞部、枕后或眼眶后，多为胀痛或钝痛，呈间歇性。伴低热或不发热。以后头痛程度逐渐加重，发作频率和持续时间增加。在数周之内，随着颅内压的进一步增加，患者的头痛剧烈，可伴有恶心、呕吐、烦躁和性格改变等表现，体检可发现步态蹒跚、颈项强直、布氏征或克氏征等脑膜刺激征阳性。在老人可仅表现为痴呆，其他神经系统的表现不明显。

如果没有得到有效的治疗，病情恶化，病变累及脑实质，可出现淡漠、意识障碍、抽搐或偏瘫，病理神经反射阳性。病灶累及视神经和听神经时，可出现视力模糊、畏光、复视、眼球后疼痛，听力下降或丧失等表现。垂危的患者可发生颞叶钩回疝或小脑扁桃体疝而危及生命。

艾滋病患者继发中枢神经系统新型隐球菌病，发热和抽搐的表现比没有免疫抑制的患者更为常见，病程呈进行性发展。

（二）肺新型隐球菌病

新型隐球菌主要通过肺进入人体，但是，肺新型隐球菌病所占的比例少于15%，远比中枢神经系统新型隐球菌病少见。肺新型隐球菌病可发生在无肺外病变的情况下；同样，中枢神经系统新型隐球菌病等肺外感染，肺也可没有感染病灶。

肺隐球菌病临床表现轻重差别很大，可以从无症状的自限性感染，乃至在艾滋病患者中表现为暴发性经过，出现成人呼吸窘迫综合征而迅速死亡。大多数肺新型隐球菌病患者，症状轻微，可有低热、全身疲倦和体重减轻等慢性消耗症状，咳嗽、黏液痰和胸痛常见，但咯血少见。

艾滋病患者继发肺新型隐球菌病的病程常呈进展性，更容易发生血行播散，或者发展为急性呼吸窘迫综合征。

（三）皮肤新型隐球菌病

新型隐球菌发生血行播散时，大约有5%患者出现皮肤病变，可表现为痤疮样皮疹，皮疹出现破溃时可形成溃疡或瘘管。

（四）骨骼、关节新型隐球菌病

大约占新型隐球菌病的10%，表现为连续数月的骨骼、关节肿胀和疼痛，出现溶骨性病变时，通常以冷脓肿形式出现，并可累及皮肤。

（五）播散性或全身性新型隐球菌病

由肺原发性病灶血行播散所引起，除了中枢神经系统之外，几乎可波及全身所有部位，如肾、肾上腺、甲状腺、心、肝、脾、肌肉、淋巴结、唾液腺和眼球等。一般症状类似结核病，出现肉芽肿病变时，个别患者在组织学上与癌性病变类似。

五、实验室检查

（一）常规实验室检查

白细胞计数和分类，红细胞和血红蛋白以及血小板计数一般在正常范围；部分患者可出现淋巴细胞比例增高，轻至中度贫血。血沉可正常或轻度增加。病变不累及泌尿系统时，尿常规也无异常。艾滋病患者白细胞计数降低，不同程度的贫血，T 淋巴细胞绝对计数降低，CD_4^+T 淋巴细胞计数也下降，CD_4^+/CD_8^+ 小于 1。

（二）脑脊液检查

大多数中枢神经系统新型隐球菌病患者的脑脊液压力明显升高，病情严重的患者可高达 600 mmH$_2$O（5.4 kPa）以上；在腰椎穿刺之前，用 20% 甘露醇 250 mL、快速静脉滴注、可降低脑疝发生的危险性。外观澄清或稍为混浊；细胞数一般在（40~400）×10^6/L 之间，以淋巴细胞为主，但在疾病早期也可呈现中性粒细胞为主；个别患者在症状明显期偶尔大于 500×10^6/L。蛋白质水平轻至中度升高；葡萄糖和氯化物水平下降。

（三）病原学检查

从脑脊液、痰液、皮肤病灶的分泌物、冷脓肿穿刺液和血液等标本分离到新型隐球菌是诊断的最好方法，用墨汁涂片直接镜检，可发现出芽的酵母样菌，外周有透亮的厚壁荚膜；或者用黏蛋白胭脂红染色酵母样菌的荚膜呈深玫瑰红色时，强烈提示新型隐球菌病。沙氏琼脂培养基、血液或脑心浸液琼脂可用来培养新型隐球菌，培养 2~3 天可见到菌落，若连续培养 6 周仍没有菌落出现才能认为培养阴性。皮肤、骨骼和关节新型隐球菌病的病原学诊断除了依靠分泌物或脓液的涂片和培养外，还可从病理活检中找到病原学诊断的依据。

除了痰液和支气管分泌物中分离到新型隐球菌外，凡从人体的各种组织活检标本、尿液、血液、骨髓或脑脊液中发现新型隐球菌，提示有侵袭性感染。从痰液中分离到新型隐球菌，可能提示侵袭性肺新型隐球菌病，也可能提示处于共生状态。血清新型隐球菌荚膜抗原阳性，或者有浸润性或结节性肺部病变存在支持侵袭性肺新型隐球菌病的诊断。

（四）血清学检查

与多数真菌病的血清学试验缺乏特异性和敏感性不同，针对新型隐球菌荚膜多糖抗原的乳胶隐球菌凝集试验（latex cryptococcal agglutination test，LCAT）和酶联免疫吸附测定（enzyme-link immunosorbent assay，ELISA）有较高的特异性和敏感性，中枢神经系统新型隐球菌病，隐球菌抗原在脑脊液中的阳性率几乎达 100%，血清为 75% 左右；而且，抗原的滴度与感染的严重性平行，还可以作为疗效的观察指标。艾滋病患者中枢神经系统新型隐球菌病的脑脊液，隐球菌抗原的滴度经常大于 1 : 1 000，血清的阳性率大于 90%，可以作为艾滋病患者是否并发中枢神经系统隐球菌病的筛查工具。值得注意的是中枢神经系统以外的新型隐球菌病，隐球菌抗原的阳性率仅有 25%~50%。

（五）分子生物学检测

PCR 方法检测新型隐球菌有很高的特异性和敏感性，可以区别变种，可以用于感染早期的诊断，可以不受治疗的影响。可用于痰液、支气管或肺泡灌洗液、经支气管吸出物的检测。

（六）影像学检查

肺新型隐球菌病患者的 X 线检查，可发现单个或多个结节性阴影；也可表现斑点状肺炎，浸润性肺结核样阴影或空洞形成；如果出现血行播散时，出现粟粒性肺结核样的影像；一般不出现纤维性变和钙化，肺门淋巴结肿大和肺萎陷少见。中枢神经系统新型隐球菌病患者的 X 线断层扫描（CT）和磁共振成像（MRI）检查，有助于了解肉芽肿病变的大小和部位以及脑室系统受累扩张情况。骨骼新型隐球菌病患者的 X 线照片、CT 或 MRI 检查可显示溶骨病变的部位和范围。

六、并发症

部分艾滋病患者肺部新型隐球菌病呈现暴发性经过，可并发成人呼吸窘迫综合征。中枢神经系统新型隐球菌病可并发脑积水，听力和视力降低或丧失，性格改变和痴呆等。胸椎和腰椎的新型隐球菌病可并发截瘫。

七、诊断

新型隐球菌病是一种临床疾病谱复杂多变的全身性真菌病。诊断可依据以下资料综合分析：

（一）流行病学资料

应注意患者有否暴露于鸟粪、特别是鸽粪的病史；有否存在影响免疫防御功能的基础疾病和因素：如恶性肿瘤、结缔组织病、器官移植和使用糖皮质激素或免疫抑制剂等，其中，艾滋病病毒感染是本病重要的易感因素。但是，没有流行病学资料也不能排除本病。

（二）临床表现

典型的肺新型隐球菌病有咳嗽、黏液痰、胸痛等表现。中枢神经系统新型隐球菌病有逐渐加重的剧烈头痛、呕吐、脑膜刺激征阳性；严重时，可有意识障碍、抽搐、病理神经反射阳性等表现。皮肤新型隐球菌病有痤疮样皮疹，皮疹中间坏死形成溃疡等表现。骨骼新型隐球菌病有胀痛、冷脓肿形成等表现。

（三）实验室检查

除外痰液检查，脑脊液、血液、皮肤病灶和全身其他组织和体液标本墨汁涂片、培养分离以及组织病理标本找到有荚膜的酵母菌是新型隐球菌病的确诊依据。对于确诊为肺新型隐球菌病的患者应进行一次腰椎穿刺，明确是否发生了中枢神经系统感染。新型隐球菌荚膜多糖抗原检测在中枢神经系统新型隐球菌病有辅助诊断意义。影像学检查可发现新型隐球菌病引起的浸润或肉芽肿病灶。

八、鉴别诊断

新型隐球菌病的临床表现缺乏特征性，一次的病原学检查阴性不能排除新型隐球菌病，部分患者是第 2~5 次标本送检才发现新型隐球菌的，所以，应进行细心的鉴别诊断。肺新型隐球菌病应与肺结核和肺恶性肿瘤等疾病相鉴别。中枢神经系统新型隐球菌病应与结核性脑膜炎和脑肿瘤等疾病相鉴别；其中，最容易误诊为结核性脑膜炎，与结核性脑膜炎相比，颅内压升高较明显，视神经受累在中枢神经系统新型隐球菌病中更为常见。目前，大多数结核性脑膜炎的诊断仍然依赖于治疗性诊断，在抗结核治疗的过程中，临床表现如果没有出现明显缓解，复查腰椎穿刺了解抗结核治疗的效果时，均应常规作新型隐球菌检查，能明显降低误诊率。当艾滋病患者有头痛的症状时，尽管脑脊液的细胞数、蛋白和糖的水平正常，也应做脑脊液的墨汁染色涂片，隐球菌培养和乳胶隐球菌凝集试验等检查，以排除并发隐球菌感染。皮肤新型隐球菌病应与粉刺、基底细胞瘤和类肉瘤等疾病相鉴别。骨骼、关节新型隐球菌病应与骨骼、关节结核以及骨肿瘤等疾病相鉴别。播散性新型隐球菌病应与粟粒性肺结核、结缔组织病和转移癌等疾病相鉴别。

九、治疗

新型隐球菌病的治疗方案根据感染部位和患者免疫防御基础状态的不同而有所不同。然而，所有中枢神经系统以及肺外的新型隐球菌病都必须进行治疗。

（一）非艾滋病患者新型隐球菌病的治疗

1. 中枢神经系统新型隐球菌病　所有患者均需要治疗。目前，仍推荐两性霉素 B（amphotericin B）或脂质体两性霉素 B（liposomal amphotericin B）或两性霉素 B 脂质复合体（amphotericin B lipidcomplex）或两性霉素 B 胶态分散体（amphotericin B colloidal dispersion）与氟胞嘧啶（fluorocytosine，5-FC）联合用药为首选，尤其适用于中型、重型的患者，以及出现昏迷、失明、脑神经麻痹和脑积水等并发症的患者。无论使用什么治疗方案，仍然有 5%～25% 的病死率。非艾滋病患者与艾滋病患者的中枢神经系统新型隐球菌病的疗效明显不同。

（1）两性霉素 B 与氟胞嘧啶联合用药

1）使用方法：两性霉素 B，用 5% 葡萄糖注射液 500 mL 稀释，第一天剂量为 0.5～1 mg，避光缓慢静脉滴注至少 6 小时；以后每天增加剂量 3～5 mg，到达治疗浓度每天 0.5～1 mg/kg，最高剂量不超过每天 1 mg/kg。氟胞嘧啶，每天 50～100 mg/kg，分 3～4 次，口服；或者，1% 氟胞嘧啶注射液，每天 50～100 mg/kg，分 1～2 次，静脉滴注。

2）疗程：根据国外多中心随机的临床试验推荐，两性霉素 B 联合氟胞嘧啶治疗中枢神经系统新型隐球菌病疗程为两性霉素 B 和氟胞嘧啶联合应用 6 周，以后再单用两性霉素 B 10 周。除此之外，在临床上下列几种指标也可作为参考：治疗疗程使用至：①新型隐球菌的涂片和培养阴性，再加上脑脊液常规以及生化常规中的葡萄糖和氯化物的水平恢复正常，两性霉素 B 的总量一般在 3～5 g；②或者新型隐球菌涂片和培养阴性后再使用两性霉素 B 1～2 g；③或者有条件时，检测脑脊液和血清中隐球菌抗原的滴度，滴度下降 4 倍以上；隐球菌抗原的滴度在治疗过程下降缓慢，只需每 3～4 周检测一次。

两性霉素 B 的使用总量在不同患者存在一定差别，多数患者使用总量 3～5 g 可以治愈并且不再复发；但是，也有总量超过 10 g 脑脊液新型隐球菌的涂片和培养仍然阳性。对不同患者需要两性霉素 B 的总量，暂时没有找到可靠的预测指标。

3）不良反应与对策：两性霉素 B 的不良反应包括寒战、发热、头痛、食欲缺乏、恶心、呕吐、静脉炎、低血钾、肾功能损害、贫血和肝功能损害等。减轻不良反应方法有：在静脉滴注两性霉素之前，阿司匹林（aspirin），0.3 g，或萘普生（naprosyn），0.25 g，口服；可减轻寒战、发热反应。在两性霉素 B 的输液中加入肝素（heparin），10 mg（1 250 U），能减轻静脉炎。经常监测血钾的水平，通过口服 10% 氯化钾和（或）静脉滴注浓度为 3% 氯化钾，补钾量可达 4～8 g/d，维持血钾在正常水平。当血液中尿素氮的浓度大于 10 mmol/L 时，需要把两性霉素 B 减量或暂停，让肾功能恢复。谷丙转氨酶升高时，可给予护肝、降酶药物。贫血可酌情给予输血。

氟胞嘧啶的不良反应有食欲缺乏、恶心、呕吐和腹泻等胃肠反应，以及骨髓抑制、肝损害和皮疹等。有条件时应监测氟胞嘧啶的血清浓度，维持在 50~100 mg/L 的范围。氟胞嘧啶注射液的价格较高，但有胃肠反应轻微，疗效确实等优点，适用于症状明显期。

从近几年临床应用的报道来看，两性霉素 B 的脂质制剂至少与两性霉素 B 一样疗效，可用于原先有肾功能异常的患者，但是，价格昂贵。目前，美国食品和药品管理局（U. S. Food and Drug Administration）已批准脂质体两性霉素 B（LFAmB）用于隐球菌病的治疗。

目前，鞘内注射两性霉素 B 已经较少使用，通常仅用于静脉使用高剂量和长疗程的两性霉素 B 仍然无效的难治性患者或者复发患者，还有存在严重肾功能不全等严重基础疾病不适宜全身用药的患者。两性霉素 B，首次剂量 0.05 mg，加上地塞米松（dexamethasone）2 mg，注入时用脑脊液反复稀释，缓慢注射；以后逐渐增加剂量至每次 0.2~0.5 mg，每 2~3 天进行一次，鞘内注射两性霉素 B 的总剂量在 15 mg 为宜。鞘内注射液体的体积不碍超过所引流用于作脑脊液检查的体积。虽然，两性霉素 B 鞘内注射有使药物直接作用于病灶的优点，但是，可出现蛛网膜炎、听力下降和医源性蛛网膜下隙出血等不良反应，增加合并化脓性细菌颅内感染的风险。

（2）其他病原治疗的药物：三唑类抗真菌药氟康唑（fluconazole），200~400 mg/d，静脉滴注，脑脊液培养阴性后仍需要继续用药 10~12 周，可以使一部分患者治愈。另一部分患者单用氟康唑治疗可控制危重症状，但是，疗程超过 4 个月仍然不能使脑脊液中的新型隐球菌阴转。

氟康唑治疗中枢神经系统新型隐球菌病的疗效明显优于伊曲康唑（itraconazole）。

（3）两性霉素 B 与氟康唑交替治疗的探讨：两性霉素 B 和新型隐球菌胞浆膜上的麦角甾醇结合改变膜的通透性，使细胞成分外漏起杀菌作用。但是，不良反应明显，需要用药 2 周左右才达到治疗浓度。氟康唑通过抑制麦角甾醇的生物合成起抑菌作用，具有良好的水溶性、蛋白结合率低、容易通过血-脑脊液屏障（脑脊液浓度为血浓度的 60%~80%）、可以静脉给药、不良反应轻微以及开始治疗就能到达抑菌浓度等优点。根据上述两种抗真菌药物作用位点相同的药理特点，认为两性霉素 B 与氟康唑联合用药不能产生协同或累加作用。然而，有交替用药的尝试经验：对于有颅内压增高危象或脑疝前兆表现的患者利用氟康唑开始治疗就能达到抑菌浓度的优点，先使用氟康唑加氟胞嘧啶控制危重症状，症状缓解后改用两性霉素 B 维持治疗至脑脊液中新型隐球菌完全消失，临床上有成功的案例。也有案例先用两性霉素 B 加氟胞嘧啶治疗，危重症状缓解后，由于肾功能不全等基础疾病治疗过程出现严重不良反应；或者两性霉素 B 总量超过 7 g，脑脊液中新型隐球菌仍未能转阴，改为氟康唑维持治疗，直至痊愈。

（4）对症治疗：由于两性霉素 B 需要在开始用药后的 10~14 天才能达到治疗浓度，这段时间内患者可能因颅内压的继续升高发生脑疝而危及生命，降低颅内压的对症治疗在中枢神经系统新型隐球菌病病原治疗初期发挥关键的作用。常用降低颅内压的方法有：20% 甘露醇（mannitol），每次 1~2 g/kg，在 30~60 分钟内快速静脉滴注，按照颅内压的升高程度决定每天的脱水次数，严重时每天可使用 4~6 次。还可加用 50% 葡萄糖 60 mL 快速静脉滴注，与甘露醇交替。危急时可在甘露醇中加入呋塞米（lasix，速尿）20~40 mg，加强脱水效果。甘露醇长期大剂量使用可能有肾小管损害或血尿等不良反应，要记录 24 小时出入量，经常监测血清钾、钠、氯以及二氧化碳结合力的水平，维持水、电解质和酸碱平衡。

（5）手术治疗：在病原治疗的过程中，由于左右脑室到第三脑室的左右室间孔，第三脑室到第四脑室的中脑导水管，以及第四脑室到蛛网膜下隙的正中孔和两个侧孔，孔径狭小，容易被炎症渗出物所堵塞。当影像学上提示脑积水并伴有反应迟钝或昏迷的患者，在脱水降低颅内压治疗效果不明显时，应施行脑室腹腔内引流术。

（6）随访：中枢神经系统新型隐球菌病临床缓解出院后，应争取每3~6个月复查脑脊液一次，持续2年，以便及早发现复发。

2. 肺新型隐球菌病　由于在一些免疫防御功能"正常"的肺新型隐球菌病个体，不用抗真菌治疗能够自愈，所以，在这些"正常"的个体中，有下列几种情况可以不需抗真菌治疗：①没有肺外感染的证据；②脑脊液、骨髓、尿和前列腺分泌物培养不到新型隐球菌；③在脑脊液和血清中检测不到隐球菌抗原；④肺部病灶较小、稳定或处于消退之中；对这些个体每2~3个月随访一次，至少一年，根据病灶的变化决定是否进行抗真菌治疗。相反，有存在其他免疫抑制因素的患者，或肺部病灶呈侵袭性发展患者以及艾滋病患者肺新型隐球菌病均需要进行抗真菌治疗。目前，还没有公认的治疗方案，可以选用两性霉素B联合氟胞嘧啶，两性霉素B的总量为1~2 g。或者氟康唑，400 mg/d，疗程为6~12个月。氟康唑一般用于轻、中型肺新型隐球菌病。治疗应进行至临床症状和肺部影像学病灶消失，以及病原学检查阴性。出现广泛的肺叶实变和大块状病变时，应进行手术切除并辅予抗真菌治疗。

3. 其他部位的新型隐球菌病

（1）皮肤、黏膜新型隐球菌病：可单用两性霉素B或合并氟胞嘧啶进行治疗。三唑类抗真菌药在皮肤、黏膜分布良好，不良反应轻微，虽然是抑菌剂，也足以治愈皮肤、黏膜的新型隐球菌病。氟康唑，150~400 mg，口服，每天1次；或者伊曲康唑，200 mg，口服，每天2次。

（2）骨骼新型隐球菌病：除了用两性霉素B进行治疗外，还需要进行外科清创术。三唑类抗真菌药物在治疗骨骼新型隐球菌病的疗效还需进一步评价。

（二）艾滋病患者新型隐球菌病的治疗

由于艾滋病患者继发新型隐球菌病有高度的难治性，如果停止治疗，复发率高达50%，需要在强有力的初始治疗之后长期维持治疗。

1. 初始治疗　初始治疗分为两个阶段，诱导治疗阶段：两性霉素B，每天0.7 mg/kg，氟胞嘧啶，每天100 mg/kg，2周；巩固治疗阶段：氟康唑，400 mg/d，大约8周。这种方案氟胞嘧啶仅使用2周，毒性降低，患者有较好的耐受性；与两性霉素B联合使脑脊液新型隐球菌阴转率增加。

2. 维持治疗　一旦初始治疗使脑脊液新型隐球菌培养从阳性转为阴性，可以进入维持治疗，氟康唑，200 mg/d，口服，多数患者耐受良好，维持治疗必须终生进行。但是，如果艾滋病患者进行高效抗反转录病毒治疗疗效显著时，可停用氟康唑的终身维持治疗。

十、预后

艾滋病患者继发新型隐球菌病与非艾滋病患者的预后截然不同，前者有很高的复发率并且最终以不治告终。在非艾滋病的新型隐球菌病患者中，如果存在糖尿病、恶性肿瘤、结缔组织病、器官移植等严重疾病基础；或中枢神经系统新型隐球菌病出现反应迟钝、精神恍惚或昏迷等意识状态改变；或脑脊液新型隐球菌荚膜抗原的滴度大于1：1 024；或治疗后滴度不下降等因素是预后不良的指标。

十一、预防

本病为高度散发，且大多数新型隐球菌病患者不能准确地确定感染的来源，试图控制传染源是非常困难的。有可能的情况下，控制城区养鸽，减少鸽粪污染，可能有利于降低新型隐球菌病的发病率。氟康唑和伊曲康唑等口服抗真菌药物疗效确切并且安全性良好，当艾滋病患者 CD_4^+T 细胞计数<200×10⁶/L 时，使用氟康唑 200 mg/d，口服，能有效地减少全身性真菌感染的发病率，然而，在进展性艾滋病患者中用氟康唑预防新型隐球菌病仍未列为常规。到目前为止，对本病还没有疫苗。

（田建震）

第二节　念珠菌病

念珠菌病（candidiasis）是由各种致病性念珠菌（candida）引起的局部或全身感染性疾病，好发于免疫功能低下的患者。随着糖皮质激素、免疫抑制剂、导管、插管、器官移植、化疗以及介入治疗等新诊疗技术的广泛应用，加上艾滋病、糖尿病、肿瘤等高危人群的增多，念珠菌病的发病率呈明显上升趋势，其中念珠菌血症已成为最常见的血流感染之一。该病早期诊断、早期治疗，预后较好，延误治疗或播散性感染预后不佳。

一、病原学

念珠菌属真菌界半知菌亚门-芽胞菌纲-隐球酵母目-隐球酵母科，目前已发现 300 余种。念珠菌为条件致病菌，至少有 20 余种可致人类疾病，其中以白念珠菌（candida albicans）最为常见，占念珠菌感染的 50%~70%。其他如热带念珠菌、克柔念珠菌、光滑念珠菌、高里念珠菌、假热带念珠菌、葡萄牙念珠菌等也可致病。白念珠菌及热带念珠菌的致病力最强。

念珠菌体呈圆形或卵圆形，直径为 4~6 μm，革兰阳性，发（出）芽繁殖，又称芽生孢子。菌体能发育伸长成假菌丝，少数形成厚膜孢子及真菌丝，但光滑念珠菌不形成菌丝。在血琼脂及沙氏琼脂上生长良好，适宜温度 25~37 ℃。

二、流行病学

念珠菌广泛存在于自然界的土壤、医院环境、各种用品表面及水果、奶制品等食品上，亦广泛存在于人体皮肤、口腔、胃肠道和阴道等处。

（一）传染源

念珠菌病患者、带菌者以及被念珠菌污染的食物、水等均为传染源。

（二）传播途径

有两方面途径：

1. 内源性　较为多见，因念珠菌是人体正常菌群，在一定条件下大量增殖并侵袭周围组织引起自身感染，常见部位是消化道及肺部。

2. 外源性　主要通过直接接触感染，包括性传播、母婴垂直传播、亲水性作业等；也可通过医护人员、医疗器械等间接接触感染；还可通过饮水、食物等方式传播。

（三）易感人群

好发于有严重基础疾病及免疫功能低下患者，主要包括以下情况：

（1）有严重基础疾病，如糖尿病、肿瘤、艾滋病、系统性红斑狼疮、大面积烧伤、粒细胞减少

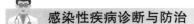

症等。

（2）应用细胞毒性免疫抑制剂，如肿瘤化疗、器官移植、大剂量肾上腺皮质激素等。

（3）长期大量滥用广谱抗生素。

（4）长期留置导管，各种导管是念珠菌感染的主要入侵途径之一。

（四）流行特征

本病遍及全球，全年均可发病。免疫功能正常的患者，以皮肤黏膜感染为主，可发生于各年龄段，但最常见于婴幼儿，治疗效果好。免疫功能低下或缺陷的患者则好发系统性念珠菌病。深部念珠菌病的发病率呈明显上升趋势，且随着抗真菌药物的广泛应用，临床耐药菌株的产生也日益增多。

三、发病机制与病理解剖

（一）病原菌本身相关因素

1. 黏附和入侵 念珠菌大量繁殖首先形成芽管，并借助于胞壁最外层的黏附素等结构黏附于宿主细胞表面，随后芽管逐渐向芽生菌丝或菌丝相转变，并穿入宿主细胞，在宿主细胞内又直接形成新的菌丝，进一步扩散。

2. 毒力因素 念珠菌能产生水解酶、磷脂酶、蛋白酶等多种酶类，促进病原菌的黏附、侵袭，造成细胞变性、坏死及血管通透性增加，导致组织器官损伤。

3. 激发炎症 菌丝侵入机体后，可激发补体系统及抗原抗体反应，导致炎症介质的大量释放，产生特异性免疫反应及迟发超敏。

4. 耐药 念珠菌可通过改变其多药外排载体功能，或改变唑类药物的靶酶基因而对唑类药物耐药；也可通过改变其胞膜结构而影响两性霉素 B（amphotericin B）与麦角固醇及磷脂的结合，从而导致对非唑类药物的耐药。

（二）宿主相关因素

1. 宿主防御功能减退

（1）局部防御屏障受损：烧伤、创伤、手术、某些介入性操作，使病原体易于透过受损的皮肤、黏膜而入侵。

（2）免疫系统功能缺陷：先天性免疫系统发育障碍或后天性受破坏（物理、化学、生物因素影响），如放射治疗、细胞毒性药物、免疫抑制剂、损害免疫系统的病毒（如 HIV）感染，均可造成念珠菌的机会感染。

2. 医疗操作 各种手术、胃管、导尿管、静脉穿刺导管、内镜检查、机械通气、介入治疗等，为病原体入侵机体提供了通路。

3. 抗生素的广泛应用 广谱抗菌药物的大量使用，不仅抑制了人体内的正常菌群，有利于念珠菌的定植；同时抑制了对抗生素敏感的菌株，使念珠菌这种条件致病菌大量繁殖，造成医院感染。

根据不同器官和发病阶段，组织病理改变可呈炎症性（如皮肤、肺）、化脓性（如脑、肺、肾）或者肉芽肿性（皮肤）。食管及小肠病变一般为浅表性糜烂或小溃疡，侵及心内膜可引起瓣膜增生性改变及赘生物附着，而急性播散性病例常可形成多灶性微脓肿。

四、临床表现

（一）皮肤念珠菌病

1. **念珠菌性间擦疹** 又名擦烂红斑，是最为常见的皮肤念珠菌病，多见于健康体胖的中年妇女或儿童。念珠菌感染皮肤皱褶处（间擦部位），如腋窝、腹股沟、乳房下、会阴部、肛门周围，自觉瘙痒，表现为界限清晰的皮肤红斑及糜烂，周围散在丘疹、水疱和脓疱，呈卫星状分布。

2. **念珠菌性甲沟炎和甲床炎** 多发于手足经常泡水者，如水产工人、洗衣工和足浴工等，为念珠菌侵犯甲沟、甲床所致，表现为甲沟红肿化脓，可伴有糜烂及渗出，指（趾）甲变厚，呈淡褐色。

3. **念珠菌性肉芽肿** 好发于婴幼儿面部、头皮、指甲、甲沟等，为念珠菌感染皮肤所致组织增生、结节、溃疡或肉芽肿形成，特点为富含血管的丘疹，上覆黄棕色痂，刮除痂皮可见新鲜的肉芽组织。

4. **慢性皮肤黏膜念珠菌病** 又称 Hausen-Rothman 肉芽肿，可能为常染色体隐性遗传性疾病，儿童好发，常伴有多种全身疾病或免疫功能障碍，表现为皮肤、黏膜及甲沟的复发性持久性念珠菌感染。

（二）黏膜念珠菌病

1. **口腔念珠菌病** 为最常见的浅表性念珠菌病。包括急性假膜性念珠菌病（鹅口疮）、念珠菌性口角炎、急慢性萎缩性念珠菌病、慢性增生性念珠菌病等。鹅口疮最为常见，好发于新生儿，系白念珠菌的菌丝及孢子组成的灰白色薄膜附着于口腔黏膜上，边界清楚，周围有红晕，散在或融合成块，擦去假膜可见红色湿润面，也可累及喉、食管、气管等。成人如发生该病多有免疫缺陷或免疫功能减退，并常同时伴有消化道念珠菌病甚或播散性念珠菌感染，应予重视。

2. **念珠菌性唇炎** 由念珠菌感染引起的口唇慢性炎症，多见于下唇，可分为糜烂性及颗粒性。前者于唇红的中央呈鲜红糜烂，周边角化过度，表面脱屑类似黏膜白斑；后者于下唇出现弥漫性肿胀，唇红及与皮肤交界处的边缘有小颗粒，微凸于皮肤表面。

3. **念珠菌性口角炎** 好发于儿童或体弱者，表现为单侧或双侧口角浸渍发白，糜烂或结痂，若长期不愈可发生角化增殖及皲裂。

4. **念珠菌性阴道炎** 孕妇好发，阴道黏膜附有灰色假膜，形似鹅口疮。阴道分泌物浓稠，黄白色凝乳状或乳酪样，有时杂有豆腐渣样白色小块，但无恶臭。局部可红肿、瘙痒、糜烂甚至形成溃疡。皮损可扩展至外阴及肛周。

5. **念珠菌性包皮炎** 多无自觉症状，常表现为阴茎龟头包皮轻度潮红，龟头冠状沟处白色乳酪样斑片，以及鳞屑性丘疹，严重者可局部红肿、糜烂及渗出，出现尿频及刺痛，注意与慢性包皮炎鉴别。

（三）系统性念珠菌病

1. **呼吸系念珠菌病** 念珠菌从口腔直接蔓延或者经血行播散，引起支气管和肺部感染。表现为慢性支气管炎、肺炎，患者常出现低热、咳嗽、咳白色黏痰甚至咯血，肺部听诊可闻及湿啰音，X 线检查可见支气管周围致密阴影或双肺弥漫性结节性改变。用气管镜获取支气管分泌物做真菌培养结果较为可靠。

2. **消化系念珠菌病** 以食管及肠道感染多见，多为鹅口疮下行感染。食管念珠菌病以进食不适、吞咽困难为主要症状，内镜可见食管壁下段充血水肿，假性白斑或表浅溃疡；肠道念珠菌病多发于儿童，以长期腹泻多见。肝脾念珠菌病及腹腔念珠菌病多继发于播散型念珠菌病。

3. **泌尿系念珠菌病** 原发感染多由于导尿管留置后念珠菌上行感染引起，患者表现为尿频、尿急、排尿困难甚至血尿等膀胱炎症状。肾脏感染则多发生于血行播散，肾皮质和髓质均可受累，局部坏死、脓肿，并可导致肾功能损害，患者表现为发热、寒战、腰痛和腹痛。尿常规检查可见红细胞和白细胞，直接镜检可发现菌丝和芽胞，培养阳性有助确诊。

4. 念珠菌菌血症 多为局灶感染发生血行播散所致，多个器官同时被念珠菌侵犯，又称为播散性念珠菌病，病死率高。可累及全身各组织和器官，以肾脏和心内膜损害多见。临床表现为长期发热，抗生素治疗无效，以及多脏器如心脏、肾、肝等受累表现。确证有赖于血培养，但阳性率不到50%。

5. 念珠菌性心内膜炎 常继发于心脏瓣膜病变、人工瓣膜、心脏手术或心导管检查术后，临床表现似其他感染性心内膜炎，瓣膜赘生物通常较大，栓子脱落易累及大动脉，预后差。

6. 念珠菌性脑膜炎 少见，主要为血行播散所致，预后不佳。感染可波及大脑皮层、小脑及脊髓，表现为头痛、失明、谵妄及脑膜刺激征，但视盘水肿及颅内压增高不明显。脑脊液中细胞数轻度增多，糖含量正常或偏低，蛋白含量升高，需与结核性脑膜炎鉴别。脑脊液早期检查不易发现真菌，需多次真菌培养。

五、实验室检查

（一）直接镜检

标本直接镜检发现大量菌丝和成群芽胞有诊断意义，菌丝的存在提示念珠菌处于致病状态，如只见芽胞，特别是在痰液或阴道分泌物中，可能属于正常带菌，无诊断价值。

（二）培养

常采用沙氏培养基，必要时可将标本接种到氯化三苯基四唑（TZC）或琼脂培养基。由于念珠菌为口腔或胃肠道的正常居住细菌，因此从痰培养或粪便标本中分离出念珠菌不能作为确诊依据。若标本是在无菌条件下获得的，如来自血液、脑脊液、腹腔积液、胸水、中段清洁尿液或活检组织，可作为深部真菌感染的可靠依据。同一部位多次培养阳性或多个部位同时分离到同一病原菌，也常提示为深部真菌感染。所有怀疑深部念珠菌病的患者均应做血真菌培养。

（三）组织病理学检查

组织中同时存在芽胞和假菌丝或真菌丝可诊断为念珠菌病，但不能确定感染的种，必须进行培养再根据菌落形态、生理、生化特征做出鉴定。

（四）免疫学检查

采用酶联免疫吸附试验（ELISA）、乳胶凝集试验、免疫印迹法可检测念珠菌抗原，有早期诊断价值。采用ELISA、补体结合试验可检测特异性抗体，但临床应用受限，因健康人群也可检测到一定的抗体水平，而在疾病早期抗体水平不高。患者常有免疫功能低下也影响抗体的出现。

（五）分子生物学检查

随着分子生物学技术的进展，快速诊断念珠菌病已成为国内外关注的焦点。已采用的方法包括特异性DNA探针、聚合酶链反应（PCR）、限制性酶切片段长度多态性分析（RFLP）、DNA指纹图谱、随机扩增DNA多态性（RAPD）等。

（六）其他

影像学检查如胸片、B超、CT或MRI等，尽管无特异性，但对发现肺、肝、肾、脾侵袭性侵害有一定的帮助。

六、诊断

念珠菌病的临床表现常无特异性，较难与细菌感染相鉴别。在原发病的基础上出现病情波动，经抗生素治疗病情反而加重且无其他原因可解释，结合用药史及存在的诱因，应考虑真菌感染的可能。确诊需要病原学证实。

七、鉴别诊断

皮肤黏膜念珠菌病需注意与细菌性、病毒性、过敏性等皮肤黏膜病鉴别。消化系念珠菌病应与其他原因引起的消化道炎症鉴别。念珠菌脑炎、肺炎、心内膜炎需与结核性、细菌性及其他真菌性炎症鉴别。

八、治疗

（一）对症支持治疗

首先去除各种诱发因素，清除局部感染灶，积极治疗原发病，加强营养，提高机体抵抗力并酌情选用免疫调节剂以增强免疫功能。

（二）病原治疗

1. 局部用药　皮肤黏膜念珠菌病除口服制霉菌素或唑类抗真菌药外，可同时用制霉菌素软膏、洗剂、阴道栓剂或制霉菌素甘油，也可用咪唑类霜剂或栓剂。局部避免用肥皂和热水洗浴，保持干燥。

2. 全身用药

（1）两性霉素 B：静脉滴注，每天 0.5~0.7 mg/kg，与氟胞嘧啶每天 100~150 mg/kg 合用有协同作用，不良反应主要有肾毒性、心脏毒性、肝毒性、过敏反应等，出现严重不良反应者可考虑给予两性霉素 B 脂质制剂。

（2）酮康唑：顿服，每天 0.2~0.4 g，连服 1~2 个月，但因其有肝毒性，应动态监测肝功能。

（3）氟康唑：顿服或静脉注射，用于皮肤黏膜念珠菌病，每天 100~200 mg，连用 1~2 周；用于系统性念珠菌病，每天 200~400 mg（第 1 天 400 mg），疗程视临床治疗反应而定；用于念珠菌病的预防，每天 50~400 mg，疗程不宜超过 3 周。

（4）伊曲康唑：用于口腔或食管念珠菌病，顿服，每天 200~400 mg，连用 1~2 周；阴道念珠菌病，顿服，每天 100 mg，连用 3 天；系统性念珠菌病，静脉滴注，每次 200 mg，每 12 小时一次，连用 2 天，随后 200 mg，每天 1 次，连续 1~2 个月或更久。

（5）伏立康唑：静脉滴注，首日 6 mg/kg，每 12 小时一次，随后 4 mg/kg，每 12 小时一次。输注速度不得超过每小时 3 mg/kg，在 1~2 小时内输完。也可口服，首日 400 mg，每天 2 次，随后 200 mg，每天 2 次。

（6）卡泊芬净：与唑类或多烯类药物无交叉耐药，疗效确切且有良好的安全性，静脉滴注，首剂 70 mg，随后每天 50 mg，滴注时间不少于 1 小时。适用于菌血症、心内膜炎等重症感染及难治性口咽炎、食管炎，疗程视临床治疗反应而定。

（7）米卡芬净：每天 100 mg 静脉滴注，治疗指征同卡泊芬净。

九、预后

局部念珠菌病预后尚好。然而，念珠菌在任何部位的出现，均是引起潜在致命性播散性或全身性念珠菌病的危险因素。尽管有时念珠菌数量并不多，但如果是 ICU 患者，或安置中央静脉插管、长期应用广谱抗生素，或系糖尿病、血液透析或器官移植患者，则极有可能发生全身性播散。一旦发现侵袭性念珠菌病，其归因病死率成人为 15%~25%，最高达 47%，新生儿及儿童为 10%~15%。

十、预防

对易感人群应经常检查，并采取以下积极措施：

（1）尽量减少血管插管及监护设施的使用次数及时间，并加强导管插管的护理及定期更换，同时注意口腔卫生，保持皮肤黏膜完整及生理屏障的完善。

（2）合理应用抗生素及免疫抑制剂，长期大剂量使用者可予氟康唑等预防。

（3）加强医护人员、医用生物材料及周围环境的清洁，防止医院感染的发生。

（田建震）

第三节　曲霉病

曲霉病（aspergillosis）是由曲霉属（aspergillus）真菌引起的一组疾病，主要包括侵袭性感染和变态反应综合征，最常见于烟曲霉、黄曲霉、黑曲霉及土曲霉引起的过敏，呼吸道或肺部浸润，皮肤感染，或肺外传播的曲霉病。严重者可发生败血症，有研究证明一些曲霉可致癌。

一、病原学和流行病学

根据 1965 年 Rapes 研究，将曲霉分为 18 个群 132 个菌种，以烟曲霉最多见。许多曲霉对植物有致病性，有些能使鸟类、昆虫及家畜感染，鸟类尤其是鸽最易受感染。因此，皮毛工作者、饲鸽者及打谷的农民，由于吸入含曲霉孢子的灰尘而常引起感染。

曲霉广布自然界，世界各地都有发病，在室温及 37 ℃ 都可生长，为条件致病菌。一般正常人对曲霉有一定的抵抗力，不引起疾病。

侵袭性曲霉病发病潜伏期为 2~90 天，因此，社区获得性感染可在住院期间发病，医院内空气污染通常是暴发流行的起源。

二、病因和发病机制

曲霉属丝状真菌，是条件致病性真菌。当处于特殊状态的机体通过气道吸入大量孢子又不能清除，就会导致曲霉病的发生。中性粒细胞减少症及使用糖皮质激素是导致曲霉病发生两个主要的危险因素，且随持续的时间延长风险也增加。使用某些药物（如治疗自身免疫性疾病使用免疫抑制剂，器官移植后使用抗排斥药物等）导致细胞免疫应答受损，也可导致曲霉病的发生。发生侵袭性肺曲霉病患者通常有肺炎或慢性阻塞性肺病史，使用糖皮质激素不增加曲霉性鼻窦炎的发生率，但发生曲霉性肺病的风险增加。

正常情况下，吸入气道内的孢子被局部巨噬细胞，气道上皮细胞和肺泡巨噬细胞所形成的先天防御所清除。目前，气道上皮细胞清除曲霉孢子的机制尚不清楚，而巨噬细胞在此防御过程中所发挥作用相对清晰，既可清除孢子，又可产生继发炎症反应。当孢子在宿主体内发育为菌丝后，使细胞壁的重要成分（例如，3-D-葡聚糖）得以暴露，巨噬细胞可识别这些成分并分泌炎症介质，这些介质导致中性粒细胞募集和细胞免疫功能活化，这一过程对于消灭潜在具有侵袭作用的菌丝以及决定免疫应答的程度和性质发挥重要作用。

曲霉自身可通过分泌毒素、蛋白酶和次生代谢产物对局部肺组织及全身防御产生多重影响，包括：抑制巨噬细胞还原型烟酰胺腺嘌呤二核苷酸磷酸（NADPH）氧化酶激活，这是丝状真菌宿主防御的一个重要组成部分；抑制巨噬细胞吞噬和杀伤功能；抑制功能性 T 细胞的免疫应答。

三、病理

曲霉最常侵犯支气管和肺，可侵犯鼻窦、外耳道、眼和皮肤，或经血行播散至全身各器官。侵袭性曲霉病的特点是整个组织的弥漫性浸润。病变早期为弥漫性浸润渗出性改变；晚期为坏死、化脓或肉芽肿形成。病灶内可找到大量菌丝。菌丝穿透血管可引起血管炎、血管周围炎、血栓形成等，血栓形成又使组织缺血、坏死。

四、临床表现

侵袭性曲霉病通常发生于经由肺或鼻窦吸入孢子后，较少部分疾病可由胃肠道播散或直接接种到皮肤而获得。

（一）呼吸系统曲霉病

侵袭性曲霉病最常涉及的部位为肺脏，可表现为发热、胸痛、气短、咳嗽、和（或）咯血。肺部影像学检查常可发现肺结节和（或）渗入。计算机断层扫描（CT）有利于早期病灶的检出。肺曲霉病一般表现为单个或多个结节，斑片状或节段性融合，或支气管周围浸润。其中，小结节（<1 cm）病变最为常见，其他依次为大小结节混合型，大结节型，以及支气管周围浸润。还有一部分患者可出现毛玻璃样浸润及胸腔积液。

曲霉性气管-支气管炎最常见于接受肺移植手术的受体，临床表现通常存在明显的呼吸困难、咳嗽、喘息，偶尔可咳出气道腔内的黏液栓。胸部影像学检查可正常或呈现气道局限性增厚，斑片状浸润，融合，或小叶中心结节。慢性坏死性及空洞性肺曲霉病通常发生于有慢性基础性肺部疾病（如肺结核、非结核性分枝杆菌感染、结节病、强直性脊柱炎、类风湿肺病、气胸、肺大疱或曾行肺部手术）的患者，最初常被误为肺结核。菌丝侵入组织，促进机体发生免疫反应，但不足以将其清除，呈现缓慢、渐进性的病程经过。临床可表现为咳嗽、消瘦、乏力、胸痛等。CT 扫描有助于疾病明确诊断。

（二）消化系统曲霉病

以肝脏受累为多见，可达20%，其次是小肠、胃、食管、舌和胰脏。临床可表现为盲肠炎，结肠溃疡，腹痛和（或）胃肠道出血等。

（三）心血管系统曲霉病

通过血循环或直接蔓延而累及心内膜、心肌或心包，引起化脓，坏死或肉芽肿病变。曲霉常可侵犯中小动脉，引起血管壁坏死或血栓，但很少侵犯大血管。曲霉是仅次于念珠菌引起真菌性心内膜炎的一个病因。曲霉感染性心内膜炎的预后较差，病死率接近100%。

(四) 中枢神经系统曲霉病

较少见，大脑曲霉病可由眼或邻近组织如耳、鼻、鼻旁窦等直接蔓延，或通过肺原发灶经血循环而引起，多表现为脑脓肿，其他还可出现皮质及皮质下梗死。临床表现为癫痫发作或局灶性神经系统体征。预后极差。

(五) 皮肤黏膜曲霉病

主要感染途径为通过有创伤皮肤直接接种，如烧伤患者，新生儿，实体器官移植受者；其次，为邻近感染组织或血源性播散，如恶性肿瘤、造血细胞移植受者等。原发性皮肤曲霉病可有一至几个，甚至许多结节。

(六) 其他

泌尿生殖系统曲霉病以肾为主，可达40%，有时前列腺亦可受累。生殖器曲霉病男女均可发生，但少见。耳曲霉病是曲霉病中最常见的一种，在耳癣中曲霉引起的约占80%；大都为继发性。曲霉也可由鼻腔进入鼻窦，因此鼻窦曲霉感染也比较常见。眼曲霉病以角膜损害为最常见，表现为深浸润溃疡或表浅结节，主要由外伤引起。曲霉败血症多继发于肺曲霉病，主要发生于霍奇金病的晚期或心脏手术后。

五、实验室检查

可从病原培养、分子诊断、抗原检测及组织病理等方面综合做出诊断，约40%侵袭性曲菌病在尸检时被发现。

1. 培养　某些真菌在形态学上与曲霉较为近似，病原培养对确诊有重要价值。室温沙氏培养基上菌落生长快，毛状，黄绿色；镜下有典型结构分生孢子头和足细胞。可出现假阳性或假阴性结果。通常，曲霉培养阳性率只有10%~30%。

2. 直接镜检　以耵聍、痰、角膜溃疡处分泌物、皮损破溃处分泌物、脓液、支气管灌洗液等，用5%氢氧化钾溶液做直接涂片检查，可找到分隔菌丝及圆形、暗绿色孢子（直径2~3 μm）或菊花样霉菌结构。

3. 组织病理　曲霉病的组织病理反应一般为化脓性或混合型炎症。曲霉的组织相为无色分隔的菌丝，宽3~7 μm，一般粗细均匀，呈典型45°分枝，有时菌丝指向一个方向或自中心向四周，具特征性。霉菌球内见无数菌丝缠绕，其外围以纤维化的囊、壁，含炎症细胞。

4. 血清学诊断

（1）抗体检测：应用于免疫功能正常者，用于诊断过敏性曲霉病、肺曲霉球、慢性坏死性曲霉病及其他免疫功能正常者的侵袭性曲霉感染，包括心内膜炎等。

（2）抗原检查：抗原检测中以G试验、GM试验方法值得推广。

5. β-1，3-D-葡聚糖试验（β-1，3-D-glucan test，G试验）　除可检测念珠菌、曲霉外，还可以检测一些少见真菌，如镰孢菌、毛孢子菌等，但隐球菌与接合菌侵袭性感染患者阴性。β-1，3-D-葡聚糖广泛存在于各类真菌细胞壁中，占细胞壁成分的50%以上，除隐球菌与接合菌外，存在于所有其他真菌细胞壁中，尤以酵母菌为高，而其他微生物、动物及人的细胞成分及细胞外液均不含此成分。G试验具有快速简便的特点，G试验的假阳性率较高，菌血症患者的假阳性率约60%，革兰阳性球菌菌血症高达 73%。

6. 半乳甘露聚糖试验（galactomannan，GM 试验） 曲霉半乳甘露聚糖（GM）抗原是广泛存在于曲霉属和青霉属细胞壁中的一类多糖。血清曲霉 GM 抗原作为侵袭性曲霉感染的诊断指标，对高危成人患者 1 周检测 2 次，连续 2 次 > 0.5 为阳性；对儿童，以 GM 连续 2 次 >0.8 或单次 >1.5 为阳性标准。多项研究均发现在肺侵袭性曲霉病患者中，几乎有 2/3 在临床症状和影像学表现出现之前 ELISA 法测定血浆 GM 即可获得阳性结果，并证实监测血清 GM 含量动态变化不仅有利于曲霉感染的诊断同样有利于对治疗效果和病情发展的判断。GM 试验的灵敏度约为 71%，特异度为 89%。与组织病理学检查及临床标本培养诊断侵袭性曲霉感染相比，应用 GM 试验诊断侵袭性曲霉病平均要早 7~14 天，血液系统疾病并发侵袭性曲霉感染患者诊断价值较高。

六、诊断

以找到病原菌为主要诊断根据：①来源于无菌部位（如脑脓肿）的标本出现阳性结果；②来源于受损器官（如鼻窦或皮肤）的标本呈现组织学和培养同时阳性。肺 CT 扫描中的"晕征"可提示该疾病，局部毛玻璃样改变代表围绕结节的出血性梗死。但该征象也可出现于其他某些真菌感染中。对于慢性曲霉病，曲霉抗体检测虽不精确，但很有意义，抗体滴度下降提示治疗有效，培养阳性率较低。某些患者血清总 IgE 和曲霉特异性 IgE 的滴度升高。

由于曲霉在自然界中广泛存在，是一种条件致病菌，因此不能单靠一次阳性结果就确诊为曲霉病，必须多次培养阳性并结合临床症状（如有条件最好做病理检查，于组织中找到曲霉），才能做出可靠的诊断。

七、治疗

目前用于治疗侵袭性曲霉病的药物有两性霉素 B、伊曲康唑、伏立康唑、泊沙康唑和卡泊芬净。伏立康唑和两性霉素 B 用于侵袭性曲霉病的初始治疗。两性霉素 B、伊曲康唑和卡泊芬净批准用于侵袭性曲霉病的补救治疗。泊沙康唑用于预防粒细胞缺乏、白血病或骨髓增生异常综合征患者等曲霉病的高危患者。临床上要根据不同部位的曲霉病感染及合并有不同的临床症状给予相应处理。

对于非抗真菌药物辅助治疗侵袭性曲霉病，如干扰素-γ，可以起到重要的辅助抗真菌治疗作用。

八、预后

如患者出现免疫重建，侵袭性曲霉病可以治愈，但过敏性及慢性曲霉病则不能。如能明确诊断并给予治疗，侵袭性曲霉病的病死率为低于 50%；如未能及时诊断，病死率可达 100%。艾滋病晚期、复发性不可控的白血病以及接受异基因造血干细胞移植的患者一旦发生脑曲霉病，曲霉性心内膜炎，双侧弥漫性侵袭性肺曲霉病，预后不佳。

九、预防

当预测存在中、高度风险（如急性髓细胞白血病诱导治疗后）的情况下，可针对浅部及全身性念珠菌和侵袭性曲霉感染做预防性抗真菌治疗。泊沙康唑可能是更好的选择，另有研究支持低剂量静脉注射米卡芬净。目前，尚无成熟的预防用药方案。

（张　莉）

第四节　肺孢子菌病

肺孢子菌病（pneumocystosis）是由潜伏的肺孢子菌，在机体免疫抑制或受损时大量繁殖，破坏肺泡细胞，引起间质性肺炎即肺孢子菌肺炎（pneumocystosis pneumonia，PCP）。PCP尤其多见于艾滋病患者，也是其重要的致死原因；而器官移植、免疫抑制药物的广泛开展和应用，是PCP发病率上升的另一重要原因。主要临床表现为发热、干咳、进行性呼吸困难等，单纯吸氧不能缓解，经对因治疗后可迅速恢复。

一、病原学

卡氏肺孢子菌的分类有争议：既往把它列为原生动物门，单孢子虫纲，弓形虫目，称为卡氏肺孢子虫或卡氏肺囊虫；近年认为它是一种不典型的真菌，属子囊菌纲，故目前认为属于真菌，命名为肺孢子菌。

肺孢子菌在自然界广泛寄生于人和许多哺乳动物的肺组织内，整个生活史可在同一宿主内完成，主要有三种形态即包囊、滋养体和包囊前期。滋养体分为大滋养体和小滋养体，小滋养体是由包囊内的囊内小体逸出而成，逐渐增生成大滋养体，大滋养体可通过类似二分裂法或像酵母菌出芽一样进行无性增殖，也可能通过两个大滋养体细胞交配，其核由单倍体成为二倍体进行有性生殖，而后成为包囊前期（包囊和滋养体之间中间体）；包囊呈圆形或椭圆形，直径 $5\sim8\ \mu m$，六胺银染色囊壁深染呈黑蓝色，表面光滑，而孢内容物不着色，在亮背景下呈空壳状，包壁厚处染色深呈小的点状或括号状，代表子孢子芽生的地方，该特点可与其他微生物鉴别。繁殖期包囊内有多形性单核薄壁的囊内小体，包囊破裂后，囊内小体释出发育为滋养体。包囊是重要的确诊依据。

二、流行病学

（一）传染源

传染源为患者及健康带菌者。尚无证据表明感染动物为人类疾病的传染源。健康成人呼吸道常有菌体存在，当机体的免疫功能降低时，即可使菌体激活而发病。

（二）传播途径

该病是通过空气飞沫传播。血液中尚未发现肺孢子菌的包囊或滋养体，是否存在血液传播途径目前并不清楚。

（三）易感人群

肺孢子菌病主要发生在 CD_4^+T 细胞减少的患者，如 AIDS、淋巴瘤、白血病、器官移植及长期应用大剂量的糖皮质激素或免疫抑制剂的患者，因此，细胞免疫功能缺陷是发生肺孢子菌肺炎的主要危险因素。

（四）流行特征

肺孢子菌呈世界性分布，广泛存在于啮齿类动物和其他哺乳类动物，但宿主不同其基因有所不同，因此肺孢子菌可能有多种亚型。肺孢子菌所引起的肺孢子菌病以散发为主，尚无人群暴发流行的报道。

三、发病机制与病理解剖

肺孢子菌为毒力较弱，生长缓慢。健康人感染后多无病理损伤，且多呈隐性感染，只有在机体免疫功能缺陷或低下的患者才可能发生显性感染。

目前肺孢子菌的具体发病机制尚不明确。认为被吸入下呼吸道的肺孢子菌，黏附寄生于人体Ⅰ型肺泡上皮细胞表面，当免疫功能低下时大量繁殖，直接导致Ⅰ型肺泡上皮细胞损伤并坏死，肺泡毛细血管通透性增加，肺泡内充满肺孢子菌、纤维蛋白、脱落的上皮细胞、淋巴细胞、浆细胞等，使肺泡的表面活性物质减少，影响气体交换，出现低氧血症。为清除肺泡内渗出物，肺泡Ⅱ型上皮细胞代偿性肥大，肺泡间隙上皮细胞增生、肥厚、部分脱落，同时间质内巨噬细胞和浆细胞增生，间质纤维化，造成肺功能严重障碍。

肺部病变可为局限性或弥散性。肺脏表面呈灰褐色，体积增大，触之较硬，可有不规则的结节。切面见肺泡结构模糊，富含蛋白、细胞碎片及表面活性物质的泡沫样渗出物；显微镜下可见肺泡间隔增宽，淋巴细胞及浆细胞浸润，偶见上皮样肉芽肿和多核巨细胞，肺泡腔内少量渗出物，用乌洛托品银染色可见其中含有成团的虫体阻塞肺泡腔。

四、临床表现

潜伏期多为1~2个月，临床上通常分为两种类型。

1. 流行型或经典型　多发在早产儿、营养不良儿，易在育婴机构或居住拥挤环境中流行。隐袭性起病，进展缓慢，初期常有全身不适、食欲下降、低热、腹泻、体重下降，逐渐出现气促、干咳、进行性呼吸困难、鼻翼扇动、发绀。患儿症状虽重，但肺部体征相对轻微。整个病程约2~12周，患儿多死于呼吸衰竭，病死率可达50%。

2. 散发型或现代型　多见于有免疫缺陷（先天或后天获得）的儿童或成人。最常见于艾滋病患者。病初食欲缺乏、体重降低，后出现干咳、气促、发绀，可伴有发热，最终导致呼吸衰竭，数天内死亡。通常疾病症状的严重程度与肺部体征不成比例，即肺部阳性体征缺如，或可闻及少量散在的干、湿啰音。有明显的低氧血症，晚期出现呼吸性酸中毒。AIDS者肺功能损害更明显。未经治疗可100%死于呼吸衰竭。

对于AIDS患者、恶性肿瘤接受抗癌治疗或器官移植后接受免疫抑制剂治疗者、未成熟儿、营养不良和衰弱婴儿等在病程中出现无明显原因的发热、干咳、呼吸急促等症状时应考虑本病的可能，尤其患者呼吸困难症状明显而体征甚少时应高度警惕本病。

五、实验室和其他检查

（一）血液

血象白细胞计数多在正常范围或稍增高，通常在（15~20）×10⁹/L之间。白细胞分类可正常或核左移，嗜酸细胞数可轻度增加。长期应用免疫抑制剂治疗者，白细胞计数则较低。患者血清LDH、1, 3-β-D-葡聚糖和KL-6表达水平可显著升高。

（二）病原体检查

在下呼吸道分泌物或肺组织中发现肺孢子菌的包囊和滋养体是诊断的金标准。

1. 痰涂片　常规痰液检查方法简单、无损伤，但检出率低（6%～30%）。可用超声雾化器吸入高张盐水气雾剂来诱导患者咳嗽排痰，再将标本用2%的N-乙酰半胱氨酸处理，取沉渣涂片、染色镜检，可将检出率提高至60%～70%。

2. 支气管肺泡灌洗液（BALF）和经支气管肺活检　离心灌洗液后取沉渣染色镜检，检测的敏感率较高，可达79%～89%。如患者能耐受纤维支气管镜检，应考虑在灌洗后经支气管镜取肺组织标本检查，检测阳性率可达94%～100%。

3. 经皮肺穿刺或开胸肺组织活检　仅限于痰液及纤维支气管镜检查阴性而临床高度怀疑又必须进一步检查的患者，获取标本的阳性率较高。

染色方法：①吉姆萨染色：该方法最简单，包囊不着色，而囊内子孢子清楚，易于与其他真菌鉴别，但敏感性较低。②甲苯胺蓝或环六亚甲基四氨银染色法：为检查包囊的最好方法，包囊壁染成灰黑色或深褐色，染色的病原体和背景反差大，易于观察，但不易与其他真菌鉴别。缺点是操作复杂且费时。③免疫荧光法：用直接或间接免疫荧光技术检测肺孢子菌，简单快捷，易辨认包囊，敏感性高，缺点是存在假阳性。免疫荧光法可提高检测痰液的敏感性，但对于BALF无优势。

（三）血清学检查

1. 血清特异性抗体检测　常用的方法有ELISA、间接荧光试验和免疫印迹试验。抗体滴度4倍以上增加有诊断意义，阳性率为50%～90%。

2. 抗原检测　运用免疫荧光法或免疫组织化学染色法，对痰液、支气管肺泡灌洗液、肺活检组织中的肺孢子菌滋养体或包囊进行检测，敏感性高、特异性强。

（四）PCR方法

对痰液、BALF、肺组织活检标本以及血清/全血标本内的肺孢子菌均可进行检测。敏感性高，但特异性较低。

（五）肺部影像学检查

1. X线检查　可见双肺从肺门开始的弥漫性网状结节状阴影，呈毛玻璃样，以两下肺为主；病变晚期呈密度增高实变影。

2. 肺部CT　可早期发现病变，可有斑片、磨玻璃样、间质型改变，或非典型表现如肺部局限性或多发结节灶、大叶实变、肺不张、肺门及纵隔淋巴结肿大、胸腔积液等。

六、诊断与鉴别诊断

诊断依据如下：

（1）缓慢或亚急性起病，发热、干咳、发绀、进行性呼吸困难。

（2）临床症状重，但肺部阳性体征少。

（3）X线检查符合间质性肺炎改变。

（4）低氧血症。

（5）血乳酸脱氢酶常升高。

（6）确诊依靠病原学检查如痰液、BALF、肺组织活检等发现肺孢子菌的包囊或滋养体。

凡免疫功能低下或缺陷的患者以及长期接受免疫抑制药物治疗的患者，出现上述症状应高度怀疑该病的存在。对于临床高度怀疑本病而未找到病原学证据时可以进行试验性治疗。

本病应与细菌（包括结核菌）、病毒、衣原体、真菌感染引起的肺部疾病进行鉴别。

七、治疗

（一）一般治疗

卧床休息，给予吸氧、改善通气功能，如呼吸困难进行性加重，可予以人工辅助呼吸，维持水和电解质平衡，输注新鲜血或血浆加强支持治疗。减少或停用免疫抑制剂以恢复患者的免疫功能。对合并细菌感染者应给予合适的抗生素。

（二）病原治疗

复方磺胺甲噁唑（SMZ-TMP）是首选的治疗或试验性治疗药物。它通过干扰叶酸的代谢起到杀灭肺孢子菌的作用，具有高效、抗菌、价廉等优点，疗程 2~3 周。对于艾滋病患者疗程应大于 3 周。

喷他脒是最早用于治疗该病的药物，可能通过抑制二氢叶酸还原酶，与染色体外的 DNA 结合并抑制其复制以及抑制 RNA 聚合酶等发挥治疗作用。疗效与 SMZ-TMP 相近，但不良反应发生率高。疗程 2~3 周，但艾滋病患者应至少 3 周以上。

克林霉素–伯氨喹用于对上述药物无效的患者。对艾滋病患者合并的轻、重度 PCP 的治疗有效率达 90% 以上。3 周为一疗程。

甲氧苄啶–氨苯砜治疗有效率与 SMZ-TMP 相同，不良反应较少。

三甲曲沙对肺孢子菌双氢叶酸脱氢酶具有强的抑制作用。用于 SMZ-TMP 禁忌、不耐受或治疗失败的中、重度 PCP 患者。疗程 21 天。

上述药物的主要不良反应有皮疹、发热、骨髓抑制、肝肾功能损害、高铁血红蛋白血症等。四氢叶酸钙口服可以避免骨髓抑制。

（三）肾上腺皮质激素的使用

艾滋病患者并发 PCP，如 PaO_2<70 mmHg 或肺泡–动脉血氧分压差>35 mmHg，提倡在抗 PCP 治疗开始同时或 72 小时内使用肾上腺皮质激素，改善低氧血症，减少肺纤维化，降低病死率。用法为泼尼松口服，开始为 40 mg 每天 2 次口服，5 天后减为 20 mg 每天 2 次，口服 5 天，之后 20 mg 每天 1 次至抗 PCP 结束，如静脉用甲泼尼龙，用量为上述泼尼松的 75%。

八、预后

预后决定于基础疾病，如 AIDS 患者一旦发生 PCP，呈进行性恶化，未经治疗患者的病死率为 50% 以上。一般人群若能早期诊断、早期抗病原治疗，大多数患者可治愈。否则病死率高达 100%。通常在发病 1 周内确诊疗效较好。

九、预防

肺孢子菌通过空气传播，应隔离确诊的患者，避免发生院内交叉感染，并做好病房的通风及消毒。维持性免疫抑制方案选择应个体化，避免免疫过度，是预防本病的关键。对易感者可给予 SMZ-TMP、喷他脒气雾喷剂、氨苯砜预防。

（张　莉）

第五节　假丝酵母菌病

假丝酵母菌（Candida），亦称念珠菌，是一类寄居人体的正常菌群，在一定条件下，转化为致病菌而侵犯皮肤、黏膜及内脏，表现为急性、亚急性和慢性炎症。假丝酵母菌病是临床最常见的机会性真菌感染。

一、病原学

假丝酵母菌属半支菌亚门－芽胞菌纲－隐球酵母科，以白色假丝酵母菌最为常见，占所有感染的50%~70%；其他致病菌包括热带假丝酵母菌、伪热带假丝酵母菌、克柔假丝酵母菌、副克柔假丝酵母菌、光滑假丝酵母、近平滑假丝酵母菌、高里假丝酵母菌及星型假丝酵母菌等。

假丝酵母菌为双相真菌，细胞可呈球形、椭圆形、圆筒形及长条形等；通过发芽繁殖可形成假菌丝，少数形成厚膜孢子及真菌丝。假丝酵母菌的结构自浆膜向外分为 5 层，分别为甘露聚糖、β-葡聚糖、甲壳质、β-葡聚糖蛋白及纤维蛋白。后三层是假丝酵母菌吸附及抗吞噬的毒力基础，甘露聚糖蛋白是血清诊断的靶抗原，根据主要抗原成分不同可分为 A、B 两型，在免疫功能正常人中 A 型多于 B 型2 倍，而在免疫缺陷者中 A、B 两型相等或 B 型增多。

白色假丝酵母菌致病力最强，其菌体呈圆形或椭圆形，大小为 3~6 μm。革兰染色阳性，着色不均。通过芽生孢子出芽繁殖，孢子伸长形成芽管，不与母体分离，形成较长的假菌丝。在临床标本中如有大量菌丝，提示白色假丝酵母菌为致病状态，对诊断具有重要意义。

二、流行病学

（一）传染源

假丝酵母菌广泛分布于自然界的土壤、医院环境、各种食物及物品表面。在正常人体的皮肤、口腔、肠道、肛门及阴道等处均可检出本菌，以消化道带菌率最高（50%），其次是阴道（20%~30%）、咽（1%~4%）及皮肤（2%）。本病患者、带菌者及被污染的物品均可成为传染源。

（二）传播途径

大多数是自身内源性传播，在一定条件下，致病菌大量繁殖并侵袭周围组织，导致感染；少部分为外源性传播，可通过直接接触病菌、医疗人员的手间接接触，还可经感染的产道传播给新生儿。

（三）人群易感性

易发生在有严重基础疾病或防御力低下患者。如各种原因所致中性粒细胞缺乏、外科手术、烧伤致皮肤黏膜屏障破坏、长期使用广谱抗生素致菌群失调及机体免疫功能低下等患者。

三、发病机制

（一）病原真菌因素

1. 黏附　黏附是假丝酵母菌入侵的第一步，真菌细胞壁的甘露糖蛋白是黏附的基础。在菌体内基因控制的转换系统作用下，使孢子转为芽管或菌丝，可促进其黏附。黏附力是其在宿主内形成集落及入侵细胞的前提。

2. 入侵　假丝酵母菌黏附于上皮细胞后，其芽管（菌丝）可直接插入细胞膜，在宿主细胞内又直接形成新的菌丝，进一步扩散。

3. 产生毒素　假丝酵母菌产生的毒素可抑制机体的细胞免疫功能，促进感染；产生的一些水解酶及酸性蛋白酶，如磷酸酯酶及卵磷酸酯酶等，可导致组织损伤，利于病菌进一步侵入。

（二）宿主因素

1. 皮肤黏膜屏障破坏　各种烧伤、手术、创伤可使皮肤黏膜损伤，正常保护屏障遭到破坏。

2. 抗生素的广泛使用　尤其是长期抗生素的使用，导致正常菌群失调，促进致病真菌的繁殖而增加感染机会。

3. 免疫功能缺陷　肾上腺皮质激素、免疫抑制药的使用及放疗、化疗患者均可因免疫抑制而增加致病菌感染的机会。此外，HIV 感染者由于免疫功能缺陷，亦是易感人群。

四、病理改变

浅部皮肤感染后组织病理改变为真皮层的慢性炎症或表皮的肉芽肿样改变；呼吸道、消化道黏膜感染后多呈炎症改变，病变表现为深红、肿胀，侵犯深入时可呈浅表性糜烂或小溃疡；而内脏感染后呈多发性脓肿改变，侵及心内膜可引起瓣膜增生性改变或赘生物附着。

五、临床表现

（一）皮肤假丝酵母菌病

1. 糜烂红斑　本病为最常见的皮肤假丝酵母菌感染，好发于皮肤皱褶处，如腹股沟、乳房下、肛门、会阴部及指（趾）间等皮肤潮湿部位。特点是界限清晰的红斑，表面湿润、糜烂，皮损周围可散在丘疹、水疱或脓肿，渗出或结痂。成人可有指间（第3~4指间多见）糜烂红斑，少数出现疼痛。

2. 假丝酵母菌甲沟炎或甲床炎　多发于手足经常泡水者，为局限性炎症，甲沟出现红肿、潮红、渗出，但较少化脓。随着感染周期性加重，甲床上出现横纹，甲根处出现白斑，甲板常变厚呈淡褐色。

3. 假丝酵母菌皮肤肉芽肿　以头面、口腔、指甲及甲沟多见，不侵犯内脏。皮肤组织初为红斑、增生、溃疡，后形成结节、肉芽肿，多发生于儿童，病程迁延可长达数十年。发病年龄越早，病情越重，部分死于并发症。

（二）黏膜假丝酵母菌病

1. 口腔假丝酵母菌病　又叫鹅口疮，是最常见的浅表假丝酵母菌感染。临床可见灰白色假膜覆盖于口腔黏膜表面，界限清晰，散在或融合成片，擦去假膜可见红色湿润面，可累及喉、食管及气管等。本病多发生于老年人、儿童、慢性消耗性疾病患者及免疫功能低下者。发病较急、发展较快，如治疗不及时，可迅速扩散蔓延，引起深部病变。

2. 假丝酵母菌口角炎　单侧或双侧发生，口角区黏膜浸渍发白、皲裂，皲裂处常有糜烂、渗出、结痂，张口时疼痛或溢血。

3. 假丝酵母菌阴道炎　孕妇多发，与鹅口疮相似，阴道黏膜上有乳白色假膜附着。局部红肿、瘙痒、糜烂、溃疡。阴道分泌物呈黄色凝乳状，时有豆腐渣样白色分泌物，无恶臭。

4. 假丝酵母菌龟头炎　多由性传播，表现为阴茎、龟头、包皮潮红、干燥而光滑，龟头冠状沟白色乳酪样斑片，阴囊鳞屑性红斑。

（三）系统假丝酵母菌病

1. 呼吸系统假丝酵母菌病　多为继发感染，从口腔直接蔓延或血行播散，导致支气管炎及肺炎。患者大多还合并细菌感染，主要表现为低热、咳嗽、咳白黏痰，痰中可见灰色小点，肺部听诊可闻及湿啰音。慢性病变者犹如肺结核，可伴有胸膜炎及胸腔积液。

2. 消化系统假丝酵母菌病　多为鹅口疮下行感染，导致食管炎及肠炎。食管感染后可表现为吞咽困难及胸骨后疼痛，甚至发生消化道出血。内镜可见食管壁充血、水肿，黏膜有白斑、溃疡等。肠道感染以儿童多见，症状表现不一，可有长期腹泻、腹胀、腹痛，粪便可呈水样、豆腐渣样，多有泡沫而呈黄绿色，偶有便血。肠壁被严重侵犯可出现肠穿孔。肝脾及腹腔感染多为播散型假丝酵母菌病的继发。

3. 泌尿系统假丝酵母菌病　泌尿系统感染多由上行感染所致，少数由血行播散而致。膀胱感染多为尿道插管所致，可表现为尿频、尿急及血尿等症状，尿常规可见红细胞及白细胞。肾脏感染多为血行播散，可累及皮质、髓质，表现为肾盂肾炎，出现蛋白尿、血尿，尿液中可见黄色胶状物。肾功能严重受损者可伴发热、腰痛，严重者可出现肾衰竭。

4. 假丝酵母菌败血症　常由肠道、肺、皮肤等局限性病灶入血循环所致，表现为多脏器感染，其中以肾脏及心内膜的损害突出，临床表现为长期发热，抗生素治疗无效，多脏器受累，病死率高。

5. 假丝酵母菌心内膜炎　常发生在心瓣膜病患者，临床表现与亚急性心内膜炎相似，可有发热、贫血、心脏杂音，充血性心力衰竭及脾大。心脏瓣膜赘生物较大，易脱落导致动脉栓塞，预后差。

6. 假丝酵母菌脑膜炎　少见，由血行播散而致。可导致脑膜炎及脑脓肿，表现为发热、头痛、呕吐、烦躁、颈项强直，但颅内压增高不明显。脑脊液细胞数轻度升高，糖含量降低，蛋白升高，真菌培养阳性。

六、辅助检查

（一）直接镜检

取感染部位新鲜标本，经10%氢氧化钾或生理盐水纸片处理后直接镜检，发现菌丝及芽生孢子提示假丝酵母菌感染，可明确诊断。若只见芽孢而不见菌丝，可能是正常菌群。

（二）分离培养

将标本接种于沙堡培养基37 ℃培养24~48小时，形成类酵母型菌落，镜下可见假菌丝及成群的芽生孢子。口腔分泌物、大便及阴道分泌物培养阳性不能确定相应部位酵母菌感染，从血液、体液或组织中培养分离出来的酵母菌感染是诊断的可靠依据。

（三）血清学检测

用 ELISA、乳胶凝集试验方法可检测血清中的假丝酵母菌抗原，然而不能区分是致病菌还是寄生菌的抗原。用 ELISA、补体结合试验可检测血清中特异性抗体，一般高滴度或滴度升高可提示假丝酵母菌感染，但此试验对免疫功能抑制者无意义。G 试验可用于深部真菌感染诊断，并能区分侵袭性感染与定植菌，不受机体免疫状态的影响，但不能用于诊断接合菌和隐球菌。

（四）分子生物学检查

针对假丝酵母菌保守区域，设计引物及探针，可进行 PCR、RFLP、DNA 探针等方法检测，具有较高的敏感性，能检测到 10 CFU/mL 的致病菌。

七、诊断

假丝酵母菌感染常不特异，较难与细菌感染相鉴别。因此，通常结合慢性消耗性疾病基础、抗生素治疗无效等因素，考虑假丝酵母菌感染的可能，通过病原学及血清学检查结果以确诊。

八、鉴别诊断

需与细菌感染相鉴别，正常人口腔、皮肤、尿液及肠道均可分离出假丝酵母菌，因此在检出假丝酵母菌应还需结合临床表现相鉴别。若血液或脑脊液检测（尤其是培养）阳性，则血行播散性假丝酵母菌或假丝酵母菌脑膜炎即可确诊。

九、治疗

（一）对症治疗

治疗基础疾病、避免长期使用广谱抗生素，去除感染诱因。适当加强营养、提高机体免疫能力，可酌情使用 IFN-γ、集落刺激因子等免疫调节剂；有感染病灶应及时引流，局部脓肿可行手术切除。

（二）抗真菌治疗

1. 两性霉素 B　静脉使用，首剂为每日 0.02~0.1 mg/kg，逐渐增加至每日 0.5~1 mg/kg，可联用氟胞嘧啶每日 150 mg/kg 协同治疗，连用 7 日以上。严重不良反应者可改用脂质体两性霉素 B。

2. 氟康唑　皮肤感染者，每日 100~200 mg，连用 1~2 周。系统感染者，首剂量 400 mg，后每日 200~400 mg，疗程 7 日以上。对高危人群如骨髓移植者可用氟康唑每日 200~400 mg，预防真菌感染。

3. 伊曲康唑　黏膜感染者，每日 200 mg，连用 7 日。对系统感染者，每次 200 mg，每日 2 次，疗程 4 周。

4. 伏立康唑　静脉剂量，首日 6 mg/kg，12 小时 1 次，后每日 4 mg/kg，每日 2 次。口服剂量为首日每次 200 mg，12 小时 1 次，随后每次 100 mg，每日 2 次。

5. 酮康唑　每日 200 mg，疗程视感染类型及患者的反应而定。肝功能异常者慎用，皮肤局部病变可用霜剂或栓剂。

6. 卡泊芬净　与唑类及多烯类药物无交叉耐药，首剂 70 mg，每日剂量 50 mg，仅供缓慢静脉滴注，持续 1 小时以上。肝功能严重不全者，酌情减量。

十、预后

局部假丝酵母菌预后尚好，但是血行播散感染会导致致命性危险，尽管有时假丝酵母菌数量并不多，但如果有慢性基础疾病患者，如静脉插管、长期应用广谱抗生素、糖尿病、血液透析、器官移植等患者，极有可能发生全身性播散。

十一、预防

可采取以下措施预防：①积极治疗原发病如糖尿病、粒细胞减少等，避免长期使用抗生素，防止菌群失调；②注意清洁卫生，保持口腔、会阴部及皮肤黏膜生理屏障的完整，降低假丝酵母菌感染概率；③加强营养、加强运动锻炼，及时控制导致机体免疫力下降的各类疾病；④一旦感染假丝酵母菌要尽早治疗，避免播散转移。

(马艳立)

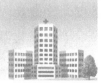

第七章 病毒感染

第一节 病毒性肝炎

一、甲型病毒性肝炎

甲型病毒性肝炎（甲型肝炎）是由甲型肝炎病毒（hepatitis A virus，HAV）感染引起的、主要通过粪-口途径传播的自限性急性肠道传染病。我国是甲型肝炎的高发区，自 20 世纪 80 年代在上海暴发流行后，近年呈现散发和小规模流行的特点。大部分 HAV 感染表现为隐性或亚临床性感染，少部分感染者在临床上表现为急性黄疸/无黄疸型肝炎。一般而言，甲型肝炎不会转为慢性，发展为重型肝炎者也十分少见，大部分预后良好。

（一）病原学

HAV 属微小 RNA 病毒科（plcornavirus），1973 年 Feinston 等应用免疫电镜在急性肝炎患者的大便中发现，1987 年获得 HAV 全长核苷酸序列。HAV 基因组由 7 478 个核苷酸组成，包括 3 个部分：①5′-非编码区；②结构与非结构编码区，单一开放读码框架（ORF）可编码一个大的聚合蛋白和蛋白酶，后者将前者水解为至少 3~4 个结构蛋白和 7 个非结构蛋白；③3′-非编码区。目前 HAV 只有一个血清型和一个抗原-抗体系统，感染 HAV 早期产生 IgM 抗体，一般持续 8~12 周，少数持续 6 月以上。

HAV 对外界抵抗力较强，耐酸碱，能耐受 60 ℃至少 30 min，室温下可生存 1 周；于粪便中在 25 ℃时能存活 30 d，在贝壳类动物、污水、淡水、海水、泥土中能存活数月。采用紫外线（1.1W，0.9 cm）1 min、85 ℃加热 1 min、甲醛（8%，25 ℃）1 min、碘（3 mg/L）5 min 或氯（游离氯浓度为 2.0~2.5 mg/L）15 min 可将其灭活。

（二）流行病学

1. 传染源　急性期患者和隐性感染者为主要传染源，后者多于前者。粪便排毒期在起病前 2 周至血清 ALT 高峰期后 1 周；黄疸型患者在黄疸前期传染性最强；少数患者可延长至其病后 30 d。一般认为甲型肝炎病毒无携带状态，有报道部分病例表现为病程迁延或愈后 1~3 个月再复发，但比例极小，传染源的意义不大。

2. 传染途径　HAV 主要由粪-口途径传播。粪便污染水源、食物、蔬菜、玩具等可引起流行。水源或食物污染可致暴发流行，如 1988 年上海市由于食用受粪便污染的未煮熟的毛蚶而引起的甲型肝炎暴发流行，4 个月内发生 30 余万例，死亡 47 人。日常生活接触多为散发病例，输血感染或母婴垂直传播极为罕见。

3. 易感人群

人群普遍易感。在我国，大多在儿童、青少年时期受到隐性感染，人群抗 HAV-IgG 阳性率可达 80%。感染 HAV 后可获持久免疫力，但与其他型肝炎病毒无交叉免疫性。

（三）发病机制及病理组织学

甲型肝炎的发病机制尚未完全阐明。经口感染 HAV 后，由肠道进入血液，引起短暂病毒血症。目前认为，其发病机制倾向于以宿主免疫反应为主。发病早期，可能由于 HAV 在肝细胞中大量复制及 CD8+细胞毒性 T 细胞杀伤作用共同造成肝细胞损害；在疾病后期，体液免疫产生的抗 HAV，可能通过免疫复合物机制破坏肝细胞。

其组织病理学特点包括：以急性炎症病变为主，淋巴细胞浸润，小叶内可见肝细胞点状坏死；也可引起胆汁瘀积（淤胆型肝炎）和大块或亚大块坏死（重型肝炎）。

（四）临床表现

感染 HAV 后，不一定都出现典型的临床症状，大部分患者感染后没有任何症状，甚至肝功能也正常，而到恢复期却产生抗 HAV-IgG，为亚临床型感染。经过 2~6 周的潜伏期（平均为 30 d），少部分患者可出现临床症状，主要表现为急性肝炎，少数患者可表现为淤胆型肝炎。

1. 急性黄疸型肝炎　80%患者以发热起病，伴乏力，四肢酸痛，似"感冒"。热退后患者出现食欲缺乏，伴恶心或呕吐，腹胀等消化道症状，临床似"急性胃肠炎"。皮肤及巩膜出现黄染，尿颜色深，似浓茶色。极少数患者临床症状重，可出现腹腔积液、肝性脑病及出血倾向等肝功能衰竭的表现。总病程为 2~4 个月。

2. 急性无黄疸型肝炎　占 50%~90%，尤以儿童多见。起病较缓，症状较轻，恢复较快，病程大多在 2 个月内。

3. HAV 双重或多重感染　按与其他肝炎病毒感染的时间顺序，可分为混合感染、重叠感染。例如，甲肝病毒感染和乙肝病毒感染同时发生，称混合感染。在慢性乙型肝炎或乙肝表面抗原携带者基础上又发生甲肝病毒感染，称重叠感染。无论 HAV 是同时感染或重叠感染所引起的临床症状，少部分患者与单纯 HAV 感染所致的急性肝炎相似。大部分 HAV 与其他肝炎病毒同时感染或重叠感染患者的临床症状严重，病情也较复杂。重叠感染的预后取决于原有肝脏病变的严重程度，大多数患者预后良好。

（五）辅助检查

1. 肝功能及凝血常规检查　丙氨酸转氨酶（ALT）、天冬氨酸转氨酶（AST）明显升高，AST/ALT 比值常<1。如果患者出现 ALT 快速下降，而胆红素不断升高（即所谓酶、胆分离现象）或 AST/ALT>1，常提示肝细胞大量坏死。如果直接胆红素/总胆红素>10%，且伴血清谷氨酰转肽酶（γ-GT）、碱性磷酸酶（ALP）升高，则提示肝内胆汁瘀积。绝大部分患者血清白蛋白及 γ 球蛋白、凝血酶原活动度（PTA）均在正常范围。PTA<40%是诊断重型肝炎（肝衰竭）的重要依据之一，亦是判断其预后的重要指标。

2. 病原学检查

（1）抗 HAV-IgM：在病程早期即为阳性，3~6 个月后转阴，极少部分患者的抗 HAV-IgM 在 6 个月后才转阴，因而是早期诊断甲型肝炎最简便而可靠的血清学标志。但应注意，接种甲型肝炎疫苗后 2~3 周，有 8%~20%接种者可呈抗 HAV-IgM 阳性。

（2）抗 HAV-IgG：于 2~3 个月达高峰，持续多年或终身。因此，它只能提示感染 HAV，而不能作为诊断急性甲型肝炎的指标。

（3）HAV-RNA：PCR 检测血液或粪便中 HAV-RNA，阳性率低，临床很少采用。HAV-RNA 载量与轻-中度甲型肝炎患者血清 ALT、PTA 呈正相关，而与严重甲型肝炎患者血清 ALT、PTA 水平无明显相关。但是，HAV-RNA 载量与血清 C-反应蛋白呈正相关，与外周血血小板计数呈负相关。

（六）诊断及鉴别诊断

1. 诊断依据

（1）流行病学资料：发病前是否到过甲型肝炎流行区，有无进食未煮熟海产品如毛蚶、蛤蜊等不洁饮食及饮用可能被污染的水等病史。

（2）临床特点：起病较急，以"感冒"样症状起病，常伴乏力、食欲差、恶心、呕吐、尿颜色深似浓茶色等症状。

（3）病原学诊断：血清抗 HAV-IgM 阳性，是临床确诊甲型肝炎的依据。

（4）临床要注意的特殊情况

a. HAV 混合感染/重叠感染：患者原有慢性 HBV 感染或其他慢性肝脏疾病，出现上述临床症状；或原有慢性性肝炎、肝硬化病情恶化，均应考虑重叠感染甲型病毒肝炎的可能，应及时进行有关病原学指标检测。

b. 甲型肝炎所致重型肝炎（急性肝衰竭）：占 0.5%~1.5%。早期表现极度疲乏；严重消化道症状如腹胀、频繁呕吐、呃逆；黄疸迅速加深，出现胆酶分离现象；中晚期表现出血倾向、肝性脑病、腹腔积液等严重并发症，PTA<40%。

2. 鉴别诊断

（1）其他原因引起的黄疸

a. 溶血性黄疸：常有药物或感染等诱因，表现为贫血、腰痛、发热、血红蛋白尿、网织红细胞升高，黄疸大都较轻，主要为间接胆红素升高，ALT、AST 无明显升高。

b. 梗阻性黄疸：常见病因有胆石症，壶腹周围癌等。有原发病症状、体征，肝功能损害轻，以直接胆红素为主，B 超等影像学检查显示肝内外胆管扩张。

（2）其他原因引起的肝炎

a. 急性戊型肝炎：老年人多见，临床表现与甲型肝炎相似。根据病原学检查可资鉴别。

b. 药物性肝损害：有使用肝损害药物的明确病史，临床常表现为发热伴皮疹、关节痛等症状。部分患者外周血嗜酸性粒细胞增高，肝炎病毒标志物阴性。

c. 感染中毒性肝炎：如流行性出血热、伤寒、钩端螺旋体病等所导致的肝功能试验异常。主要根据原发病的临床特点和相关实验室检查加以鉴别。

（七）并发症

甲型肝炎的并发症较少，一般多见于婴幼儿、老年人等免疫功能较低者。临床常见的有胆囊炎、胰腺炎、病毒性心肌炎等。少见并发症如皮疹、关节炎、吉兰-巴雷综合征等，可能与 HAV 感染后血清中有短暂的免疫复合物形成有关。严重并发症还包括再生障碍性贫血，发病率为 0.06%~0.4%，机制尚未明确。

(八) 治疗

甲型肝炎一般预后良好，在急性期注意休息及给予适当的保肝药物治疗，如甘草酸制剂、还原型谷胱甘肽制剂等，1~2 周临床症状完全消失，2~4 个月肝脏功能恢复正常。HAV 感染，由于病毒血症短，不需要抗病病毒治疗。对于有明显胆汁瘀积或发生急性重型肝炎（急性肝衰竭者），则应给予相应的治疗。

(九) 预防

养成良好的卫生习惯，防止环境污染，加强粪便、水源管理是预防甲型肝炎的主要方法。在儿童及高危人群中注射甲型肝炎疫苗是预防甲型肝炎的有效方法。甲型肝炎减毒活疫苗在我国人群中广泛应用，其价格相对较便宜，但其抗体水平保持时间相对较短，而且必须在冷链条件下运输和保存。灭活疫苗在国内外人群中广泛使用，其抗体水平较高且持续时间较长（至少 20 年）、无须冷链条件下运输和保存，但其价格相对较贵。

(十) 预后

多在 2~4 个月临床康复，病理康复稍晚。病死率约为 0.01%。妊娠后期合并甲型肝炎病死率 10%～40%。极少数患者的病程迁延超过 6 个月或临床病程出现"复发"，但至今尚未确认真正的慢性甲型肝炎病例。

二、乙型病毒性肝炎

(一) 病原学

乙型肝炎病毒（hepatitis B virus，HBV）属于嗜肝 DNA 病毒科（hepadnavirus）正嗜肝 DNA 病毒属（orthohepadna virus）。1965 年 Blumberg 等报道在研究血清蛋白多样性中发现澳大利亚抗原，1967 年 Krugman 等发现其与肝炎有关，故称其为肝炎相关抗原（hepatitis associated antigen，HAA），1972 年世界卫生组织将其正式命名为乙型肝炎表面抗原（hepatitis B surface antigen，HBsAg）。1970 年 Dane 等在电镜下发现 HBV 完整颗粒，称为 Dane 颗粒。HBV 基因组由不完全的环状双链 DNA 组成，长链（负链）约含 3 200 个碱基（bp），短链（正链）的长度可变化，为长链的 50%～80%。HBV 基因组长链中有 4 个开放读码框（open reading frame，ORF）即 S 区、C 区、P 区和 X 区，它们分别编码 HBsAg、HBeAg/HBcAg、DNA 聚合酶及 HBxAg。

(二) 流行病学

全世界 HBsAg 携带者约 3.5 亿，其中我国约 9 千万，约占全国总人口的 7.18%。按流行的严重程度分为低、中、高度三种流行地区。低度流行区 HBsAg 携带率 0.2%～0.5%，以北美、西欧、澳大利亚为代表。中度流行区 HBsAg 携带率 2%～7%，以东欧、地中海、日本、俄罗斯为代表。高度流行区 HBsAg 携带率 8%～20%，以热带非洲、东南亚和中国部分地区为代表。本病婴幼儿感染多见；发病男性高于女性；以散发为主，可有家庭聚集现象。

1. 传染源　乙型肝炎患者和携带者血液和体液（特别是组织液、精液和月经）的 HBV 都可以成为传染源。

2. 传播途径　HBV 通过输血、血液制品或经破损的皮肤、黏膜进入机体而导致感染，主要的传播途径下列几种。

（1）母婴传播：由带有 HBV 的母亲传给胎儿和婴幼儿，是我国乙型肝炎病毒传播的最重要途径。真正的宫内感染的发生只占 HBsAg 阳性母亲的 5% 左右，可能与妊娠期胎盘轻微剥离等因素有关。围生期传播或分娩过程传播是母婴传播的主要方式，系婴儿因破损的皮肤、黏膜接触母血、羊水或阴道分泌物而传染。分娩后传播主要由于母婴间密切接触导致。虽然母乳中可检测到 HBV，但有报道显示母乳喂养并不增加婴儿 HBV 的感染率。HBV 经精子或卵子传播未被证实。

（2）血液、体液传播：血液中 HBV 含量很高，微量的污染血进入人体即可造成感染，如输血及血制品、注射、手术、针刺、血液透析、器官移植等均可传播。

（3）日常生活接触传播：HBV 可以通过日常生活密切接触传播给家庭成员。主要通过隐蔽的胃肠道外传播途径，如共用剃须刀、牙刷等可引起 HBV 的传播；易感者的皮肤、黏膜微小破损接触带有 HBV 的微量血液及体液等，是家庭内水平传播的重要途径。

（4）性接触传播：无防护的性接触可以传播 HBV。因此，婚前应做 HBsAg 检查，若一方为 HBsAg 阳性，另一方为乙型肝炎易感者，则应在婚前应进行乙肝疫苗接种。

（5）其他传播途径：经破损的消化道、呼吸道黏膜或昆虫叮咬等只是理论推测，作为传播途径未被证实。

3. 易感人群 抗 HBs 阴性者均为易感人群，婴幼儿是获得 HBV 感染的最危险时期。高危人群包括 HBsAg 阳性母亲的新生儿、HBsAg 阳性者的家属、反复输血及血制品者（如血友病患者）、血液透析患者、多个性伴侣者、静脉药瘾者、经常有血液暴露的医务工作者等。

（三）发病机制与病理学

1. 发病机制 乙型肝炎的发病机制非常复杂，目前尚不完全清楚。HBV 侵入人体后，未被单核-吞噬细胞系统清除的病毒到达肝脏或肝外组织（如胰腺、胆管、脾、肾、淋巴结、骨髓等）。病毒包膜与肝细胞膜融合，导致病毒侵入。HBV 在肝细胞内的复制过程非常特殊，其中包括一个逆转录步骤，同时细胞核内有稳定的 cDNA 作为 HBV 持续存在的来源。

乙型肝炎慢性化的发生机制亦是研究关注的热点和难点。HBeAg 是一种可溶性抗原，其大量产生可能导致免疫耐受。非特异性免疫应答方面的功能障碍亦可能与慢性化有明显关系，慢性化还可能与遗传因素有关。在围生期和婴幼儿时期感染 HBV 者，分别有 90% 和 25%～30% 发展成慢性感染；在青少年和成人期感染 HBV 者，仅 5%～10% 发展成慢性。

慢性 HBV 感染的自然病程一般可分为 4 个时期：

第一时期为免疫耐受期，其特点是 HBV 复制活跃，血清 HBsAg 和 HBeAg 阳性，HBV-DNA 滴度较高，但血清丙氨酸氨基转移酶（ALT）水平正常或轻度升高，肝组织学亦无明显异常，患者无临床症状。与围生期感染 HBV 者多有较长的免疫耐受期，此期可持续存在数十年。

第二时期为免疫清除期，随年龄增长及免疫系统功能成熟，免疫耐受被打破而进入免疫清除期，表现为 HBV-DNA 滴度有所下降，但 ALT 升高和肝组织学有明显坏死炎症表现，本期可以持续数月到数年。成年期感染 HBV 者可直接进入本期。

第三时期为非活动或低（非）复制期，这一阶段表现为 HBeAg 阴性，抗-HBe 阳性，HBV-DNA 检测不到（PCR 法）或低于检测下限，ALT/AST 水平正常，肝细胞坏死炎症缓解，此期也称非活动性 HBsAg 携带状态。进入此期的感染者有少数可以自发清除 HBsAg，一般认为每年有 1% 左右的 HBsAg 可以自发转阴。

第四时期为再活动期，非活动性抗原携带状态可以持续终身，但也有部分患者可能随后出现自发的或免疫抑制等导致 HBV-DNA 再活动，出现 HBV-DNA 滴度升高（血清 HBeAg 可逆转为阳性或仍保持阴性）和 ALT 升高，肝脏病变再次活动。HBV 发生前 C 区和 C 区变异者，可以通过阻止和下调 HBeAg 表达而引起 HBeAg 阴性慢性乙型肝炎。

在 6 岁以前感染的人群，最终约 25% 在成年时发展成肝硬化和 HCC，但有少部分患者可以不经过肝硬化阶段而直接发生 HCC。慢性乙型肝炎患者中，肝硬化失代偿的年发生率约 3%，5 年累计发生率约 16%。

2. 病理学　慢性乙型肝炎的肝组织病理学特点是：汇管区炎症，浸润的炎症细胞主要为淋巴细胞，少数为浆细胞和巨噬细胞；炎症细胞聚集常引起汇管区扩大，并可破坏界板引起界面肝炎（interface hepatitis）。小叶内可见肝细胞变性、坏死，包括融合性坏死和桥形坏死等，随病变加重而日趋显著。肝细胞炎症坏死、汇管区及界面肝炎可导致肝内胶原过度沉积，肝纤维化及纤维间隔形成。如病变进一步加重，可引起肝小叶结构紊乱、假小叶形成最终进展为肝硬化。

目前国内外均主张将慢性肝炎进行肝组织炎症坏死分级（G）及纤维化程度分期（S）。目前国际上常用 Knodell HAI 评分系统，亦可采用 Ishak、Scheuer 和 Chevallier 等评分系统或半定量计分方案，了解肝脏炎症坏死和纤维化程度，以及评价药物疗效。

（四）临床表现

乙型肝炎潜伏期 1~6 个月，平均 3 个月。临床上，乙型肝炎可表现为急性肝炎、慢性肝炎及重型肝炎（肝衰竭）。

1. 急性肝炎　急性肝炎包括急性黄疸型肝炎和急性无黄疸型肝炎。5 岁以上儿童、少年及成人期感染 HBV 导致急性乙型肝炎者，90%~95% 可自发性清除 HBsAg 而临床痊愈；仅少数患者可转为慢性。

2. 慢性肝炎　成年急性乙型肝炎有 5%~10% 转慢性。急性乙肝病程超过半年，或原有 HBsAg 携带史而再次出现肝炎症状、体征及肝功能异常者；发病日期不明确或虽无肝炎病史，但根据肝组织病理学或症状、体征、化验及 B 超检查综合分析符合慢性肝炎表现者。慢性乙型肝炎依据 HBeAg 阳性与否可分为 HBeAg 阳性或阴性慢性乙型肝炎。

3. 淤胆型肝炎　淤胆型肝炎（cholestatic viral hepatitis），是一种特定类型的病毒性肝炎。

4. 重型肝炎　又称肝衰竭（liver failure），是指由于大范围的肝细胞坏死，导致严重的肝功能破坏所致的临床综合征；可由多种病因引起、诱因复杂，是一切肝脏疾病重症化的共同表现。在我国，由病毒性肝炎及其发展的慢性肝病所引起的肝衰竭亦称"重型肝炎"。临床表现为从肝病开始的多脏器损害综合征：极度乏力，严重腹胀、食欲低下等消化道症状；神经、精神症状（嗜睡、性格改变、烦躁不安、昏迷等）；有明显出血倾向，凝血酶原时间显著延长及凝血酶原活动度（PTA）<40%；黄疸进行性加深，胆红素每天上升≥17.1 μmol/L 或大于正常值 10 倍；可出现中毒性巨结肠、肝肾综合征等。

根据病理组织学特征和病情发展速度，可将肝衰竭分为四类：

（1）急性肝衰竭（ALF）：又称暴发型肝炎，特点是起病急骤，常在发病 2 周内出现Ⅱ度以上肝性脑病的肝衰竭综合征。发病多有诱因。本型病死率高，病程不超过 3 周；但肝脏病变可逆，一旦好转常可完全恢复。

（2）亚急性肝衰竭（SALF）：又称亚急性肝坏死。起病较急，发病 15 日至 26 周出现肝衰竭综合征。晚期可有难治性并发症，如脑水肿、消化道大出血、严重感染、电解质紊乱及酸碱平衡失调。白细胞升高、血红蛋白下降、低血糖、低胆固醇、低胆碱酯酶。一旦出现肝肾综合征，预后极差。本型病程较长，常超过 3 周至数月。容易转化为慢性肝炎或肝硬化。

（3）慢加急性（亚急性）肝衰竭（ACLF）：是在慢性肝病基础上出现的急性肝功能失代偿。

（4）慢性肝衰竭（CLF）：是在肝硬化基础上，肝功能进行性减退导致的以腹腔积液或门脉高压、凝血功能障碍和肝性脑病等为主要表现的慢性肝功能失代偿。

5. 肝炎肝硬化　由于病毒持续复制、肝炎反复活动而发展为肝硬化，其主要表现为肝细胞功能障碍和门脉高压症。

（五）实验室检查

1. 血常规　急性肝炎初期白细胞总数正常或略高，黄疸期白细胞总数正常或稍低，淋巴细胞相对增多，偶可见异型淋巴细胞。重型肝炎时白细胞可升高，红细胞及血红蛋白可下降。

2. 尿常规　尿胆红素和尿胆原的检测有助于黄疸的鉴别诊断。肝细胞性黄疸时两者均阳性，溶血性黄疸以尿胆原为主，梗阻性黄疸以尿胆红素为主。深度黄疸或发热患者，尿中除胆红素阳性外，还可出现少量蛋白质、红、白细胞或管型。

3. 病原学检查

（1）乙肝抗原抗体系统的检测意义

a. HBsAg 与抗 HBs：成人感染 HBV 后最早 1~2 周，最迟 11~12 周血中首先出现 HBsAg。急性自限性 HBV 感染时血中 HBsAg 大多持续 1~6 周，最长可达 20 周。无症状携带者和慢性患者 HBsAg 可持续存在多年，甚至终身。抗 HBs 是一种保护性抗体，在急性感染后期，HBsAg 转阴后一段时间开始出现，在 6~12 个月逐步上升至高峰，可持续多年。抗 HBs 阳性表示对 HBV 有免疫力，见于乙型肝炎恢复期、既往感染及乙肝疫苗接种后。

b. HBeAg 与抗 HBe：急性 HBV 感染时 HBeAg 的出现时间略晚于 HBsAg，在病变极期后消失，如果 HBeAg 持续存在预示转向慢性。HBeAg 消失而抗 HBe 产生称为血清转换（HBeAg Seroconversion）。一般来说，抗 HBe 阳转阴后，病毒复制多处于静止状态，传染性降低；但在部分病人由于 HBV 前 C 区及 BCP 区发生了突变，仍有病毒复制和肝炎活动，称为 HBeAg 阴性慢性肝炎。

HBcAg 与抗 HBc 血液中 HBcAg 主要存在于 Dane 颗粒的核心，故一般不用于临床常规检测。抗 HBc-IgM 是 HBV 感染后较早出现的抗体，绝大多数出现在发病第一周，多数在 6 个月内消失，抗 HBc-IgM 阳性提示急性期或慢性肝炎急性活动。抗 HBc-IgG 出现较迟，但可保持多年甚至终身。

（2）HBV-DNA 测定：HBV-DNA 是病毒复制和传染性的直接标志。目前常用聚合酶链反应（PCR）的实时荧光定量技术测定 HBV，对于判断病毒复制水平、抗病毒药物疗效等有重要意义。

（3）HBV-DNA 基因耐药变异位点检测：对核苷类似物抗病毒治疗有重要指导意义。

4. 甲胎蛋白（AFP）　AFP 含量的检测是筛选和早期诊断 HCC 的常规方法。但在肝炎活动和肝细胞修复时 AFP 有不同程度的升高，应动态观察。急性重型肝炎 AFP 升高时，提示有肝细胞再生，对判断预后有帮助。

5. 肝纤维化指标　透明质酸（HA）、Ⅲ 型前胶原肽（P Ⅲ P）、Ⅳ 型胶原（C-Ⅳ）、层连蛋白（LN）、脯氨酰羟化酶等，对肝纤维化的诊断有一定参考价值。

6. 影像学检查　B 型超声有助于鉴别阻塞性黄疸、脂肪肝及肝内占位性病变。对肝硬化有较高的诊断价值，能反映肝脏表面变化，门静脉、脾静脉直径，脾脏大小，胆囊异常变化，腹腔积液等。在重型肝炎中可动态观察肝脏大小变化等。彩色超声尚可观察到血流变化。CT、MRI 的临床意义基本同 B 超，但更准确。

7. 肝组织病理检查　对明确诊断、衡量炎症活动度、纤维化程度及评估疗效具有重要价值。还可在肝组织中原位检测病毒抗原或核酸，有助于确定诊断。

（六）并发症

慢性肝炎时可出现多个器官损害。肝内并发症主要有肝硬化，肝细胞癌，脂肪肝。肝外并发症包括胆管炎症、胰腺炎、糖尿病、甲状腺功能亢进、再生障碍性贫血、溶血性贫血、心肌炎、肾小球肾炎、肾小管性酸中毒等。

各型病毒型肝炎所致肝衰竭时可发生严重并发症，主要有：

1. 肝性脑病　肝功能不全所引起的神经精神综合征，可发生于重型肝炎和肝硬化。常见诱因有上消化道出血、高蛋白饮食、感染、大量排钾利尿、大量放腹腔积液、使用镇静剂等，其发生可能是多因素综合作用的结果。

2. 上消化道出血　病因主要有：①凝血因子、血小板减少；②胃黏膜广泛糜烂和溃疡；③门脉高压。上消化道出血可诱发肝性脑病、腹腔积液、感染、肝肾综合征等。

3. 腹腔积液、自发性腹膜炎及肝肾综合征　腹腔积液往往是严重肝病的表现，而自发性细菌性腹膜炎是严重肝病时最常见的临床感染类型之一。发生肝肾综合征者约半数病例有出血、放腹腔积液、大量利尿、严重感染等诱因，其主要表现为少尿或无尿、氮质血症、电解质平衡失调。

4. 感染　肝衰竭时易发生难于控制的感染，以胆管、腹膜、肺多见，革兰阴性杆菌感染为主，细菌主要来源于肠道，且肠道中微生态失衡与内源性感染的出现密切相关，应用广谱抗生素后，也可出现真菌感染。

（七）诊断

病毒性肝炎的诊断主要依靠临床表现和实验室检查，流行病学资料具有参考意义。

1. 流行病学资料　不安全的输血或血制品、不洁注射史等医疗操作，与 HBV 感染者体液、血液及无防护的性接触史，婴儿母亲是 HBsAg 阳性等有助于乙型肝炎的诊断。

2. 临床诊断

（1）急性肝炎：起病较急，常有畏寒、发热、乏力、纳差、恶心、呕吐等急性感染症状。肝大、质偏软，ALT 显著升高，既往无肝炎病史或病毒携带史。黄疸型肝炎血清胆红素>17.1 μmol/L，尿胆红素阳性。

（2）慢性肝炎：病程超过半年或发病日期不明确而有慢性肝炎症状、体征、实验室检查改变者。常有乏力、厌油、肝区不适等症状，可有肝病面容、肝掌、蜘蛛痣、胸前毛细血管扩张、肝大质偏硬、脾大等体征。根据病情轻重，实验室指标改变等综合评定轻、中、重三度。

（3）肝衰竭：急性黄疸型肝炎病情迅速恶化，2 周内出现 II 度以上肝性脑病或其他重型肝炎表现者，为急性肝衰竭；15 天至 26 周出现上述表现者为亚急性肝衰竭；在慢性肝病基础上出现的急性肝功能失代偿为慢加急性（亚急性）肝衰竭。在慢性肝炎或肝硬化基础上出现的渐进性肝功能衰竭为慢性肝衰竭。

（4）淤胆型肝炎：起病类似急性黄疸型肝炎，黄疸持续时间长，症状轻，有肝内胆汁淤积的临床和生化表现。

（5）肝炎肝硬化：多有慢性肝炎病史。可有乏力、腹胀、肝掌、蜘蛛痣、脾大、白蛋白下降、PTA降低、血小板和白细胞减少、食管胃底静脉曲张等肝功能受损和门脉高压表现。一旦出现腹腔积液、肝性脑病或食管胃底静脉曲张破裂出血则可诊断为失代偿期肝硬化。

3. 病原学诊断

（1）慢性乙型肝炎

a. HBeAg 阳性慢性乙型肝炎：血清 HBsAg、HBV-DNA 和 HBeAg 阳性，抗 HBe 阴性，血清 ALT 持续或反复升高，或肝组织学检查有肝炎病变。

b. HBeAg 阴性慢性乙型肝炎：血清 HBsAg 和 HBV-DNA 阳性，HBeAg 持续阴性，抗 HBe 阳性或阴性，血清 ALT 持续或反复异常，或肝组织学检查有肝炎病变。

（2）病原携带者

a. 慢性 HBV 携带（免疫耐受状态）：血清 HBsAg 和 HBV-DNA 阳性，HBeAg 阳性，但 1 年内连续随访 3 次以上，血清 ALT 和 AST 均在正常范围，肝组织学检查一般无明显异常。

b. 非活动性 HBsAg 携带者：血清 HBsAg 阳性、HBeAg 阴性、抗 HBe 阳性或阴性，HBV-DNA 检测不到（PCR 法）或低于最低检测限，1 年内连续随访 3 次以上，ALT 均在正常范围。肝组织学检查显示：Knodell 肝炎活动指数（HAI）<4 或其他的半定量计分系统病变轻微。

（八）鉴别诊断

1. 其他原因引起的黄疸

（1）溶血性黄疸：常有药物或感染等诱因，表现为贫血、腰痛、发热、血红蛋白尿、网织红细胞升高，黄疸大多较轻，主要为间接胆红素升高。治疗后（如应用肾上腺皮质激素）黄疸消退快。

（2）肝外梗阻性黄疸：常见病因有胆囊炎、胆石症、胰头癌、壶腹周围癌、肝癌、胆管癌、阿米巴脓肿等。有原发病症状、体征，肝功能损害轻，以直接胆红素为主。肝内外胆管扩张。

2. 其他原因引起的肝炎

（1）其他病毒所致的肝炎：巨细胞病毒感染、EB 病毒等均可引起肝脏炎症损害。可根据原发病的临床特点和病原学、血清学检查结果进行鉴别。

（2）感染中毒性肝炎：如流行性出血热、恙虫病、伤寒、钩端螺旋体病、阿米巴肝病、急性血吸虫病、华支睾吸虫病等。主要根据原发病的临床特点和实验室检查加以鉴别。

（3）药物性肝损害：有使用肝损害药物的病史，停药后肝功能可逐渐恢复。如为中毒性药物，肝损害与药物剂量或使用时间有关；如为变态反应性药物，可伴有发热、皮疹、关节疼痛等表现。

（4）酒精性肝病：有长期大量饮酒的病史，可根据个人史和血清学检查综合判断。

（5）自身免疫性肝病：主要有原发性胆汁性肝硬化（PBC）和自身免疫性肝炎（AIH）。鉴别诊断主要依靠自身抗体的检测和病理组织检查。

（6）脂肪肝及妊娠急性脂肪肝。

（7）肝豆状核变性（Wilson 病）：先天性铜代谢障碍性疾病。血清铜及铜蓝蛋白降低，眼角膜边沿可发现凯-弗环（Kayser-Fleischer ring）。

（九）治疗

1. 急性肝炎　急性乙型肝炎一般为自限性，多可完全康复。以一般对症支持治疗为主，急性期症状明显及有黄疸者应卧床休息，恢复期可逐渐增加活动量，但要避免过劳。饮食宜清淡易消化，适当补充维生素，热量不足者应静脉补充葡萄糖。避免饮酒和应用损害肝脏药物，辅以药物对症及恢复肝功能，药物不宜太多，以免加重肝脏负担。急性乙型肝炎一般不采用抗病毒治疗，但症状重或病程迁延者可考虑给予核苷（酸）类抗病毒治疗。

2. 慢性乙型肝炎　根据患者具体情况采用综合性治疗方案，包括合理的休息和营养，心理疏导，改善和恢复肝功能，系统有效的抗病毒治疗是慢性乙型肝炎的重要治疗手段。

（1）一般治疗：包括适当休息（活动量已不感疲劳为度）、合理饮食（适当的高蛋白、高热量、高维生素）及心理疏导（耐心、信心，切勿乱投医）。

（2）常规护肝药物治疗

a. 抗炎保肝治疗只是综合治疗的一部分，并不能取代抗病毒治疗。对于 ALT 明显升高者或肝组织学有明显炎症坏死者，在抗病毒治疗的基础上可适当选用抗炎保肝药物。但不宜同时应用多种抗炎保肝药物，以免加重肝脏负担及因药物间相互作用而引起不良反应。

b. 甘草酸制剂、水飞蓟宾制剂、多不饱和卵磷脂制剂及还原型谷胱甘肽：他们有不同程度的抗炎、抗氧化、保护肝细胞膜及细胞器等作用，临床应用这些制剂可改善肝脏生化学指标。联苯双酯和双环醇等也可降低血清氨基转移酶的水平。

c. 腺苷蛋氨酸注射液、茵栀黄口服液：有一定的利胆退黄作用，对于胆红素明显升高者可酌情应用。对于肝内胆汁瘀积明显者亦可口服熊去氧胆酸制剂。

（3）抗病毒治疗：对于慢性乙型肝炎，抗病毒治疗是目前最重要的治疗手段。目的是抑制病毒复制改善肝功能；减轻肝组织病变；提高生活质量；减少或延缓肝硬化、肝衰竭和 HCC 的发生，延长存活时间。符合适应证者应尽可能积极进行抗病毒治疗。

抗病毒治疗的一般适应证包括：①HBV-DNA $\geq 10^5$ 拷贝/mL（HBeAg 阴性肝炎者为 $\geq 10^4$ 拷贝/mL）；②ALT $\geq 2 \times$ULN；③如 ALT<$2 \times$ULN，则需肝组织学显示有明显炎症坏死或纤维化。

a. 普通 α-干扰素（IFN-α）和聚乙二醇化干扰素：它通过诱导宿主产生细胞因子，在多个环节抑制病毒复制。以下预测其疗效较好的因素：ALT 升高、病程短、女性、HBV-DNA 滴度较低、肝组织活动性炎症等。

有下列情况者不宜用 IFN-α：①血清胆红素>正常值上限 2 倍；②失代偿性肝硬化；③有自身免疫性疾病；④有重要器官病变（严重心、肾疾患、糖尿病、甲状腺功能亢进或低下以及神经精神异常等）。

IFN-α 治疗慢性乙型肝炎：普通干扰素 α 推荐剂量为每次 5 mU，每周 3 次，皮下或肌内注射，对于 HBeAg 阳性者疗程 6 个月至 1 年，对于 HBeAg 阴性慢性乙肝疗程至少 1 年。聚乙二醇化干扰素 α 每周 1 次，HBeAg 阳性者疗程 1 年，对于 HBeAg 阴性慢性乙肝疗程至少 1 年；多数认为其抗病毒效果优于普通干扰素。

干扰素者治疗过程中应监测：①使用开始治疗后的第 1 个月，应每 1~2 周检查 1 次血常规，以后每月检查 1 次，直至治疗结束；②生化学指标，包括 ALT、AST 等，治疗开始后每月检测 1 次，连续 3 次，以后随病情改善可每 3 个月 1 次；③病毒学标志，治疗开始后每 3 个月检测 1 次 HBsAg、HBeAg、抗-HBe 和 HBV-DNA；④其他，如 3 个月检测 1 次甲状腺功能、血糖和尿常规等指标，如治疗前就已存在甲状腺功能异常，则应每月检查甲状腺功能；⑤定期评估精神状态，尤其是对有明显抑郁症和有自杀倾向的患者，应立即停药并密切监护。

IFN-α 的不良反应与处理：①流感样综合征，通常在注射后 2~4h 发生，可给予解热镇痛剂等对症处理，不必停药。②骨髓抑制，表现为粒细胞及血小板计数减少，一般停药后可自行恢复。当白细胞计数<$3.0×10^9$/L 或中性粒细胞<$1.5×10^9$/L，或血小板<$40×10^9$/L 时，应停药。血常规恢复后可重新恢复治疗，但须密切观察。③神经精神症状，如焦虑、抑郁、兴奋、易怒、精神病。出现抑郁及精神症状应停药。④失眠、轻度皮疹、脱发，视情况可不停药。出现少见的不良反应如癫痫、肾病综合征、间质性肺炎和心律失常等时，应停药观察。⑤诱发自身免疫性疾病，如甲状腺炎、血小板减少性紫癜、溶血性贫血、风湿性关节炎、1 型糖尿病等，亦应停药。

b. 核苷（酸）类似物：核苷（酸）类似物作用于 HBV 的聚合酶区，抑制病毒复制。本类药物口服方便、抗病毒活性较强、直接不良反应很少，但是治疗过程可产生耐药及停药后复发。

①立米夫定（lamivudine）：剂量为每日 100 mg，顿服。其抗病毒作用较强，耐受性良好。随着其广泛使用，近年来耐药现象逐渐增多。

②阿德福韦酯（adefovir dipivoxil）：剂量为每日 10 mg，顿服。在较大剂量时有一定肾毒性，应定期监测血清肌酐和血磷。本药对初治和已发生拉米夫定、恩替卡韦、替比夫定耐药变异者均有效。目前主张对已发生拉米夫定、恩替卡韦、替比夫定耐药变异者加用阿德福韦酯联合治疗；反之，对于已发生阿德福韦酯耐药变异者，加用另外的三种药物之一治疗仍有效。

③恩替卡韦（entecavir）：初治患者每日口服 0.5 mg 能迅速降低患者 HBV 病毒载量。其耐药发生率很低。本药须空腹服用。

④替比夫定（telbivudine）：为 600 mg，每天 1 次口服。抗病毒活性很强，耐药性较低。

⑤特诺福韦（tenofovir）对初治和拉米夫定耐药变异的 HBV 均有效。在美国和欧洲国家已上市。

核苷（酸）类似物的疗程：HBeAg 阳性慢性肝炎患者使用口服抗病毒药治疗时，如 HBV-DNA 和 ALT 复常，直至 HBeAg 血清学转换后至少再继续用药 6~12 个月，经监测 2 次（每次至少间隔 6 个月）证实 HBeAg 血清学转换且 HBV-DNA（PCR 法）仍为阴性时可以停药，最短疗程不少于 2 年。

对于 HBeAg 阴性慢性肝炎患者如 HBV-DNA（定量 PCR 法）检测不出，肝功能正常，经连续监测 3 次（每次至少间隔 6 个月），最短疗程不少于 3 年可以停药观察。

核苷（酸）类似物治疗过程中的监测：一般每 3 个月测定一次 HBV-DNA、肝功能（如用阿德福韦酯还应测定肾功能），根据具体情况每 3~6 个月测定一次乙肝 HBsAg、HBeAg/抗 HBe。

治疗结束后的监测：不论有无应答，停药后 6 个月内每 2 个月检测 1 次，以后每 3~6 个月检测 1 次 ALT、AST、HBV 血清标志和 HBV-DNA。如随访中有病情变化，应缩短检测间隔。

c. 抗肝纤维化：有研究表明，经 IFN-α 或核苷（酸）类似物抗病毒治疗后，肝组织病理学可见纤维化甚至肝硬化有所减轻，因此，抗病毒治疗是抗纤维化治疗的基础。

根据中医学理论和临床经验，肝纤维化和肝硬化属正虚血瘀证范畴，因此，对慢性乙型肝炎肝纤维化及早期肝硬化的治疗，多以益气养阴、活血化瘀为主，兼以养血柔肝或滋补肝肾。据报道，国内多家单位所拟定的多个抗肝纤维化中药方剂均有一定疗效。今后应根据循证医学原理，按照新药临床研究管理规范（GCP）进行大样本、随机、双盲临床试验，并重视肝组织学检查结果，以进一步验证各种中药方剂的抗肝纤维化疗效。

（十）预后

1. 急性肝炎 多数患者在 3 个月内临床康复。成人急性乙型肝炎 60%~90% 可完全康复，10%~40% 转为慢性或病毒携带。

2. **慢性肝炎** 慢性肝炎患者一般预后良好，小部分慢性肝炎发展成肝硬化和 HCC。

3. **肝衰竭** 预后不良，病死率 50%～70%。年龄较小、治疗及时、无并发症者病死率较低。急性重型肝炎（肝衰竭）存活者，远期预后较好，多不发展为慢性肝炎和肝硬化；亚急性重型肝炎（肝衰竭）存活者多数转为慢性肝炎或肝炎后肝硬化；慢性重型肝炎（肝衰竭）病死率最高，可达 80% 以上，存活者病情可多次反复。

4. **淤胆型肝炎** 急性者预后较好，一般都能康复。慢性者预后较差，容易发展成胆汁性肝硬化。

5. **肝炎肝硬化** 静止性肝硬化可较长时间维持生命。乙型肝炎活动性肝硬化者一旦发生肝功能失代偿，5 年生存率低于 20%。

（十一）预防

1. **对患者和携带者的管理** 对于慢性乙肝患者、慢性 HBV 携带者及 HBsAg 携带者，应注意避免其血液、月经、精液及皮肤黏膜伤口污染别人及其他物品。这些人除不能献血及从事有可能发生血液暴露的特殊职业外，在身体条件允许的情况下，可照常工作和学习，但要加强随访。

2. **注射乙型肝炎疫苗** 接种乙型肝炎疫苗是预防 HBV 感染的最有效方法。乙型肝炎疫苗的接种对象主要是新生儿，其次为婴幼儿和高危人群。乙型肝炎疫苗全程接种共 3 针，按照 0、1、6 个月程序，即接种第 1 针疫苗后，间隔 1 及 6 个月注射第 2 及第 3 针疫苗。新生儿接种乙型肝炎疫苗越早越好，要求在出生后 24 h 内接种。接种部位新生儿为大腿前部外侧肌肉内，儿童和成人为上臂三角肌中部肌内注射。

对 HBsAg 阳性母亲的新生儿，应在出生后 24 h 内尽早注射乙型肝炎免疫球蛋白（HBIG），最好在出生后 12 h 内，剂量应 ≥100 IU，同时在不同部位接种 10 μg 重组酵母乙型肝炎疫苗，可显著提高阻断母婴传播的效果。新生儿在出生 12 h 内注射 HBIG 和乙型肝炎疫苗后，可接受 HBsAg 阳性母亲的哺乳。

3. **切断传播途径** 大力推广安全注射（包括针刺的针具），对牙科器械、内镜等医疗器具应严格消毒。医务人员应按照医院感染管理中标准预防的原则，在接触人的血液、体液、分泌物、排泄物时，均应戴手套，严格防止医源性传播。服务行业中的理发、刮脸、修脚、穿刺和文身等用具也应严格消毒。注意个人卫生，不共用剃须刀和牙具等用品。

三、丙型病毒性肝炎

丙型病毒性肝炎（丙型肝炎）是一种主要经血液传播的由丙型肝炎病毒（HCV）感染引起的急、慢性肝脏疾病。急性丙型肝炎部分患者可痊愈，但转变为慢性丙型肝炎的比例相当高。HCV 感染除可引起肝炎、肝硬化、肝细胞癌等肝脏疾病之外，还可能产生一系列的肝脏外病变。聚乙二醇化干扰素（PEG-IFN）联合利巴韦林是目前治疗慢性丙型肝炎的标准方案。未来的发展趋势是，在此基础上与小分子蛋白酶和 RNA 聚合酶抑制剂的联合应用，有望进一步提高慢性丙型肝炎的抗病毒疗效，使得大部分患者临床治愈。

（一）丙型肝炎的病原学

1. **HCV 的特点** HCV 属于黄病毒科，其基因组为单股正链 RNA，易变异。目前国际广泛采用的 Simmonds 基因分型系统，将 HCV 分为 6 个基因型及不同亚型，以阿拉伯数字表示基因型，以小写英文字母表示基因亚型（如 1a、2b、3c 等）。HCV 基因型和疗效有密切关系。基因 1 型呈全球性分布，占所有 HCV 感染的 70% 以上，对干扰素疗效较差。

2. HCV 基因组结构 HCV 基因组含有一个开放读码框（ORF），长度约 10 kb，编码一种多聚蛋白，然后在其蛋白酶和宿主细胞信号肽酶的作用下，水解成为 10 余种结构和非结构（NS）蛋白。非结构蛋白 NS3 是一种多功能蛋白，其氨基端具有蛋白酶活性，羧基端具有螺旋酶/三磷酸核苷酶活性；NS5B 蛋白是 RNA 依赖的 RNA 聚合酶。

3. HCV 的灭活方法 HCV 对一般化学消毒剂敏感，100 ℃ 5 分钟或 60 ℃ 10 小时、高压蒸汽和甲醛熏蒸等均可灭活 HCV 病毒。

（二）丙型肝炎的流行病学

1. 世界丙型肝炎流行状况 丙型肝炎呈全球性流行，在欧美及日本等乙型肝炎流行率较低的国家，它是终末期肝病以及肝移植的最主要原因。据世界卫生组织统计，全球 HCV 的感染率约为 3%，估计约 1.7 亿人感染 HCV，每年新发丙型肝炎病例约 3.5 万例。

2. 我国丙型肝炎流行状况 全国病毒性肝炎血清流行病学调查结果显示，我国一般人群抗-HCV 阳性率为 3.2%。各地抗-HCV 阳性率有一定差异，以长江为界，北方（3.6%）高于南方（2.9%）。普通人群中抗-HCV 阳性率随年龄增长而逐渐上升，男女间无明显差异。近年的小样本调查显示目前我国的 HCV 感染率可能低于上述数字，但全国丙型肝炎血清流行病学测定尚未完成。

HCV 1b 基因型在我国最为常见，约占 80% 以上，是难治的基因型。某些地区有 1a、2b 和 3b 型报道；6 型主要见于中国香港和中国澳门地区，在南方边境省份也可见到此基因型。

3. 丙型肝炎传播途径

（1）血液传播：①经输血和血制品传播：我国自 1993 年开始对献血员筛查抗-HCV 后，该途径得到了有效控制。但由于抗-HCV 存在窗口期及检测试剂的质量问题及少数感染者不产生抗-HCV 的原因，目前尚无法完全筛除 HCV-RNA 阳性者，大量输血和血液透析仍有可能感染 HCV。②经破损的皮肤和黏膜传播：这是目前最主要的传播方式，在某些地区，因静脉注射毒品导致的 HCV 传播占 60%～90%。使用非一次性注射器和针头、未经严格消毒的牙科器械、内镜、侵袭性操作和针刺等也是经皮肤和黏膜传播的重要途径。一些可能导致皮肤破损和血液暴露的传统医疗方法也与 HCV 传播有关；共用剃须刀、牙刷、文身和穿耳环孔等也是 HCV 潜在的经血传播方式。

（2）性传播：性伴侣为 HCV 感染者及多个性伙伴者发生 HCV 感染的危险性较高。同时伴有其他性传播疾病者，特别是感染人类免疫缺陷病毒（HIV）者，感染 HCV 的危险性更高。

（3）母婴传播：抗-HCV 阳性母亲将 HCV 传播给新生儿的危险性为 2%，若母亲在分娩时 HCV-RNA 阳性，则传播的危险性可达 4%～7%；合并 HIV 感染时，传播的危险性增至 20%。母体血液中 HCV 病毒水平高也会增加 HCV 传播的危险性。

（4）其他：部分 HCV 感染者的传播途径不明。接吻、拥抱、喷嚏、咳嗽、食物、饮水、共用餐具和水杯、无皮肤破损及其他无血液暴露的接触一般不会传播 HCV。

4. HCV 传播的预防 因目前尚无可预防丙型肝炎的有效疫苗，主要靠严格筛选献血人员、医院、诊所、美容机构等场所严格按照标准防护的规定进行消毒、灭菌和无菌操作，通过宣传教育避免共用剃须刀、牙刷及注射针具，减少性伙伴和不安全性活动。

（三）丙型肝炎的病理学

急性丙型肝炎可有与甲型和乙型肝炎相似的小叶内炎症及汇管区各种病变。但也有其特点：①汇管区大量淋巴细胞浸润，甚至有淋巴滤泡形成；胆管损伤伴叶间胆管数量减少，类似于自身免疫性肝炎。

②常见以淋巴细胞浸润为主的界面性炎症。③肝细胞大泡性脂肪变性。④单核细胞增多症样病变，即单个核细胞浸润于肝窦中呈串珠状；病理组织学检查对丙型肝炎的诊断、衡量炎症和纤维化程度、评估药物疗效以及预后判断等方面至关重要。

（四）丙型肝炎的临床诊断

1. 急性丙型肝炎的诊断　急性丙型肝炎可参考流行病学史、临床表现、实验室检查，特别是病原学检查结果进行诊断。

（1）流行病学史：有输血史、应用血液制品或有明确的 HCV 暴露史。输血后急性丙型肝炎的潜伏期为 2~16 周（平均 7 周），散发性急性丙型肝炎的潜伏期目前缺乏可靠的研究数据，尚待研究。

（2）临床表现：可有全身乏力、食欲减退、恶心和右季肋部疼痛等，少数伴低热，轻度肝大，部分患者可出现脾大，少数患者可出现黄疸。部分患者无明显症状，表现为隐匿性感染。

（3）实验室检查：ALT 多呈轻度和中度升高，抗-HCV 和 HCV RNA 阳性。HCV RNA 常在 ALT 恢复正常前转阴，但也有 ALT 恢复正常而 HCV RNA 持续阳性者。

2. 慢性丙型肝炎的诊断

（1）诊断依据：HCV 感染超过 6 个月，或发病日期不明、无肝炎史，但肝脏组织病理学检查符合慢性肝炎，或根据症状、体征、实验室及影像学检查结果综合分析，亦可诊断。

（2）重型肝炎：HCV 单独感染极少引起重型肝炎，HCV 重叠 HBV、HIV 等病毒感染、过量饮酒或应用肝毒性药物时，可发展为重型肝炎。HCV 感染所致重型肝炎的临床表现与其他嗜肝病毒所致重型肝炎基本相同，可表现为急性、亚急性病程。

（3）肝外表现：肝外临床表现或综合征可能是机体异常免疫反应所致，包括类风湿关节炎、眼口干燥综合征、扁平苔藓、肾小球肾炎、混合型冷球蛋白血症、B 细胞淋巴瘤和迟发性皮肤卟啉症等。

（4）混合感染：HCV 与其他病毒的重叠、合并感染统称为混合感染。我国 HCV 与 HBV 或 HIV 混合感染较为多见。

（5）肝硬化与肝细胞癌（HCC）：慢性 HCV 感染的最严重结果是进行性肝纤维化所致的肝硬化和 HCC。

（6）肝脏移植后 HCV 感染的复发：丙型肝炎常在肝移植后复发，且其病程的进展速度明显快于免疫功能正常的丙型肝炎患者。一旦移植的肝脏发生肝硬化，出现并发症的危险性将高于免疫功能正常的肝硬化患者。肝移植后丙型肝炎复发与移植时 HCV RNA 水平与移植后免疫抑制程度有关。

（五）丙型肝炎的抗病毒治疗

抗病毒治疗的目的是清除或持续抑制体内的 HCV 复制，以改善或减轻肝损害，阻止进展为肝硬化、肝功能衰竭或 HCC，并提高患者的生活质量，延长生存期，阻止进一步传播。

在直接抗病毒药物（DAA）上市前，聚乙二醇化干扰素（PegIFN-α）联合利巴韦林（RBV）仍然是我国目前慢性丙型肝炎主要的抗病毒治疗方案，其次是普通 IFN-α 与 RBV 联合疗法。自 2011 年以来，DAAs 中的多种药物已经陆续在美国和欧洲等地上市，近年来 DAAs 也开始在我国上市。国际上已将 DAAs 作为治疗丙肝的一线药物，不再推荐传统的 PR 方案。

不同 HCV 基因型患者，采用的 DAAs 治疗方案和疗程不同。因此，患者用 DAA 抗病毒治疗前，一定要检测 HCV 基因型，针对基因 1 型患者，需要区分是 1a 型还是 1b 型。

1. 抗病毒治疗的适应证　只要血清 HCV RNA 阳性、无禁忌证的丙型肝炎患者均需要抗病毒治疗。

2. DAA 治疗的禁忌证 除了 NS3-4A 蛋白酶抑制剂不得用于 Child-Pugh B 级和 C 级失代偿肝硬化患者，索磷布韦在 eGFR<30 mL／（min·1.73 m²）的严重肾功能不全患者中慎重使用外，对于正在使用某些细胞色素 P450（CYP）/P-糖蛋白（P-gp）诱导剂（如利福平、卡马西平、苯妥英钠）的患者，禁忌使用所有的 DAA 药物，因为 P450（CYP）/P-糖蛋白（P-gp）诱导剂会显著降低 DAA 血药浓度，导致治疗失败。在采用以上药物进行抗结核、癫痫等治疗时，尽可能不同时使用 DAA 抗病毒治疗。

3. 抗病毒治疗前评价 治疗前需对可能影响疗效的因素进行系统评价，包括有无其他肝病、是否合并 HIV 或 HBV 感染、有无饮酒史、心脏疾病、肾功能不全、自身免疫性疾病、遗传和代谢性疾病等。对 HAV 和 HBV 无免疫力的患者，建议接种甲肝疫苗和乙肝疫苗。对于肝脏疾病的严重程度评价，尤其是肝纤维化和肝硬化程度评价尤其重要。对于慢性丙型肝炎患者，建议有条件都进行无创性肝脏弹性检测，因此，无创性肝脏弹性检测对于医生判断患者肝纤维化或肝硬化程度，是非常重要的检测手段。但对于治疗后的肝纤维化程度评价，不建议使用这些无创检测，因为在这种情况下，这些检测被证实为不可靠。

在治疗前对 HCV 基因型和亚型的检测，尤其是基因 1 型（1a 或 1b）的检测是有必要的，以指导治疗药物和疗程的选择，但在检测费用和手段有限的地区，也可不进行基因型检测，采用泛基因型药物治疗。对于 HCV 耐药性的检测，由于目前尚无标准的检测试剂盒，而且指南推荐的一线抗病毒药物基本不需要进行耐药性检测，因此，不推荐在治疗前进行耐药性检测。但对于无法获得一线药物的地区，治疗前进行对 NS5A 抑制剂的耐药检测（氨基酸 24-93）是有必要的。

4. DAA 药物种类 目前，DAAs 主要分为 3 类：NS3/4A 丝氨酸蛋白酶抑制剂（表 7-1）、NS5A 蛋白抑制剂（表 7-2）和 NS5B 聚合酶抑制剂（表 7-3）。

表 7-1 NS3/4A 蛋白酶抑制剂

通用名	英文名	缩写	规格（mg）	服用方法
西美瑞韦	Simeprevir	SMV	150	1 次/天，1 片/次
阿舒瑞韦（速维普）	Asunaprevir	ASV	100	2 次/天，1 片/次
帕立瑞韦	Paritaprevir	PTV	75	1 次/天，2 片/次
达诺瑞韦（戈诺卫）	Danoprevir	DNV	100	2 次/天，1 片/次
格拉瑞韦	Grazoprevir	GZV	100	1 次/天，1 片/次
格卡瑞韦	Glecaprevir	GLE	200~300	1 次/天，1 片/次
维西瑞韦	Voxilaprevir	VOX	100	1 次/天，1 片/次

表 7-2 NS5A 蛋白抑制剂

通用名	英文名	缩写	规格（mg）	服用方法
达拉他韦（百立泽）	Daclatasvir	DCV	60	1 次/天，1 片/次
来迪派韦（来迪派）	Ledipipasvir	LDV	90	1 次/天，1 片/次
奥比他韦	Ombitasvir	OBV	12.5	1 次/天，2 片/次
艾尔巴韦	Elbasvir	ELV（EBR）	50	1 次/天，1 片/次
维帕他韦	Velpatasvir	VEL	100	1 次/天，1 片/次
拉维他韦	Ravidasvir	RSV	200	1 次/天，1 片/次
匹帕他韦	Pibrentasvir	PIB	80~120	1 次/天，1 片/次

表 7-3　NS5B 聚合酶抑制剂

通用名	英文名	缩写	规格（mg）	服用方法
索磷布韦（索华迪）	Sofosbavir	SOF	400	1 次/天，1 片/次
达塞布韦（易奇瑞）	Dasabuvir	DSV	250	2 次/天，1 片/次

5. 治疗方案选择

（1）无肝硬化的慢性丙型肝炎患者的治疗方案：见表 7-4、表 7-5。

表 7-4　我国 2015 年指南推荐的无肝硬化患者的治疗方案

治疗方案	基因 1a 型	基因 1b 型	基因 2 型	基因 3 型	基因 4 型	基因 5/6 型
PegIFN-α，RBV	48 周或 72 周（按照初治和经治 RGT）		24 周或 48 周	24 周或 48 周	48 周或 72 周	48 周或 72 周
PegIFN-α，RBV 和 Simeprevie	12 周。初治/复发再应用 PegIFN-α 和利巴韦林治疗另 12 周（总疗程 24 周）；既往部分应答或无应答者应治疗另 36 周（总疗程 48 周）		不适用	不适用	12 周。初治/复发再应用 PegIFN-α 和利巴韦林治疗另 12 周（总疗程 24 周）；既往部分应答或无应答者应治疗另 36 周（总疗程 48 周）	不适用
PegIFN-α，RBV 和 Sofosbuvir	12 周		12 周	12 周	12 周	12 周
Sofosbuvir 和 RBV	不推荐		12 周	24 周	不适用	不适用
Sofosbuvir 和 Ledipasvir	8~12 周不联合 RBV		不适用	不适用	12 周不联合 RBV	12 周不联合 RBV
Ritonavir-Paritaprevir，Ombitasvir 和 Dasabuvir	12 周 RBV	12 周不联合 RBV	不适用	不适用	不适用	不适用
Ritonavir – Paritaprevir 和 Ombitasvir	不适用		不适用	不适用	12 周联合 RBV	不适用
Rofosbuvir 和 Simeprevir	12 周不联合 RBV		不适用	不适用	12 周不联合 RBV	不适用
Sofosbuvir 和 Daclatasvir	12 周不联合 RBV		12 周不联合 RBV	12 周不联合 RBV	12 周不联合 RBV	12 周不联合 RBV
Daclatasvir 和 Asunaprevir	不适用	24 周不联合 RBV	不适用	不适用	不适用	不适用

表 7-5　2018 年欧洲肝脏病学会推荐的无肝硬化或肝硬化代偿期（Child-Pugh A）患者 DAA 选择方案

Genotype	Pangenotypic regimens			Genotype-specific regimens		
	SOF/VEL	GLE/PIB	SOF/VEL/VOX	SOF/LDV	GZR/EBR	OBV/PTV/r+DSV
Genotype 1a	Yes	Yes	No	Yes	Yes	No
Genotype 1b	Yes	Yes	No	Yes	Yes	Yes
Genotype 2	Yes	Yes	No	No	No	No

Genotype	Pangenotypic regimens			Genotype-specific regimens		
	SOF/VEL	GLE/PIB	SOF/VEL/VOX	SOF/LDV	GZR/EBR	OBV/PTV/r+DSV
Genotype 3	Yes	Yes	Yes	No	No	No
Genotype 4	Yes	Yes	No	Yes	Yes	No
Genotype 5	Yes	Yes	No	Yes	No	No
Genotype 6	Yes	Yes	No	Yes	No	No

推荐高效、安全和高耐受的泛基因型药物作为这类患者的首选，包括对未进行基因分型检测患者选择索磷布韦/维帕他韦 12 周，或 Glecaprevir/pibrentasvir 12 周方案，对于明确无肝硬化的初治患者，可以 Glecaprevir/pibrentasvir 缩短至 8 周。如果药品提供者可以保证质量，仿制品也是可以应用的。

（2）失代偿肝硬化患者 DAA 治疗方案：失代偿期（Child-Pugh B 或 C）肝硬化患者应在有经验的中心进行治疗。治疗期间密切监测肝脏失代偿情况，必要时立即停止治疗，必要时进行肝移植。无肝细胞癌的失代偿期肝硬化患者，MELD 评分<18~20 等待肝移植的患者，应在肝移植前进行抗病毒治疗，尽可能地完成一个完整的疗程。治疗可以采用与索磷布韦和来迪派韦（基因型 1，4，5 和 6），或索磷布韦和维帕他韦（所有基因型），同时加用利巴韦林（体重<75 kg，1 000 mg；体重≥75 kg，1 200 mg），总疗程 12 周；需要强调的是，如果不能耐受利巴韦林，采用无利巴韦林方案，则需要延长疗程至 24 周。因此，不能忽视利巴韦林在这部分患者的治疗作用。MELD 评分≥18~20 等待肝移植的失代偿肝硬化患者，建议在移植后进行抗病毒治疗，能够使患者更加获益，但如果等待肝移植时间超过 6 个月，建议在移植前进行抗病毒治疗。

对于已经取得持续病毒应答（SVR）的肝癌患者，SVR 是否可以降低肝癌的复发，尚不明确。由于这部分患者通常会有明显进展的肝纤维化或肝硬化，应对他们采取适当的抗病毒治疗，同时注意密切监测肝癌的发生。

6. 特殊人群的治疗

（1）HBV 共感染：HCV-HBV 共感染的患者，HBV DNA 水平通常很低或检测不到，虽然其复制水平可能出现大幅度的波动，但肝脏的慢性炎症活动常常是由 HCV 导致的。如果 HCV RNA 阳性，治疗应按 HCV 单一感染的方案治疗。如果共感染中达到了抗 HBV 治疗条件，应当根据 EASL 2017 乙肝指南接受核苷/核苷酸类似物抗 HBV 治疗。值得注意的是，在 HCV 清除期间或之后有 HBV 再激活的潜在风险，且风险是不可预测的，但绝大部分表现为无症状的 HBV DNA 升高。因此，基于 DAA 方案的抗病毒治疗，应同时检测 HBsAg、HBcAb 和 HBsAb。如果 HBsAg 阳性，则建议同时使用核苷/核苷酸类似物抗 HBV 治疗至抗 HCV 治疗结束后不少于 12 周。对于 HBsAg 阴性而 HBcAb 阳性患者，应每个月监测 ALT 水平；在抗 HCV 治疗期间或之后一旦出现 ALT 异常，应同时检测 HBsAg 和 HBV DNA，二者任一或同时出现异常就应开始抗 HBV 治疗。即使在 HBsAb 和 HBcAb 阳性的患者中也建议每月检测 ALT 的水平，若 ALT 异常同样需检测 HBsAg 和 HBV-DNA。

（2）免疫复合物介导的慢性丙型肝炎表现：慢性 HCV 感染可导致一些严重的全身免疫复合物介导的全身表现，如与克隆 B 淋巴细胞扩增有关的混合型冷球蛋白血症导致全身性血管炎，以及慢性肾脏疾病。有研究表明无 IFN 方案诱导的 SVR 提高可改善混合冷球蛋白血症的临床症状。

慢性 HCV 感染相关的混合型冷球蛋白血症与肾脏疾病，必须接受无 IFN 和无利巴韦林的 DAA 抗 HCV 的联合治疗，并强制性监测不良事件。利妥昔单抗在 HCV 相关肾脏疾病中的应用必须由多学科小组讨论决定。HCV 相关淋巴瘤也应使用无 IFN 及利巴韦林方案，与特定的化疗方案联合治疗还需同时考虑到药物之间可能的相互作用。

（3）肾功能损害（包括血液透析）患者：在肾损害患者中 HCV 感染率很高，这其中包括严重肾损害［eGFR<30 mL/（min·1.73 m²）］和终末期肾病需要血液透析或腹膜透析患者。对于轻度至中度肾功能障碍［eGFR≥30 mL/（min·1.73 m²）］的丙型肝炎患者，DAAs 的剂量不需要调整，但这些患者应密切监测。而对于严重肾损害患者［eGFR<30 mL/（min·1.73 m²）］和终末期肾病血液透析患者应在专业的中心治疗，并由多学科小组密切监测；这些患者如果没有其他替代方案可选择的时候，由于没有相关的剂量推荐，在应用基于索磷布韦的治疗方案时应密切监测肾功能。对于无移植条件的严重肾功能损害［eGFR<30 mL/（min·1.73 m²）］或血液透析的终末期肾脏疾病的患者，所有基因型的患者都推荐固定剂量的 glecaprevir 和 pibrentasvir 联合治疗 8 周或 12 周；这些患者中的 1a 和 4 型基因型，若 HCV RNA≤800 000 IU/mL，还可用格拉瑞韦和艾尔巴韦联合治疗 12 周；而对于 1b 型患者还可用格拉瑞韦和艾尔巴韦或奥比帕利和达塞布韦钠联合治疗 12 周。终末期肾病和肾脏移植的前后的抗病毒治疗获益与风险应当个体化评估。

（4）非肝脏实体器官移植受者：对于实体器官移植受者，包括肾、心、肺、胰腺或小肠移植，在移植前或移植后的抗 HCV 治疗前提是他们的预期生存期超过 1 年。这些患者在等待移植期间，可按照上文的一般推荐方案，根据基因型、肝脏疾病的严重程度以及既往抗 HCV 治疗史进行治疗。对于实体器官受者，移植后应给予固定剂量的索磷布韦和来迪派韦（1，4，5，6 基因型）或索磷布韦联合维帕他韦（所有基因型）治疗，无需调整免疫抑制剂的剂量。移植后如果 eGFR<30 mL/（min·1.73 m²），可用固定剂量的 glecaprevir 和 pibrentasvir 联合方案治疗 12 周，还需监测免疫排斥药的血药浓度，并根据需要在治疗期间或治疗后调整剂量。

（5）HCV 阳性的器官移植供体：需要器官移植的患者数量和潜在器官捐献者的数量之间存在巨大的差异，器官移植的供体紧张。因此，抗 HCV 抗体阳性和 HCV RNA 阳性供体的器官可移植到 HCV RNA 阳性的患者。如果地方性法规允许，并获得了严格的知情同意，以及保证移植后的迅速 DAA 治疗，抗 HCV 抗体阳性和 HCV RNA 阳性供体的器官也可移植到 HCV RNA 阴性的患者。但中度（F2）或进展期（F3）纤维化的肝脏供体不推荐使用。

（6）静脉药瘾者（PWIDs）和接受阿片类药物替代治疗（OST）：在欧洲，大约三分之二的丙型肝炎是因为静脉注射毒品而感染。慢性 HCV 感染在最近注射毒品的人群中的流行率接近 40%。因此，PWIDs 应常规和自愿检测抗-HCV 抗体和 HCV RNA，对于 HCV RNA 阴性者应该每年检测 HCV RNA 和随访任何高危注射事件。包括监狱在内，应该给 PWIDs 提供合适的 OST 和干净的药物注射设备，以全面减少丙肝的广泛传播。所有感染 HCV 的 PWIDs 均有抗病毒治疗的适应证，对于有注射吸毒和那些最近注射毒品史，正在接受 OST 的 HCV 感染者，以 DAA 基础的方案治疗是安全有效的，监狱内的 HCV 患者同样应该得到治疗。治疗前的教育应包括 HCV 传播途径，肝纤维化进展的危险因素，治疗方案和再感染的风险，减少伤害的策略等。对于 OST 患者，基于 DAA 的抗 HCV 治疗不需要调整美沙酮或丁丙诺啡的剂量。在成功抗 HCV 治疗并预防了再感染的情况下，应帮助 PWIDs 减少危害，并进行教育和辅导。在这部分患者获得 SVR 后，应每两年监测 PWIDs 的 HCV 再感染，包括有持续吸毒的危险人群应至少每年检测 HCV RNA。在获得 SVR 后的随访中，一旦确诊再感染应及时再次给予抗病毒治疗。

（7）血红蛋白病和出血性疾病：慢性丙型肝炎相关的最常见的血红蛋白病是地中海贫血，并且常因 PEG IFN 和利巴韦林均可导致贫血而得不到抗病毒治疗。丙型肝炎患者合并或不合并血红蛋白病或出血性疾病，其抗 HCV 治疗方案是相同的。无 IFN 和无利巴韦林治疗方案在这些人群中是同样适用的。

（8）青少年和儿童感染：据估计，全世界大约有 350 万 1~15 岁的儿童慢性 HCV 感染者，母婴传播是最重要的传播方式。尽管这部分患者肝硬化及肝癌不多见，但仍然很容易在年轻阶段就发生疾病进展。多个研究表明 PEG IFN 联合利巴韦林治疗效果与耐受性与成人相似，DAAs 也逐步应用到儿童患者中，对于 12 岁及以上的初治或经治青少年患者，没有肝硬化或代偿期肝硬化（Child-Pugh A），感染基因型 1，4，5 或 6 型推荐使用固定剂量的索磷布韦（400 mg）和来迪派韦（90 mg）联合治疗 12 周；感染 2 或 3 型可用与成人相同的治疗方案，并谨慎等待更多的关于这部分人群的安全数据。对于 12 岁以下儿童，包括适用于全基因型的 DAAs 治疗方案暂未获得批准使用。

（9）蛋白酶抑制剂和/或 NS5A 抑制剂治疗失败的复治方案：初步数据表明可以优化基于 RAS 检测的治疗方案，RASs 在体外已被证实可导致相应的药物敏感性降低。对于之前使用过 DAAs 经治患者，应当检测 RASs。PEG IFN 联合利巴韦林，PEG IFN、利巴韦林联合索磷布韦，或索磷布韦联合利巴韦林的经治患者，需根据建议再次治疗。根据一个包括经验丰富治疗者和病毒学家的多学科团队的耐药观察，在包含使用 DAA 治疗方案失败患者再次治疗前的耐药检测，可以指导再治疗的应答效果。

对于没有肝硬化或代偿期（Child-Pugh A）肝硬化患者在包含 DAA（蛋白酶抑制剂和/或 NS5A 抑制剂）方案治疗失败后推荐固定剂量的索磷布韦、维帕他韦联合 voxilaprevir 治疗 12 周；这些患者中如果预测应答率较低（肝病晚期、接受过多次基于 DAA 的治疗、NS5A RAS 谱复杂），推荐索磷布韦联合固定剂量组合 glecaprevir 和 pibrentasvir 治疗 12 周（B2）。对于难治性患者（包括蛋白酶抑制剂和/或 NS5A 抑制剂联合治疗两次均未达到 SVR 的 NS5A RASs 患者），推荐索磷布韦、维帕他韦和 voxilaprevir 或索磷布韦、glecaprevir 和 pibrentasvir 联合基于体重剂量的利巴韦林（体重<75 kg，1 000 mg；体重≥75 kg，1 200 mg）治疗 12 周，和（或）延长至 16~24 周。

对于失代偿期肝硬化（Child-Pugh B 或 C）在包含 DAA（蛋白酶抑制剂和/或 NS5A 抑制剂）方案治疗失败后禁用蛋白酶抑制剂，应使用固定剂量的索磷布韦和维帕他韦联合基于体重剂量的利巴韦林（1 000 mg<75 kg 或 1 200 mg≥75 kg）治疗 24 周。

7. 药物的相互作用（DDI） 在抗 HCV 存在许多复杂的 DDI，因此，对于所有接受 DAAs 药物治疗的患者，在开始使用其他药物前，均应基于所用 DAA 药物说明书充分评估 DDI 风险。DDI 在 HIV-HCV 合并感染患者中是一个需要着重考虑的因素，必须密切关注抗艾滋病病毒药物的禁忌，不推荐或要求调整 DAA 方案的剂量。应教育患者接受坚持治疗的重要性，按剂量服药，并及时报告其他处方药物、非处方药的使用情况。

因此，在治疗期间，应监测合并用药和潜在的 DDI 的效应和毒性。条件允许时，在抗 HCV 治疗期间应停止使用可能产生 DDI 的合并用药，或换为具有较少 DDI 可能的替代药物。

四、丁型病毒性肝炎

（一）病原学

1977 年 Rezzetto 在 HBsAg 阳性肝组织标本中发现 δ 因子，它呈球形，直径 35~37 nm，1983 年命名为丁型肝炎病毒（HDV）。HDV 是一种缺陷病毒，在血液中由 HBsAg 包被，其复制、抗原表达及引起肝损害须有 HBV 辅佐；但细胞核内的 HDV RNA 无需 HBV 的辅助即可自行复制。HDV 基因组为单股环状闭合负链 RNA，长 1 679bp，其二级结构具有核酶活性，能进行自身切割和连接。黑猩猩和美洲土拨鼠为易感动物。HDV 可与 HBV 同时感染人体，但大部分情况下是在 HBV 感染的基础上引起重叠感染。当 HBV 感染结束时，HDV 感染亦随之结束。

（二）流行病学

丁型肝炎在世界范围内均有流行，丁型肝炎人群流行率约 1%。急、慢性丁型肝炎患者和 HDV 携带者是主要的传染源。

其传播途径与乙型肝炎相似。HDV 可与 HBV 以重叠感染或同时感染形式存在，以前者为主。

人类对 HDV 普遍易感，抗 HDV 不是保护性抗体。HBV 感染者，包括无症状慢性 HBsAg 携带者是 HDV 感染的高危人群；另外，多次输血者、静脉药瘾者、同性恋者发生 HDV 感染的机会亦较高。

我国由于 HBsAg 携带率较高，故有引起 HDV 感染传播的基础。我国西南地区感染率较高，在 HBsAg 阳性人群中超过 3%；但 HDV 感染也存在于中原及北方地区。

（三）发病机制

同乙型病毒性肝炎一样，丁型肝炎的发病机制还未完全阐明。目前的研究认为 HDV 的复制对肝细胞有直接的致病作用。体外实验表明，高水平表达的 HDAg 对体外培养中的肝癌细胞有直接的细胞毒作用。且 HDV 与 HBV 重叠感染时，使得肝细胞损害加重，并向慢性化发展，免疫抑制剂对丁型肝炎肝细胞病变并无明显缓解作用。但最近研究提示，免疫应答可能也是 HDV 导致肝细胞损害的重要原因。因此，在丁型肝炎的发病机制中可能既有 HDV 的直接致病作用，又有宿主免疫应答介导的损伤。

（四）临床表现

丁型肝炎的潜伏期 4～20 周。急性丁型肝炎可与 HBV 感染同时发生（同时感染，concurrent infection）或继发于 HBV 感染（重叠感染，superinfection），这两种感染形式的临床表现有所不同。临床上，乙型及丁型肝炎均可转化为慢性肝炎。

同时感染者临床表现与急性乙型肝炎相似，大多数表现为黄疸型，有时可见双峰型 ALT 升高，分别代表 HBV 和 HDV 感染所致的肝损害，一般预后良好，极少数可发展为重型肝炎。

重叠感染者可发生与慢性乙肝患者或无症状 HBsAg 携带者，其病情常较重，ALT 升高可达数月之久，部分可进展为急性重型肝炎（急性肝衰竭），此种类型大多会向慢性化转化。

（五）实验室检查

HDV 的血清学标记如下：

1. HDVAg　是 HDV 唯一的抗原成分，因此 HDV 仅有一个血清型。HDVAg 最早出现，然后分别是抗 HDV-IgM 和抗 HDV-IgG，一般三者不会同时存在。抗-HDV 不是保护性抗体。

2. HDV-RNA　血清或肝组织中 HDV-RNA 是诊断 HDV 感染最直接的依据。

（1）HDVAg、抗 HDV-IgM 及抗 HDV-IgG：HDVAg 是 HDV 的唯一抗原成分，HDVAg 阳性是诊断急性 HDV 感染的直接证据。抗 HDV-IgM 阳性也是现症感染的标志，当感染处于 HDVAg 和 HDV-IgG 之间的窗口期时，可仅有抗 HDV-IgM 阳性。在慢性 HDV 感染中，由于有高滴度的抗 HDV，故 HDVAg 多为阴性。抗 HDV-IgG 不是保护性抗体，高滴度抗 HDV-IgG 提示感染的持续存在，低滴度提示感染静止或终止。

（2）HDV-RNA：血清或肝组织中 HDV-RNA 是诊断 HDV 感染最直接的依据。可采用分子杂交和定量 RT-PCR 方法检测。

（六）诊断

病毒性肝炎的诊断主要依靠临床表现和实验室检查，流行病学资料具有参考意义。

1. 流行病学资料　输血、不洁注射史，有与 HDV 感染者接触史，家庭成员有 HDV 感染者以及我国西南地区感染率较高。

2. 临床诊断　包括急性和慢性丁型肝炎，临床诊断同乙型病毒性肝炎。

3. 病原学诊断　在 HBV 感染者中，如果血清抗 HDVAg 或抗 HDV-IgM 阳性，或高滴度抗 HDV-IgG 或 HDV-RNA 阳性，或肝内 HDVAg 或 HDV-RNA 阳性，可诊断为丁型肝炎。低滴度抗 HDV-IgG 有可能为过去感染。对于不具备临床表现、仅血清 HBsAg 和 HDV 血清标记物阳性时，可诊断为无症状 HDV 携带者。

（七）鉴别诊断

同乙型病毒性肝炎。

（八）预后

1. 急性肝炎　多数患者在 3 个月内临床康复。急性丁型肝炎重叠 HBV 感染时约 70% 转为慢性。

2. 慢性肝炎　慢性肝炎患者一般预后良好，小部分发展成肝硬化和 HCC。

（九）治疗

1. 急性肝炎　急性肝炎一般为自限性，多可完全康复。以一般治疗及对症支持治疗为主，急性期应进行隔离，症状明显及有黄疸者应卧床休息，恢复期可逐渐增加活动量，但要避免过劳。饮食宜清淡易消化，适当补充维生素，热量不足者应静脉补充葡萄糖。避免饮酒和应用肝脏损害药物，辅以药物对症及恢复肝功能，药物不宜太多，以免加重肝脏负担。急性肝炎一般不采用抗病毒治疗。

2. 慢性肝炎　同乙型病毒性肝炎，对于慢性丁型肝炎，目前无特殊专门针对 HDV 的抗病毒药物。

（十）预防

1. 控制传染源　急性患者应隔离至病毒消失。慢性患者和携带者可根据病毒复制指标评估传染性大小。现症感染者不能从事有可能导致血液暴露从而传播本病的工作。应对献血人员进行严格筛选 HBsAg，不合格者不得献血。

2. 切断传播途径　在医院内应严格执行标准防护措施。提倡使用一次性注射用具，各种医疗器械及用具实行一用一消毒措施；对被血液及体液污染的物品应按规定严格消毒处理。加强血制品管理，每一个献血人员和每一个单元血液都要经过最敏感方法检测 HBsAg。

3. 保护易感人群　对丁型肝炎尚缺乏特异性免疫预防措施，目前只能通过乙肝疫苗接种来预防 HBV 感染从而预防 HDV 感染。

五、戊型病毒性肝炎

（一）概述

戊型病毒性肝炎（viral hepatitis E，戊型肝炎），是由戊型肝炎病毒（hepatitis E virus，HEV）引起的急性消化道传染病，既往称为肠道传播的非甲非乙型肝炎。本病主要经粪-口途径传播，可因粪便污染水源或食物引起暴发流行，多发生于青壮年，儿童多为亚临床型；主要发生在亚洲、非洲和中美洲等发展中国家。临床表现为急性起病，可有发热、食欲减退、恶心、疲乏、肝大及肝生化检查异常，部分病例可出现黄疸，孕妇患病常病情较重，病死率高。

（二）流行病学

1. 传染源　主要是潜伏期末期和急性期早期的患者，其粪便排病毒主要出现在起病后3周内。文献报道，从猪、羊和大鼠等动物血清中也检测到HEV，因此这些动物有可能作为戊型肝炎的传染源。

2. 传播途径　本病主要是经过消化道传播，包括水、食物和日常接触传播；有报道静脉应用毒品者，抗HEV阳性率明显增高，提示可能存在血液传播。水源传播常常是暴发流行的原因，食物传播可以造成小规模的暴发。

3. 人群易感性　人群普遍易感，但以青壮年发病率高，儿童和老年人发病率较低。儿童感染HEV后，多表现为亚临床型感染，成人则多为临床型感染。孕妇感染HEV后病情较重，病死率较高。我国一般人群的抗HEV阳性率为18%。戊型肝炎流行多发生在农村人群。

4. 流行特征　本病主要发生在亚洲、非洲和中美洲等一些发展中国家，其中印度、尼泊尔、孟加拉国、巴基斯坦和缅甸等国为高流行区，我国和印度尼西亚等为中流行区。我国各省市自治区均有本病发生，其中吉林、辽宁、河北、山东、内蒙古、新疆和北京曾有本病暴发或流行。本病发生有季节性，流行多见于雨季或洪水后。男性发病率一般高于女性，男女发病率之比为（1.3~3）∶1。

（三）病原学

1989年在日本东京举行的国际非甲非乙型肝炎学术会议上，正式将其命名为戊型肝炎和戊型肝炎病毒（HEV），确定戊型肝炎是HEV通过消化道传播引起的急性肠道传染病。

戊型肝炎病毒（HEV）属于嵌杯病毒科，为RNA病毒，呈圆球状颗粒，直径27~38 nm，平均33~34 nm，无包膜。HEV抵抗力弱，4℃保存易裂解，对高盐、氯化铯、氯仿敏感，其在碱性环境中较稳定，在镁或锰离子存在下可保持其完整性。HEV基因组为单股正链RNA，全长7.2~7.6 kb，编码2 400~2 533个氨基酸，由3个开放读码框架（ORF）组成。HEV有8个基因型，1型分布于我国及东南亚和非洲，2型见于墨西哥，3型见于美国，4型见于我国和越南，6~8型分别见于意大利、希腊和阿根廷。

（四）发病机制

和甲型肝炎相似，HEV感染所导致的细胞免疫是引起肝细胞损伤的主要原因。HEV病毒血症持续时间在不同个体差异较大，可以是一过性感染，也可持续至发病后100天。HEV可引起急性肝炎、重型肝炎和淤胆型肝炎，其具体发病机制尚不完全清楚。

（五）病理学

急性戊型肝炎的组织病理学改变有其特点，主要表现为汇管区炎症、库普弗细胞增生，肝细胞气球样变、形成双核，常有毛细胆管内胆汁淤积。可有灶状或小片状肝细胞坏死，重者甚至大面积坏死，尤以门脉周围区严重。

（六）临床表现

1. 潜伏期　本病的潜伏期为10~60天，平均40天。我国曾对3次同源性戊型肝炎流行进行调查，结果潜伏期为19~75天，平均42天。

2. 临床类型　人感染HEV后，可表现为临床型或亚临床型感染。临床戊型肝炎可表现为急性肝炎、重型肝炎（肝衰竭）和淤胆型肝炎，无慢性肝炎发生。

（1）急性肝炎

①急性黄疸型肝炎：总病程2~4个月，可分为三期。黄疸前期，持续1~21天，平均5~7天；起病较急，有畏寒、发热和头痛等上呼吸道感染的症状，伴有全身乏力、食欲减退、恶心、呕吐、厌油、腹胀、肝区痛、尿色加深等。黄疸期，持续2~6周；发热消退，自觉症状好转，但尿黄加深，出现眼黄和皮肤黄疸，肝脏肿大，可有压痛和叩击痛，部分患者可有脾大。部分患者可有一过性灰白色大便、皮肤瘙痒等梗阻性黄疸表现。恢复期，本期持续2周至4个月，平均1个月；表现为症状逐渐消失，黄疸消退。

②急性无黄疸型肝炎：除无黄疸外，其他临床表现与黄疸型相似，但较黄疸型轻，恢复较快，病程大多在3个月内。部分患者无临床症状，呈亚临床型，易被忽视。

（2）重型肝炎（肝衰竭）：在急性黄疸型基础上发生，多见于孕妇和既往有HBV感染者，以及老年患者等。孕妇感染HEV后易发展成急性或亚急性重型肝炎（肝衰竭），尤其是妊娠晚期的孕妇，其病死率可达20%。其他诱因如过度疲劳、精神刺激、饮酒、应用肝损药物、合并细菌感染等。

（3）急性淤胆型肝炎：曾称为"毛细胆管肝炎""胆汁淤积性肝炎"。起病类似急性黄疸型肝炎，但自觉症状较轻。黄疸较深，持续3周以上，甚至持续数月或更长。有皮肤瘙痒，大便颜色变浅，肝大。肝生化检查血清胆红素明显升高，以直接胆红素为主，常伴γ-谷氨酰转肽酶（GGT）、碱性磷酸酶（ALP）、总胆汁酸及胆固醇等升高，而自觉症状常相对较轻。血清转氨酶常轻度至中度增高。大多数患者可恢复。

（七）实验室检查

1. 肝生化检查　主要表现为丙氨酸氨基转移酶（ALT）和天冬氨酸氨基转移酶（AST）明显升高；重型肝炎时常表现为酶胆分离；淤胆型肝炎时则表现为肝内胆汁淤积，即除ALT和AST升高外，可伴有γ-谷氨酸转移酶（GGT）和ALP明显升高。在重型肝炎时常有人血白蛋白明显下降、凝血因子时间延长和凝血因子活动度下降至40%以下。

2. 病原学检查

（1）抗HEV-IgM和抗HEV-IgG：抗HEV-IgM阳性是近期HEV感染的标志。急性肝炎患者抗HEV-IgM阳性，可诊断为戊型肝炎。抗HEV-IgG在急性期滴度较高，恢复期则明显下降。如果抗HEV-IgG滴度较高，或由阴性转为阳性，或由低滴度升为高滴度，或由高滴度降至低滴度甚至阴转，亦可诊断为HEV感染。少数戊型肝炎患者始终不产生抗HEV-IgM和抗HEV-IgG，故两者均阴性时不能完全排除戊型肝炎，需结合详细的流行病学暴露史进行诊断。

（2）HEV-RNA：采用RT-PCR法在粪便和血液标本中检测到HEV-RNA，可明确诊断。但本方法尚未作为临床常规检测手段应用。

（八）诊断

应根据患者的流行病学史、临床表现、实验室检测和病原学检查综合诊断。

1. 流行病学　HEV主要经粪-口途径传播，戊型肝炎患者多有饮生水史、进食海鲜史、生食史、外出用餐史、接触戊型肝炎患者史或到戊型肝炎地方性流行地区出差及旅游史。

2. 临床表现　戊型肝炎为自限性疾病，一般仅根据临床表现很难与其他型肝炎区分，尤其是甲型肝炎。但一般而言，急性黄疸型戊型肝炎的黄疸前期持续时间较长，病情较重，黄疸较深；孕妇常发生重型肝炎，在中、轻度黄疸期即可出现肝性脑病，常发生流产和死胎，产后可导致大出血，出血后常使病情恶化并导致多脏器功能衰竭而死亡。

3. 实验室诊断　急性戊型肝炎患者血清抗-HEV 阳转阴或滴度由低到高，或抗 HEV 阳性滴度>1：20，或逆转录聚合酶链反应法（RT-PCR）检测血清和（或）粪便 HEV-RNA 阳性。

（九）鉴别诊断

需要和其他肝炎病毒所导致的肝炎及药物等其他原因所致的肝损害相鉴别，请参见甲型肝炎。

（十）治疗

戊型病毒性肝炎目前无特效治疗方法，主要是休息、支持和对症治疗，以及抗炎、抗氧化等保肝治疗，可以参考甲型肝炎的治疗。

（十一）预防

本病的主要预防策略是以切断传播途径为主的综合性预防措施，包括保护水源，防止水源被粪便污染，保证安全用水；加强食品卫生和个人卫生；改善卫生设施，提高环境卫生水平。

目前尚无批准的戊型肝炎疫苗可用于预防。

（十二）预后

戊型肝炎为自限性疾病，一般预后良好，总的病死率为 1%~2%。

六、预防

（一）对患者和携带者的管理

对急性甲型和戊型肝炎患者应适当隔离治疗。对急性或慢性乙型、丙型和丁型肝炎患者，可根据其病情，确定是否住院或在家治疗。

（二）切断传播途径

1. 甲型和戊型肝炎　搞好环境卫生和个人卫生，加强粪便、水源管理，做好食品卫生、食具消毒等工作，防止"病从口入"。

2. 乙、丙、丁型肝炎　患者用过的医疗器械及用具（如采血针、针灸针、手术器械、划痕针、探针、各种内镜及口腔科钻头等）应严格消毒，尤其应加强对带血污染物的消毒处理。对慢性病毒携带者，除不能献血及从事直接接触食品和保育员工作外，可照常工作和学习，但要加强随访。提倡使用一次性注射用具；各种医疗器械及用具实行一用一消毒的措施。对带血及体液的污染物应严格消毒处理。加强血制品管理，每一个献血员和每一种血液成分都要经过最敏感方法检测 HBsAg 和抗-HCV，有条件时应同时检测 HBV DNA 和 HCV RNA。采取主动和被动免疫阻断母婴传播。

（三）保护易感人群

1. 甲型肝炎　甲肝疫苗用于预防易感人群感染 HAV。目前，在国内使用的甲肝疫苗有甲肝纯化灭活疫苗和减毒活疫苗两种类型。灭活疫苗的成分是灭活后纯化的全病毒颗粒，而减毒活疫苗的成分以减毒的活病毒为主。减毒活疫苗水针剂具有价格低廉的特点，保护期限可达 5 年以上，但其存在疫苗稳定性差的弱点。冻干减毒活疫苗近年已经问世。灭活疫苗抗体滴度高，保护期可持续 20 年以上，由于病毒被充分灭活，不存在毒力恢复的危险，安全性有充分保障，国外均使用灭活疫苗。接种对象为抗 HAV IgG 阴性者。在接种程序上，减毒活疫苗接种一针，灭活疫苗接种两针（0.6 个月）。于上臂三角肌处皮下注射，一次 1.0 mL。甲肝减毒活疫苗应在冷藏条件下运输，2~8 ℃保存有效期为 5 个月。对近期有与甲型肝炎患者密切接触的易感者，可用人丙种球蛋白进行被动免疫预防注射，时间越早越好，免疫期 2~3 个月。

2. 乙型肝炎 乙型肝炎疫苗和乙型肝炎免疫球蛋白（HBIG）：接种乙型肝炎疫苗是预防 HBV 感染的最有效方法，易感者均可接种。我国原卫生部于 1992 年将乙型肝炎疫苗纳入计划免疫管理，对所有新生儿接种乙型肝炎疫苗，但疫苗及其接种费用需由家长支付；自 2002 年起正式纳入计划免疫，对所有新生儿免费接种乙型肝炎疫苗，但需支付接种费；自 2005 年 6 月 1 日起改为全部免费。因此新生儿应进行普种，与 HBV 感染者密切接触者、医务工作者、同性恋者、静脉药瘾者等高危人群，以及从事托幼保育、食品加工、饮食服务等职业的人群亦是主要的接种对象。

乙型肝炎疫苗全程接种共 3 针，按照 0、1、6 个月程序，即接种第 1 针疫苗后，间隔 1 及 6 个月注射第 2 及第 3 针疫苗。新生儿接种乙型肝炎疫苗越早越好，要求在出生后 24 小时内接种。接种部位新生儿为大腿前部外侧肌肉内，儿童和成人为上臂三角肌中部肌肉内注射。单用乙型肝炎疫苗阻断母婴传播的保护率约为 87%。

对 HBsAg 阳性母亲的新生儿，应在出生后 24 小时内尽早注射乙型肝炎免疫球蛋白（HBIG），最好在出生后 12 小时内，剂量应≥100 IU，同时在不同部位接种 10 μg 重组酵母或 20 μg 中国仓鼠卵母细胞（CHO）乙型肝炎疫苗，可显著提高阻断母婴传播的效果。也可在出生后 12 小时内先注射 1 针 HBIG，1 个月后再注射第 2 针 HBIG，并同时在不同部位接种一针 10 μg 重组酵母或 20 μg CHO 乙型肝炎疫苗，间隔 1 和 6 个月分别接种第 2 和第 3 针乙型肝炎疫苗。新生儿在出生 12 小时内注射 HBIG 和乙型肝炎疫苗后，可接受 HBsAg 阳性母亲的哺乳。

3. 戊型肝炎 由厦门大学研制，为世界上首个重组戊肝蛋白疫苗。适用于 16 岁及以上易感人群。推荐用于戊型肝炎病毒感染的重点高风险人群，如畜牧养殖者、餐饮业人员、学生或部队官兵、育龄期妇女、疫区旅行者等。接种 30 μg 病毒抗原，可刺激机体产生抗戊型肝炎病毒的免疫力。

目前对丙型肝炎尚缺乏特异性免疫预防措施，丁型肝炎可以通过乙肝疫苗预防。

（安　爽）

第二节　艾滋病

艾滋病，即获得性免疫缺陷综合征（AIDS），由人类免疫缺陷病毒（HIV）所导致。美国在 1981 年报道了最早的艾滋病病例，均发生于既往体健的男性同性恋人群，临床表现为罕见的耶氏肺孢菌肺炎、卡波西肉瘤，提示其免疫功能严重受损。随后在静脉药瘾者、接受输血者和血友病患者中出现更多类似病例，提示其可通过性接触、血液途径传播。1983 年法国科学家从一位患者的淋巴结组织中率先分离出 HIV，1984 年确认 AIDS 就是由 HIV 所导致，1985 年发明了敏感的实验室诊断方法，即酶联免疫吸附试验（ELISA）检测 HIV 抗体，由此拉开了人们了解 AIDS 全球流行情况的序幕。

一、病原学和流行病学

AIDS 由 HIV 引起，HIV 属于反转录病毒科慢病毒属中的人类慢病毒组。全球范围内 AIDS 多由 HIV-1 感染所导致，HIV-2 仅在非洲西部有局部流行。

（一）HIV 病原学

1. HIV 形态　在电子显微镜下，HIV 颗粒呈 20 面体结构，包膜表面由众多突起构成，这些突起由两个主要的包膜蛋白组成，外膜糖蛋白（gp120）和跨膜糖蛋白（gp41）。病毒颗粒从感染细胞表面出芽释放，此间将一些宿主蛋白，包括主要组织相容性复合体（MHC）Ⅰ和Ⅱ类抗原，一起并入其脂双层包膜中。

2. HIV 复制周期　HIV 是 RNA 病毒，其最突出的特点在反转录酶的作用下可以将其 RNA 基因组逆向转录为 DNA。CD4 分子是 HIV 的受体，其实质是 55 kDa 的蛋白质，主要表达在具有辅助细胞免疫功能的 T 淋巴细胞上，也可表达在单核细胞/巨噬细胞和树突细胞/郎格汉斯细胞上。HIV 表面的 gp120 和 CD4 分子具有高亲和力，二者结合后，gp120 构型发生改变，HIV 随后则结合上另一个辅助受体 CCR5 或者 CXCR4，从而和宿主细胞融合，病毒进到宿主细胞内。此为 HIV 复制周期的第一步。

在宿主细胞内，病毒反转录酶催化病毒 RNA 基因组反转录为双链 DNA。在细胞激活状态下，病毒 DNA 从胞浆中进入到细胞核内，在病毒编码的整合酶的作用下，HIV 前病毒（DNA）整合至宿主细胞核 DNA 上。经过转录后，HIV mRNA 翻译成蛋白，再经过修饰后和基因组 RNA 一起在细胞质膜上组装成为病毒颗粒，在宿主细胞双层脂质膜的特定区域形成成熟病毒并出芽，从而完成病毒复制周期。

3. HIV 基因组　和其他反转录病毒一样，HIV-1 有编码病毒结构蛋白的基因：gag 编码蛋白组成病毒核心（包括 P24 抗原）；pol 编码负责病毒蛋白加工、反转录、整合过程中所需的蛋白酶；env 编码包膜糖蛋白。但 HIV-1 比其他反转录病毒复杂，还包含至少 6 种其他基因（tat、rev、nef、vif、vpr、vpu），编码的蛋白参与宿主细胞加强病毒生长、调节病毒基因表达，和这些基因临近的是长末端重复序列（LTRs），包含基因表达调节元素。

4. HIV-1 分子异质性　分子分析发现分离到的 HIV 病毒株在其各个基因组的所有区域均存在不同程度的序列差异。其原因一方面是由于多种方式可以引起 HIV 的突变，包括单个碱基对替换、插入、缺失、重组以及糖基化位点的获得和丢失。另一方面，由于反转录酶无校正功能，转录的忠实度差，也直接导致了 HIV 序列的多样性。另外蛋白内的变异还受到宿主免疫反应的选择压力和功能约束之间保持平衡的影响。

（二）HIV 流行病学

HIV 的传播途径包括：同性性接触及异性性接触、血液及血制品和由感染母亲在分娩期、围生期或哺乳时传给婴儿。研究调查未证实 HIV 可以经过日常生活接触（握手、拥抱、礼节性亲吻、同吃同饮以及共用厕所、浴室、办公室、公共交通工具、娱乐设施等）、蚊虫叮咬等传播。

（1）经性传播：HIV 感染是一种性传播疾病（STDs）。HIV 可以在精液中感染的单核细胞及无细胞的成分中检出，尤其当精液中含有的淋巴细胞和单核细胞数目增多时，精液中的 HIV 浓度更高。病毒也可从宫颈涂片和阴道液中检出。患有其他 STDs 尤其是伴有生殖道溃疡时，可以显著增加 HIV 的传染性和易感性。

（2）经血液或血制品传播：HIV 可以通过 HIV 污染的血制品、移植组织感染，静脉药瘾者（IDUs）可通过合用针头、注射器等感染 HIV。此外刺青、肌内注射也有传播 HIV 风险。

（3）母婴传播：HIV 的母婴传播最常见于围生期，在无 ART 预防时，孕妇在经历妊娠、生产、分娩过程中将 HIV 传染给婴儿的风险在发达和发展中国家分别是 15%～25%、25%～35%。采取孕妇筛查 HIV、发现 HIV 感染孕妇启动 ART 并结合剖宫产、人工喂养可以显著减少母婴 HIV 传播。目前发达国家的 HIV 母婴传播已经降至接近 0。

二、病理和发病机制

HIV 导致疾病的标志性改变是由 CD4+辅助 T 淋巴细胞数量减少、功能异常而继发的严重免疫缺陷。当 HIV 感染者的 CD4+T 细胞水平降低至一定水平后，其患机会性感染和机会性肿瘤的风险增大。

（一）CD4+T 细胞数量减少和功能异常的发病机制

病毒和免疫相互作用引起的病理改变复杂，自感染 HIV 开始则持续存在，但在疾病的不同时期发病机制不同。以下以未经治疗的 HIV 感染者典型临床过程为例，说明 HIV 的发病机制。

1. 原发性 HIV 感染、首次病毒血症、病毒播散　机体在 HIV 原发感染后发生的改变对于其后续 HIV 疾病的发展起到决定性作用。其中尤其是早期 HIV 播散受累的淋巴器官，特别是肠道相关淋巴组织（GALT），是形成慢性持续性感染的关键因素。

HIV 进入人体后，在 24~48 小时内到达局部淋巴结，约 5 天出现首次病毒血症，病毒扩散至 GALT 等淋巴器官，由于体内尚无针对 HIV 特异性的免疫反应存在，病毒在 CD4+T 细胞里活跃复制，继而产生高病毒载量的病毒血症，导致急性感染，感染者临床上出现类似单核细胞增多症的表现。所以高水平的病毒血症是 HIV 急性感染期的一个突出表现，之后随着特异性免疫反应的出现，病毒水平逐渐回落，在急性感染 1 年左右达到一个相对稳态水平，亦称调定点。HIV 感染的疾病进展和急性感染期血病毒载量的水平无关，但和病毒调定点相关。

2. HIV 感染引发的机体免疫反应　原发 HIV 感染后的高水平的病毒血症引发 HIV 感染者很强的免疫反应，从而使得体内的病毒水平回落，感染者进入到一个长达约 10 年的临床潜伏期。

HIV 诱发的机体免疫反应既有固有免疫反应，又有适应性免疫反应，包括体液免疫和细胞免疫反应。其主要体液免疫反应组成为结合抗体、中和抗体、抗体参与的抗体依赖性的细胞毒性反应（ADCC）、增强性抗体、补体。主要的细胞免疫反应为 CD4+T 辅助淋巴细胞、MHC-I 类分子限制的细胞毒性 CD8+T 淋巴细胞、CD8+T 淋巴细胞介导的抑制作用、ADCC、自然杀伤细胞参与的反应。

3. 慢性、持续感染的形成

（1）持续病毒复制：HIV 感染有别于其他病毒感染的最显著的特征是形成慢性、持续感染状态。尽管原发感染期诱发机体产生很强的细胞及体液免疫反应，但 HIV 病毒不仅能够成功逃逸免疫反应不被清除，相反的还在免疫激活状态下保持持续复制。

（2）逃逸免疫反应：病毒逃逸免疫系统的消灭和控制导致了慢性持续性 HIV 感染的形成。这种免疫逃逸的机制最关键在于病毒在持续复制过程中，由于基因突变、重组出现了多种基因突变株。其中的一些突变株由于可以逃逸 CD8+细胞毒性 T 细胞（CTLs）作用而被选择出来，与此同时，HIV 的高复制率和高突变率也使得中和抗体无法对体内存在的全部病毒都发挥作用。

免疫逃逸的另外一个机制与 HIV 的 Nef 蛋白可以下调被感染细胞表面的 HLA-I 类分子表达，从而影响了 CD8+CTL 的识别和杀伤作用有关。此外，HIV 还通过包膜序列的高度变异、过度糖基化、构象上遮挡中和的作用表位来逃逸中和抗体的中和作用。

还有一个不容忽视的作用是 HIV 感染后即开始不断地对活化 CD4+T 细胞的破坏，影响了免疫反应的正常作用，因为辅助性 CD4+T 细胞的辅助是整合抗原特异性的细胞和体液免疫的关键细胞。

最后，在原发 HIV 感染时就形成的存在于静止细胞中的潜伏感染病毒贮存库，无法被特异性 CTLs

识别，可以成功逃避免疫清除。这种病毒贮存库是病毒无法根除的主要障碍。

4. 病毒的动力学　循环中的 HIV 颗粒的半衰期约 30~60 分钟，产毒细胞的半衰期为 1 日。未经治疗的感染者血中维持高水平病毒载量，其每日在循环中产生和清除的病毒数量惊人。在开始 ART 后，病毒复制很快受到抑制，2 周时循环中的病毒减少 90%，同时 CD4$^+$T 细胞开始增加。在治疗早期 CD4$^+$T 细胞的增加较快，主要来源于体内其他部位的 CD4$^+$T 细胞释放至外周血中，和病毒量减少后免疫激活好转有关。

5. 临床潜伏期和微生物潜伏期　除长期不进展者以外，HIV 感染者外周血中 CD4$^+$T 细胞持续减少。由于 CD4$^+$T 细胞数量减少通常是在不知不觉缓慢发生的，在 CD4$^+$T 细胞的数量减少尚不严重时，多数感染者可以有一段时间无临床表现（可长达 10 年），称为临床潜伏期。但由于病毒血症是持续存在的，故不存在微生物学意义上的潜伏期。

6. HIV 疾病晚期　如不经治疗，HIV 感染者当其外周血 CD4$^+$T 细胞数量减少至危险水平（$<200/mm^3$）时，由于其免疫功能缺陷开始出现全身症状或各种机会性感染，所以 CDC 的 AIDS 病例定义中包括了所有 CD4$^+$T 细胞$<200/mm^3$ 的感染者。如果不开始 ART，感染者的免疫缺陷日益严重，最终死于机会感染或恶性肿瘤。

7. 长期存活者和长期不进展者　虽然典型的 HIV 感染者，如不经治疗，从原发感染到进展至 AIDS 期平均经过 10 年，但也有少数感染者的临床进展缓慢。

长期存活者指原发感染后存活>20 年者，这多见于疾病进展缓慢、进展至一定水平后稳定、接受 ART 或预防性治疗有效的感染者。

长期不进展者是指 HIV 感染>10 年，未经 ART 其 CD4$^+$T 细胞计数保持正常并稳定的 HIV 感染者。通常长期不进展者体内可以检测到病毒，但其 HIV 特异性细胞和体液免疫反应强。有研究提示和 HIV 的 Nef 基因缺陷及在 LTR 的 Nef 基因和 U3 区存在重叠有关。

但长期不进展者有了更严格的定义，指那些 HIV 感染>20 年、未经 ART、CD4$^+$T 细胞数量正常、血浆 HIV RNA<50 拷贝/毫升的 HIV 感染者，也称为精英不进展者。其机制尚不明，研究提示主要和宿主因素有关，其中等位基因 HLA B * 5701、HLA B * 2705 和长期不进展的相关性强，提示这些分子和机体的特异性免疫反应有关。

8. 细胞激活和 HIV 发病机制　机体的免疫系统正常情况下处于相对静止的平衡状态，而在遇到外来抗原刺激时出现免疫激活，诱导有效的免疫反应，在外来抗原清除后重新回到稳态。但在 HIV 感染中，免疫系统处在慢性激活状态，前面提到处于激活状态的 CD4$^+$T 细胞是 HIV 感染最有效的靶细胞，这样就在 HIV 慢性复制过程中给其提供了源源不断的易感细胞。因此异常的免疫激活是 HIV 感染的特征，也是 HIV 疾病重要的发病机制。

免疫系统的激活状态表现包括 B 细胞过度激活导致高 γ 球蛋白血症、单核细胞激活、CD4$^+$和 CD8$^+$T 细胞表达激活标记、激活相关的细胞凋亡增多，尤其是在病程早期的淋巴结增生、促炎症细胞因子分泌增多以及新蝶呤、β$_2$ 微球蛋白、对酸不稳定的干扰素和可溶性 IL-2 受体水平增高。

此外，外源性因素，如微生物，可增强细胞激活促进 HIV 复制，因此参与 AIDS 发病机制。体内、体外研究表明，许多其他病毒共感染也可以上调 HIV 表达，如 HSV-1、2 型、巨细胞病毒（CMV）、人类疱疹病毒（HHV）、EB 病毒（EBV）、乙型肝炎病毒（HBV）、腺病毒和 HTLV-Ⅰ。结核杆菌、疟原虫感染也可通过增加免疫激活导致 HIV 载量增高。

持续的免疫激活引发的后果是多方面的。在病毒方面，尽管处于静止状态的 CD4$^+$T 细胞可以被

HIV 感染，但在激活细胞中 HIV 反转录、整合和病毒扩散的速度则显著提高。并且细胞激活诱导了潜伏感染细胞中 HIV 复制。在免疫方面，免疫系统长期暴露于特定抗原刺激后最终将导致免疫耗竭和病毒特异性 T 细胞凋亡。

9. 其他可能的靶细胞　虽然 CD4$^+$T 淋巴细胞和 CD4$^+$单核/巨噬细胞系是 HIV 的主要靶细胞，实质上任何表达 CD4 分子和辅助受体分子的细胞（如循环中的树突细胞、表皮朗格罕氏细胞）均可被 HIV 感染。在 HIV 疾病晚期，骨髓中 CD4$^+$单核细胞前体细胞可被 HIV 感染。

（二）HIV 感染的病理改变

艾滋病是累及全身多器官系统的疾病。HIV 感染引起的多系统机会性感染（包括原虫、病毒、细菌、真菌感染等）、恶性肿瘤（包括卡波西肉瘤、恶性淋巴瘤、子宫颈癌等）和免疫系统病变构成了 AIDS 复杂的临床病理变化。

1. 耶氏肺孢菌病　两肺弥漫性受累、实变、重量增加，含气量显著减少。肺泡上皮细胞增生为立方状上皮细胞。耶氏肺孢菌包囊在肺泡腔内渗出液中，呈聚集分布。印片中，运用 Gram 或 Giemsa 染色时，滋养体可以清楚显示。运用 Giemsa 染色可清楚显示耶氏肺孢菌包囊。

2. 弓形虫病　虽然播散性弓形虫病也可累及眼、肺、心和胃肠道。弓形体脑病的病变可以呈局限性或弥漫性，脓肿可发生在大脑基底节和小脑皮质，并可进入蛛网膜下隙。局部脑组织发生凝固性出血性坏死，坏死区内有少量弓形体。坏死区周围有淤血和血管内皮增生带，增生带内重度炎症浸润，并含有多量的弓形体分散的速殖子和含有缓殖子的假包囊。HE 染色即可清楚观察到 2~3 μm 半月形速殖子和 50 μm 包囊或假包囊。

3. 念珠菌病　口腔念珠菌病患者的舌表面由于渗出物覆盖，呈弥漫白色斑块，甚至形成厚厚的黑棕色覆盖物。胃肠道的任何部位都可以受累。食管是胃肠道白色念珠菌病最常累及的部位，在食管的黏膜表面可见灰色假膜，并有不规则形的溃疡。假膜由纤维素和坏死组织构成，其内可见网状的假菌丝。组织学检查，念珠菌呈现出由酵母样孢子或芽生孢子（直径 3~4 μm，呈圆形或卵圆形）与假菌丝（由串状的孢子构成）构成。

4. 分枝杆菌病　艾滋病患者常发生分枝杆菌病，包括结核病、MAC 及其他分枝杆菌病。显微镜下检查，艾滋病患者的干酪样坏死显著，结核肉芽肿不典型，上皮样细胞和巨细胞较少，可见广泛坏死和大量的抗酸结核杆菌。

MAC 感染多见于 AIDS 病程晚期，常引起播散性分枝杆菌病，此时 CD4$^+$T 淋巴细胞数通常<100/mm^3。在脾、肝、淋巴结、心脏和肾的切面上有时可见粟粒样肉芽肿。抗酸染色显示巨噬细胞肿胀，充满大量的分枝杆菌。

5. CMV 病　AIDS 患者 CMV 感染可引起胃肠道溃疡、间质性肺炎、肾小球肾炎、视网膜炎等。显微镜下检查，可见一些大细胞，核内与胞质内有明显的、边界清的包涵体。在所有人类病毒中，CMV 包涵体是最大的，在感染细胞的胞核与胞质内均可出现。

6. 卡波西肉瘤　卡波西肉瘤是艾滋病患者最常见的恶性肿瘤，表现为血管来源的梭状细胞的过度增生，其梭形细胞具有血管内皮细胞和平滑肌细胞的共同特点，能够形成血管裂隙，其内可见红细胞。

三、临床表现

HIV 疾病是从原发感染开始后一系列、历经各个临床阶段的连续发展过程。HIV 感染的临床表现多种多样,可以是从原发感染相关的急性感染综合征、无症状临床长潜伏期到晚期疾病的表现。绝大多数感染者中,病毒活跃复制和持续进展的免疫损害贯穿 HIV 疾病的始终。除罕见的真正意义上的长期不进展者外,HIV 感染者不经 ART 治疗最终均会进展至艾滋病期。而 ART 对于延缓疾病进展、延长存活期具有非常显著的意义。

(一) 急性 HIV 综合征

HIV 原发感染后的 3~6 周,伴随着病毒血症的出现,50%~70% 的感染者出现程度不同的急性临床综合征,临床上呈典型的急性病毒感染综合征或类似传染性单核细胞增多症样临床综合征。主要表现可以是全身症状、神经系统症状和皮疹。持续数周后,随着 HIV 特异性机体免疫反应的形成、血浆病毒血症水平回落而逐渐缓解。

急性 HIV 综合征伴随一系列免疫异常,淋巴细胞总数、$CD4^+$ 和 $CD8^+T$ 细胞数量减少,随后 $CD8^+T$ 细胞数量增加,$CD4^+/CD8^+T$ 细胞比率出现倒置。尽管 $CD8^+T$ 细胞可以短期内增高或正常,$CD4^+T$ 细胞数量通常减少,随后虽然回升,但常不能回到正常。10% 的原发感染者病情进展迅猛,虽然急性期症状可以消失但严重的免疫缺陷和临床恶化快速出现。

多数感染者不论是否出现急性感染综合征,均进入一段数年的临床潜伏期阶段。

(二) 无症状期-临床潜伏期

尽管从最初感染至出现临床疾病这段临床潜伏期的长短可以不同,在不经治疗的情况下一般为 6~8 年,但期间 HIV 疾病中病毒复制和疾病进展是持续存在的。疾病的进展和慢性感染期的 HIV 病毒血症水平直接相关。感染者的 $CD4^+T$ 细胞常以平均 $50/mm^3$ 的速度持续减少,但临床无症状。直至 $CD4^+T$ 细胞减少至危险水平(<$200/mm^3$),并发机会性感染和机会性肿瘤进展至临床疾病期的风险增大。

(三) 临床疾病期

HIV 疾病的症状可以出现在 HIV 感染的任何阶段。通常随着 $CD4^+T$ 细胞计数逐渐减少,免疫缺陷程度加重,易患的临床疾病谱呈现不同。HIV 感染继发的危及生命严重并发症常发生在 $CD4^+T$ 细胞<$200/mm^3$ 时。一旦 HIV 感染者的 $CD4^+T$ 细胞<$200/mm^3$ 或出现任一提示其细胞免疫严重损害的 HIV 相关疾病,即诊断为 AIDS。

1. HIV 相关症状　主要表现为持续 1 个月以上的发热、盗汗、腹泻,体重减轻常超过 10%。部分患者表现为神经精神症状,如记忆力减退、精神淡漠、性格改变、头痛、癫痫及痴呆等。另外还可出现 PGL,其特点为:①除腹股沟以外,≥2 个部位的淋巴结肿大。②淋巴结直径≥1 cm,无压痛,无粘连。③持续时间 3 个月以上。

2. HIV 感染者各系统常见的疾病情况

(1) 呼吸系统疾病:急性支气管炎、鼻窦炎、复发性细菌性肺炎、耶氏肺孢菌肺炎、肺结核、不典型分枝杆菌感染(MAC 最常见)、马红球菌肺炎、其他真菌性肺炎、侵犯肺的卡波西肉瘤、淋巴瘤等。

(2) 心血管系统疾病:可由 HIV 感染直接引起或 ART 治疗导致的脂肪代谢障碍引起,包括充血性心力衰竭相关的扩张性心肌病(也称为 HIV 相关心肌病)、心包积液、急性心肌梗死发生率增加。

(3) 中枢神经系统:隐球菌脑膜炎、结核性脑膜炎、弓形虫脑病、各种病毒性脑膜脑炎。

(4) 口腔和胃肠道系统:是 HIV 感染最常累及的系统,多为继发感染,也可以是卡波氏肉瘤、淋巴瘤。口腔疾病包括:鹅口疮、舌毛状白斑、复发性口腔溃疡、牙龈炎。胃肠道系统疾病包括念珠菌性食管炎、CMV 食管炎、HSV 食管炎、胃酸缺乏症、胃肠道感染、AIDS 肠病、HSV 活动引起的肛门直肠溃疡。

（5）肝胆道疾病：HBV 共感染、HCV 共感染、肉芽肿性肝炎（可由分枝杆菌、真菌引起）等。此外，在接受 ART 的患者中可出现药物相关性肝炎、胰腺炎。

（6）肾脏和泌尿生殖道系统：HIV 感染者肾脏受累的病因有 HIV 感染的直接作用（HIV 相关性肾病）、机会性感染和机会性肿瘤、药物毒性相关反应。

（7）内分泌系统及代谢性疾病：33%～75%的接受强效联合高效抗反转录病毒药物治疗（HAART）的患者发生脂肪代谢障碍。10%～15%的 HIV 感染者可出现因免疫重建或继发机会性感染所引起的甲状腺功能异常。

（8）风湿性疾病：由 HIV 感染所致的免疫缺陷和免疫抑制引起的免疫异常常见，从超敏反应、反应性关节炎发生率增高到弥漫性浸润性淋巴细胞增多。可出现药物过敏反应、多种自身抗体阳性，如抗心磷脂抗体、性病研究实验室（VDRL）抗体、狼疮样抗凝物、抗核抗体。

（9）免疫重建炎症综合征：在开始有效 ART 后，10%～50%的 HIV 感染者存在的既往未经治疗或部分治疗的机会性感染的临床表现反而矛盾性加剧。尤其多见于 ART 开始前 CD4$^+$T 细胞<50/mm^3、ART 治疗后 HIV RNA 下降速度快的患者。常出现在 HAART 开始后的 2 周～2 年内，表现为局部淋巴结炎、长期发热、肺部浸润影、颅内压增高、眼葡萄膜炎和 Graves 氏病。机制类似Ⅳ型变态反应，和 HIV RNA 下降后 HIV 感染导致的免疫抑制作用得到控制后的免疫功能的迅速改善有关。

（10）造血系统：包括淋巴结炎、贫血、白细胞减少、血小板减少。可由 HIV 之间作用、继发感染和肿瘤和治疗副反应所导致。4%的 HIV 感染者发生静脉血栓或肺栓塞。

（11）皮肤疾病：发生率为 90%，包括脂溢性皮炎、毛囊炎、机会性感染、肺外肺孢菌病引起的坏死性血管炎、带状疱疹、HSV 感染、传染性软疣、尖锐湿疣、真菌性皮炎、甲癣、卡波西肉瘤。

（12）神经性疾病：中枢神经系统（CNS）最常见的机会感染是弓形虫病、隐球菌病、PML、和原发性 CNS 淋巴瘤，其次为分枝杆菌感染、梅毒、CMV/HTLV-1 等感染、HIV 相关性神经认知功能障碍（HNCI）、CMV 感染引起的脊髓病和多发性神经根炎、外周神经病、肌病。

（13）眼部疾病：CMV 视网膜炎、HSV 和带状疱疹病毒引起的急性坏死性视网膜坏死综合征、耶氏肺孢菌引起的脉络膜病变、弓形体性脉络膜视网膜炎。

（14）其他播散性感染和消耗综合征：巴尔通体感染（导致的杆菌性血管瘤病、猫抓病、战壕热）、组织胞浆菌病、马尼菲青霉菌病、内脏利什曼病。全身消耗性综合征是 AIDS 指征性疾病，指除 HIV 感染外无其他原因的、持续>30 天的间断性或持续性发热、慢性腹泻或疲劳，同时非自愿性的体重下降>10%。

（15）肿瘤：卡波氏肉瘤和非霍奇金氏淋巴瘤是 HIV 感染者中发病最高的肿瘤性疾病。其他肿瘤在 HIV 感染者中的发病率也增高，如：霍奇金氏病、多发性骨髓瘤、白血病、黑色素瘤、多中心性 Castleman 病和宫颈、脑、睾丸、口腔、肺及直肠癌。

需要注意的是，艾滋病期的临床表现呈多样化，并症也不尽相同，所发疾病与当地流行现患率密切相关。

四、诊断与鉴别诊断

（一）HIV 感染的诊断

HIV 检测是发现 HIV 感染者并为其提供预防、治疗的关键和前提。

HIV 感染的诊断依据为 HIV 抗体检测阳性和（或）直接检测发现 HIV 或其成分，其中循环中抗体的检出通常在感染后 2~12 周。

HIV 抗体检查包括筛查试验（含初筛和复测）和确认试验。

HIV 感染的标准血液筛查检测方法是 ELISA 法，也称为 EIA。尽管 EIA 检测非常敏感，但其特异性不是 100%，可受到 II 类抗原抗体、自身抗体、肝病、近期流感疫苗接种及急性病毒感染的影响，尤其是在用于低风险人群监测时。因此所有 EIA 抗体检测结果阳性或不好判断而怀疑感染 HIV 者需经过特异性更好的检测以确认，如免疫印迹法。

免疫印迹法是最常用的 HIV 感染确认试验。可以检测 HIV 所有 3 种基因（gag、pol 和 env）产物。如果免疫印迹法显示 3 种 HIV 蛋白中（p24、gp41 和 gp120/160）2 个蛋白条带阳性，可以明确 HIV 感染的诊断。

但随着自愿咨询检测工作的开展，也可采用快速抗体检测。

筛查试验呈阴性反应可出具 HIV-1（或 HIV-2）抗体阴性报告。筛查试验呈阳性反应，不能出具阳性报告，只能报告"HIV 抗体待复查"。经确认试验 HIV-1（或 HIV-2）抗体阳性者，出具 HIV-1（或 HIV-2）抗体阳性确认报告，并按规定做好咨询、保密和法定传染病的报告工作。

（二）HIV 感染者的实验室监测

HIV 感染者血浆 HIV RNA 病毒定量和外周血 CD4$^+$T 细胞计数对 HIV 感染者评估疾病的进展、治疗反应都至关重要。

1. CD4$^+$T 淋巴细胞计数　CD4$^+$T 淋巴细胞是 HIV 感染最主要的靶细胞，HIV 感染人体后，CD4$^+$T 淋巴细胞进行性减少。CD4$^+$T 淋巴细胞计数的临床意义是：了解机体的免疫状态和病程进展，确定疾病分期和治疗时机，判断治疗效果和 HIV 感染者的临床并发症。

目前常用的 CD4$^+$T 淋巴细胞亚群检测方法为流式细胞术，可以直接获得 CD4$^+$T 淋巴细胞数绝对值，或通过白细胞分类计数后换算为 CD4$^+$T 淋巴细胞绝对数。如无条件用流式细胞仪测定 CD4$^+$T 淋巴细胞，可用淋巴细胞绝对数作为间接参考。

2. HIV 病毒载量　HIV RNA 水平代表着病毒复制及清除的情况，和疾病进展、免疫系统激活、病毒耐药发生等密切相关。最常用的两种方法是 RT-PCR 和 bDNA。标准的检测方法可以检出血中低至 40~50 copies/mm^3 的 HIV RNA，而超敏感的为研究目的设计的方法可以检出 1 copies/mm^3 的 HIV RNA。

通常应在确诊 HIV 感染时及以后每 3~6 月检测一次。多数情况下，在有效治疗开始后 6 月内，血浆中 HIV RNA 水平应 <50 copies/mm^3，判定治疗有效。

3. HIV 耐药检测　HIV 耐药可以通过检测基因型或表型这两种方法进行。值得注意的是，患者治疗失败需要检测 HIV 耐药时，应在其原方案尚未更改时进行，因为一旦停药或更改用药方案去除了药物选择的压力，HIV 的准种库很快会向野生型病毒变化，影响耐药检测的准确性。在耐药率高的地区，如果条件允许最好在启动 ART 前行耐药检测，以指导和优化 ART 方案的选择。

4. HIV 辅助受体嗜性测定　作为 CC 趋化因子受体 CCR 的拮抗剂，马拉维若被批准上市后，有必要对 HIV 感染者进行辅助受体嗜性测定，只有患者感染了 HIV 的 R5 株才可能对马拉维若有效。

（三）机会性感染和肿瘤的诊断与鉴别诊断

1. 耶氏肺孢菌肺炎　起病隐匿或亚急性，临床表现为干咳、气短和活动后加重，可有发热、发绀，严重者可发生呼吸窘迫；肺部阳性体征少；胸部 X 线检查可见双肺从肺门开始的弥漫性网状结节样间质浸润，或呈磨玻璃状阴影；血气分析显示低氧血症；确诊依靠病原学检查，如诱导咳痰的痰液、支气管肺泡灌洗、经支气管肺组织活检等发现肺孢子虫的包囊或滋养体。

2. 结核病　AIDS 并发结核病的诊断需要结合临床表现、辅助检查、病理学检查以及影像学检查结果来进行综合判断。

3. 非结核分枝杆菌感染　非结核分枝杆菌感染的临床症状与活动性结核病相似，但全身播散性病变更为常见。确诊：血培养、痰培养、支气管肺组织活检、痰支气管冲洗物培养检出非结核分枝杆菌。

4. CMV 视网膜脉络膜炎　临床常见的表现为快速视力下降，眼底镜检查可确诊。

5. 弓形虫脑病　临床表现为局灶或弥漫性中枢神经系统损害。颅脑 CT 呈单个或多个低密度病灶，增强扫描呈环状或结节样增强，周围一般有水肿带。确诊依赖脑活检。

6. 真菌感染　临床上常见的是念珠菌感染和新生隐球菌感染。诊断依靠临床表现或感染部位发现病原体。血或脑脊液隐球菌乳胶凝胶实验可辅助诊断新生隐球菌感染。

五、治疗和预防

HIV 感染确诊后的相应临床处理包括：①对感染者给予心理辅导和咨询，以保证感染者的情绪稳定、提高依从性、了解如何防止将 HIV 传播给他人。②进行一系列临床评估，确定其 HIV 感染临床分期、可能并发的机会性感染，以便给予最适合的治疗。③机会性感染的治疗和预防。④HAART。

通常其临床评估包括：完整的病史和体格检查；血常规检查、血液生化检查、血脂、血糖、CD4$^+$T 细胞计数、血浆 HIV RNA 水平、（如有条件）HIV 耐药检测、RPR、PPD、病毒性肝炎筛查（如果甲、乙型病毒肝炎抗体阴性建议给予相应的疫苗接种）等。

（一）常见机会性感染的治疗与预防

1. 耶氏肺孢菌肺炎

（1）对症、支持治疗：中重度患者（PaO$_2$<70 mmHg 或肺泡-动脉血氧分压差>35 mmHg）可同时采用泼尼松治疗，口服剂量为第 1~5 天每次 40 mg，每日 2 次，第 6~10 天每次 20 mg，每日 2 次，之后每次 20 mg，每日 1 次至第 21 天；如果静脉用甲基泼尼松龙，用量为上述泼尼松的 75%。

（2）病原治疗：首选 TMP/SMX，剂量为 TMP 每日 15 mg/kg 和 SMX 每日 80 mg/kg，但 TMP/SMX 总量一天一般不超过 12 片，分 3~4 次口服，疗程 2~3 周。

（3）预防：对于 CD4$^+$T 淋巴细胞计数<200/mm^3 的成人和青少年，包括孕妇及接受 HAART 者均应给予预防。首选 TMP/SMX，体重≥60 kg 者，每日 2 片，体重<60 kg 者，每日 1 片。

2. 结核病

（1）应用常规抗结核治疗方法，但疗程应适当延长。抗结核药物使用时应注意与抗病毒药物之间存在相互作用及配伍禁忌。主要的抗结核药物剂量、用法及主要毒副反应见表 7-6。

表 7-6　抗结核药物的剂量、用法及主要不良反应

药物	药物剂量［mg/（kg·d）］			主要不良反应
	成人<50 kg	成人≥50 kg	儿童	
异烟肼	0.3	0.3	10~15	肝毒性、末梢神经炎
链霉素	0.75	0.75	20~30	听力障碍、肾功能障碍、过敏反应
利福平	0.45	0.6	10~20	肝毒性、胃肠反应、过敏反应

药物	药物剂量［mg/（kg·d）］			主要不良反应
	成人<50 kg	成人≥50 kg	儿童	
乙胺丁醇	0.75	1.0	-	视力障碍、视野缩小
对氨基水杨酸钠	8.0	8.0	150~250	肝毒性、胃肠反应、过敏反应
吡嗪酰胺	1.5	1.5	30~40	肝毒性、胃肠反应、痛风
利福布汀	0.3	0.3	10~15	皮疹、胃肠反应、中性粒细胞减少

注：-，不适用。

（2）如果结核分枝杆菌对一线抗结核药物敏感，则使用异烟肼+利福平（或利福布汀）+乙胺丁醇+吡嗪酰胺进行 2 个月的强化期治疗，然后使用异烟肼+利福平（或利福布汀）进行 4 个月的巩固期治疗。对抗结核治疗的反应延迟（即在抗结核治疗 2 个月后仍有结核病相关临床表现或者结核分枝杆菌培养仍为阳性）或 X 线片上出现空洞的结核病患者，抗结核治疗疗程应延长至 9 个月。

（3）预防：患者结核潜伏感染相关检测结果为阳性，可采用异烟肼 300 mg 口服，1 次/日，共 9 个月进行干预。

3. 非结核分枝杆菌感染

（1）首次治疗：克拉霉素 500 毫克/次，2 次/天或阿奇霉素 600 mg/d+乙胺丁醇 15 mg/（kg·d），分次服。重症患者可联合应用利福布汀 300~600 mg/d 或阿奇卡星 10 mg/kg，肌内注射，1 次/天，疗程 9~12 月。替代治疗为利福布汀 300~600 mg/d+阿奇卡星 10 mg/kg，肌内注射，1 次/天+环丙沙星 750 毫克/次，2 次/天，疗程 9~12 个月。其他分枝杆菌感染的治疗同结核病的治疗或根据具体鉴定的菌种采取相应的治疗措施。

（2）预防：$CD4^+T$ 淋巴细胞<50/mm^3 的 AIDS 患者给予预防性治疗。选用克拉霉素 500 毫克/次，2 次/天；或阿奇霉素，1 200 mg/周。如果患者不能耐受克拉霉素和阿奇霉素。可选择利福布汀，常规剂量为 300 mg，1 次/天。如患者经 HAART 后 $CD4^+T$ 淋巴细胞>100/mm^3 并持续≥3 个月时，可停止预防用药。一旦患者 $CD4^+T$ 淋巴细胞<50/mm^3，就应再次给予预防性治疗。

（3）播散性 MAC 感染者在完成治疗（>12 个月）后。需要进行长期维持治疗（治疗方案与初始治疗方案一致）直至患者 $CD4^+T$ 淋巴细胞>100/mm^3，并持续>6 个月。

4. CMV 视网膜脉络膜炎　更昔洛韦 10~15 mg/（kg·d），分 2 次静脉滴注，2~3 周后改为 5 mg/（kg·d），每日 1 次静脉滴注，或 20 mg/（kg·d）（分 3 次口服），或膦甲酸钠 180 mg/（kg·d），分 2~3 次用（静脉应用需水化），2~3 周后改为 90 mg/（kg·d）静脉滴注，每日 1 次。病情危重或单一药物治疗无效时可二者联用。CMV 视网膜炎可球后注射更昔洛韦。CMV 感染不主张一级预防治疗。对于 $CD4^+T$ 淋巴细胞计数<200/mm^3 的 AIDS 患者应定期检查眼底。一旦出现 CMV 感染眼底病变，应积极治疗，在疾病控制之后需终身服药以预防复发。

5. 弓形虫脑病

（1）对症治疗：采取降颅压、抗惊厥、抗癫痫等。

（2）病原治疗：首选乙胺嘧啶（负荷量 100 mg，此后每日 50~75 mg，1 次/日维持）+磺胺嘧啶（每次 1.0~1.5 g，每日 4 次），疗程一般为 3 周，重症患者和临床、影像学改善不满意者疗程可延长至 6 周以上。替代治疗可选 TMP/SMX 3 片，每日 3 次口服，联合克林霉素 600 mg/次。静脉给药，每 6 小时给药 1 次或阿奇霉素 0.5 g，每日 1 次静脉给药，疗程至少 6 周。

（3）预防：无弓形虫脑病病史但 CD4$^+$T 细胞计数<100/mm^3 且弓形虫抗体 IgG 阳性的患者应常规用 TMP/SMX（每日 2 片）预防，经 HAART 治疗使 CD4$^+$T 细胞增加到>200/mm^3 并持续>3 个月时可停止预防用药。

6. 新型隐球菌脑膜炎治疗

（1）病原治疗：分为诱导期、巩固期和维持期三个阶段，诱导期治疗经典方案为两性霉素 B 联合 5-氟胞嘧啶。两性霉素 B 从每天 0.02～0.1 mg/kg 开始，逐渐增加至 0.5～0.75 mg/kg，最高剂量不超过 50 mg/d。诱导治疗期至少 2 周。在脑脊液培养转阴后改为氟康唑 400 mg/d 进行巩固期治疗，巩固治疗期至少 8 周。而后改为氟康唑 200 mg/d 进行维持治疗，维持期至少 1 年。

（2）降颅压：必要时药物效果欠佳者可采用腰椎穿刺术帮助降低颅压，必要时可行侧脑室引流或脑脊液脑室腹腔分流术。

（二）高效联合抗反转录病毒治疗（HAART）

1. 治疗目标　最大限度地抑制病毒复制，保存和恢复免疫功能，降低病死率和 HIV 相关性疾病的发病率，提高患者的生活质量，减少艾滋病的传播。

2. 开始 HAART 的指征和时机　发达国家推荐对于所有 HIV 感染者在能够保证良好的依从性且无治疗禁忌证时均应开始 HAART，从而最大限度地抑制病毒复制，保存和恢复免疫功能，降低病死率和 HIV 相关性疾病的发病率，提高患者的生活质量，减少艾滋病的传播。

我国对于 HIV 感染者实行国家免费治疗，根据我国中华医学会感染病学分会艾滋病学组制定的艾滋病诊疗指南和目前施行的国家免费艾滋病抗病毒药物治疗手册，我国成人及青少年 HIV/AIDS 患者开始 HAART 的指征和时机见表 7-7。

如果无法检测 CD4$^+$T 细胞计数并且出现临床症状的时候，外周血淋巴细胞总数≤1 200/mm^3 时可以开始 HAART。在开始进行 HAART 前，如果患者存在严重的机会性感染，应控制感染后再开始治疗。

表 7-7　成人及青少年 HIV/AIDS 患者开始 HAART 的指征和时机

临床分期	CD4$^+$T 淋巴细胞计数	推荐意见
急性期	无论多少	考虑治疗
无症状期	>350	如下情况时治疗：慢性活动性乙型肝炎或肝硬化需要用核苷类药物抗乙肝病毒治疗时；孕妇；单阳家庭中 HIV 阳性一方；并发 HIV 相关肾病；有治疗意愿并能保证良好的依从性
	≤350	治疗
艾滋病期	无论多少	治疗

3. ARV 药物　目前国际上有 5 类药物，分别为核苷类反转录酶抑制剂（NRTIs）、非核苷类反转录酶抑制剂（NNRTIs）、蛋白酶抑制剂（PIs）、整合酶抑制剂（IIs）和融合抑制剂（FIs）。

（1）成人及青少年 HIV/AIDS 患者的 HAART 推荐方案：3TC+TDF（或 AZT）+EFV（或 NVP、LPV/r、RAV、ETV）。对于并发 HCV 感染、CD4$^+$T 细胞>250/mm^3 应避免使用含 NVP 的方案。

（2）儿童 HIV/AIDS 患者的 HAART：需要参考相关指南并咨询有经验的专科医师。

（3）妊娠期 HIV/AIDS 患者的 HAART：推荐 AZT+3TC+NVP 作为妊娠期患者的一线方案。对妊娠前已开始 HAART 者不建议停止治疗；如果原方案中无 AZT，在可能的情况下应加入 AZT；对未开始 HAART 者在妊娠的前 3 个月一般不推荐治疗。

（4）并发结核病的 HIV/AIDS 患者的 HAART：对于艾滋病晚期患者，推迟 HAART 可能会影响患者生存，故建议对 CD4$^+$T 淋巴细胞计数<50/mm^3 的患者一旦抗结核治疗有效、病情有好转即开始 HAART；对 CD4$^+$T 细胞计数在 50~200/mm^3 的患者在抗结核治疗强化阶段结束后开始 HAART。

如果需要同时服用抗结核药物和 ARV 药物，首选药物包括 AZT/3TC 或 d4T/3TC 加 1 种 NNRTI 或 ABC。如果服用 NNRTI 类药物，则首选 EFV，因为它对肝脏的毒性作用要小于 NVP。

4. HAART 疗效的评估　治疗有效与否主要通过病毒学指标、免疫学指标和临床症状三个方面进行评估，其中最重要的是病毒学指标的改变。

（1）病毒学指标：治疗有效的患者血浆中病毒载量的水平 4 周内应下降 1 g copies/mL 以上，3~6 个月内应达到检测不出的水平。

（2）免疫学指标：治疗 3 个月后 CD4$^+$T 淋巴细胞计数与治疗前相比增加 30%，或治疗 1 年后 CD4$^+$T 淋巴细胞计数增长 100/mm^3，提示治疗有效。

（3）临床症状：治疗有效时临床症状能够缓解，机会性感染的发生率降低。

5. 换药的指征与原则　治疗失败和出现严重药物不良反应时需要调整 ART 方案。

治疗失败的换药原则：①根据耐药试验结果进行分析后，对出现耐药的药物进行更换。②无法进行耐药试验，在可能的条件下应更换所有的治疗药物。

ARV 药物主要的严重不良反应：如骨髓抑制、胰腺炎、重症皮疹、高脂血症、严重的肝功能异常等。因药物不良反应换药的原则和方案（以我国现有物为基础）见表 7-8。

表 7-8　HAART 中因药物不良反应换药的原则和方案

治疗药物	主要的不良反应（换药的原因）	可更换的药物
AZT	骨髓抑制作用、严重的胃肠道反应	d4T
d4T	外周神经炎、胰腺炎	AZ
	脂肪丢失或脂肪重新分布	ABC
NVP	严重的肝损害	EFV
	重症皮疹（非致命性的）	EFV
	致命性的皮疹（高敏反应）	IDV
EFV	神经系统毒性	NVP

（三）HIV 感染的母婴垂直传播处理

阻断 HIV 母婴垂直传播的有效措施为产科干预+ARV 药物干预+人工喂养。应用此综合措施，可使母婴垂直传播率降低至<2%。自愿咨询检测是预防母婴垂直传播的先决条件，也是最重要的内容之一。

1. 产科干预

（1）终止妊娠：根据其个人意愿而定，并应进行产前咨询。

（2）分娩方式：应选择剖宫产分娩为宜。一般择期剖宫产的时机选择在妊娠 38 周。

2. ARV 药物干预常用方案　①AZT+NVP 方案。②AZT+3TC 方案。③NVP 方案。具体方案的实施需要咨询有相关经验的专科医师。

3. 产后阻断主要指喂养方式的咨询与选择　人工喂养可以完全杜绝 HIV 通过母乳传播给新生儿的可能，是最安全的喂养方式。

（四）职业暴露后的处理

HIV 的职业暴露是指卫生保健人员在职业工作中与 HIV 感染者的血液、组织或其他体液等接触而具有感染 HIV 的危险。

在发生职业暴露后，医疗卫生相关机构应提供对暴露者的随访和咨询，包括心理咨询。在发生职业暴露后即刻、4 周、8 周、12 周和 6 个月检测 HIV 抗体，有条件时可作 HIV P24 抗原和 HIV RNA 测定。

职业暴露后的处理原则包括局部处理和预防性 ART。

其中局部处理原则为：①用肥皂液和流动的清水清洗被污染局部。②污染眼部等黏膜时，应用大量生理盐水反复冲洗黏膜。③存在伤口时，应轻柔挤压伤处，尽可能挤出损伤处的血液，再用肥皂液和流动的清水冲洗伤口。④用 75% 乙醇或 0.5% 碘附对伤口局部进行消毒。

预防性 ART 的原则是：仅可能在发生职业暴露后最短的时间内（2 小时内）进行预防性用药，最好不超过 24 小时，治疗方案见表 7-9，疗程均为 28 天。

表 7-9 HIV 职业暴露后的预防性 ART 方案

治疗方案	常用药物组合
基本用药方案	AZT+3TC（首选组合）
	ddI+d4T
	d4T+3TC
强化用药方案	AZT+3TC+IDV（首选组合）
	基本用药方案+EFV（耐 PI）
	基本用药方案+ABC

（五）其他人群的预防

目前尚无预防艾滋病的有效疫苗，因此应加强艾滋病防治知识的宣传教育。高危人群使用安全套，规范治疗性病。严格筛查献血员及血液制品。加强医疗器械消毒、使用一次性注射器。不共用牙具、剃须刀等个人用品。

（安　爽）

第三节　梅毒

梅毒是由梅毒螺旋体引起的一种慢性、系统性性传播疾病，人体受感染后，螺旋体很快播散到全身，几乎可侵犯全身各组织与器官，临床表现多种多样且时显时隐，病程较长。早期主要侵犯皮肤及黏膜，晚期除侵犯皮肤黏膜外，还可侵犯心脏血管系统及中枢神经系统；另一方面，梅毒又可多年无症状呈潜伏状态。梅毒主要通过性接触传染，梅毒孕妇可通过胎盘传染胎儿，导致流产、早产、死胎或分娩先天梅毒儿，亦可因输入梅毒患者血液而受感染。

一、病原体

梅毒的病原体为梅毒螺旋体，是小而纤细的螺旋状微生物，有 6~12 个螺旋，轴长 6.0~15.0 μm，横断面直径 0.09~0.18 μm，因其与透明液体有相似的折光力，故称苍白螺旋体。一般染色方法不易被染色，因此，普通显微镜下很难看到。常用的方法为暗视野显微镜检查，可观察到螺旋体的运动形态；其运动方式有 3 种，其有特征性：如围绕长轴旋转前进、呈螺旋圈样伸缩前进或全身弯曲如蛇形，以围绕长轴旋转前进为最常见。在电镜下，螺旋体呈粗细不等，着色不匀，宛如蛇状，前端有数根鞭毛样细纤维束伸入胞浆内，以维持螺旋体的弹性，并具有屈曲与收缩功能，原浆内含有 1~2 个球状深色颗粒。

梅毒螺旋体体外培养较困难，但可以动物接种建立动物模型。常用动物为家兔，将梅毒螺旋体接种家兔睾丸，使其发生梅毒性睾丸炎，以此保存螺旋体菌株及传代，制作梅毒血清反应抗原，进行免疫血清学试验及药物疗效判定等。

梅毒螺旋体的繁殖：据研究，梅毒螺旋体系横段分裂为首尾两段或分裂成数段而繁殖，其分裂周期为 30~33 小时。

（一）梅毒螺旋体存活力

梅毒螺旋体在体外不易生存，煮沸、干燥、肥皂水及一般消毒剂均易将其杀死。如 0.1% 升汞液可在数秒钟内杀死，0.1% 石炭酸液 15 分钟杀死，1 ∶ 20 甲醛液 5 分钟杀死；其他如 2% 盐酸、过氧化氢及酒精等均可短期内杀死。干燥环境可迅速死亡，在潮湿之器具或毛巾上可存活数小时。最适宜温度为 37 ℃，41 ℃可存活 2 小时，48 ℃可存活半小时，100 ℃立即死亡。对寒冷抵抗力大，0 ℃可存活 48 小时，梅毒病损的切除标本置冰箱内（冻层 -20 ℃）1 周后仍可使家兔致病，-78 ℃低温冰箱保存数年仍维持螺旋体形态、活力及致病力。

（二）传播途径

梅毒的传染源是梅毒患者，其传播途径有三方面。

1. 性接触传播　这是最主要的传播途径，约占 95% 以上。未经治疗的梅毒患者，在感染后的第 1~2 年内最具有传染性，因为患者的皮肤或黏膜损害内（或分泌物内）含有大量梅毒螺旋体，极易通过性接触使对方受到感染。随着病期延长，传染性越来越小，感染 2 年以上，一般传染性较小。

2. 胎传　梅毒孕妇，在妊娠期内梅毒螺旋体可通过胎盘及脐静脉进入胎儿体内，引起胎儿在宫内感染，多发生在妊娠 4 个月以后，导致流产、早产、死胎或分娩先天梅毒儿。一般认为，孕 16 周前，胎儿营养由绒毛膜供给，绒毛膜有两层细胞，即合体细胞及细胞滋养细胞，梅毒螺旋体不易穿越此层，所以孕 16 周前胎儿受感染较少；孕 16 周后，细胞滋养细胞减少并逐渐萎缩，至 24 周后完全退化，梅毒螺旋体则可顺利通过胎盘进入胎儿体内。但国外资料表明，孕 7 周时，梅毒螺旋体即可通过绒毛，由于胎儿免疫系统尚未成熟，所以对感染不发生反应。此外，未经治疗的梅毒妇女，病期 2 年以上者，通过性接触传染性已甚少，但妊娠时仍可传染胎儿。

3. 其他　少数可通过性接触以外途径导致传染，如接吻、哺乳等；其次为间接接触传染，如接触被患者分泌物污染的衣裤、被褥、毛巾、食具、牙刷、口琴、剃刀、烟嘴、便桶及未严格消毒的器械等，均可作为传染媒介引起传染，但机会极少。输入梅毒患者血液亦可被传染。

（三）免疫性

人类对梅毒无先天免疫性，尚无疫苗接种进行人工免疫，仅能在感染后产生感染性免疫，一期梅毒发生后即产生免疫性，二期梅毒时免疫性最高，此时梅毒血清反应常为强阳性，说明抗体量高，以后逐渐减低，但抗体量的高低不反映机体对梅毒螺旋体抵抗力的程度，因为已完全治愈的早期梅毒患者仍可以再感染。

在体液免疫方面，感染梅毒后，首先产生阳性抗梅毒螺旋体特异性抗体，感染 2 周后即可测出，感染第 4 周产生阴性抗梅毒螺旋体特异性抗体。早期梅毒抗梅治疗 3~9 个月后或晚期梅毒治疗 2 年后，大部分患者 IgM 型抗体可转阴性，再感染时又出现阳性，故 IgM 型抗体的存在是活动性梅毒的表现。IgG 型抗体，即使经足量抗梅治疗仍持续存在，梅毒血清反应可长期保持阳性。另外，IgG 型抗体可通过胎盘进入胎儿体内，而 IgM 型抗体，由于分子量较大，不能通过胎盘，故梅毒孕妇所生婴儿，在血清中测出 IgM 型抗体，则是诊断先天梅毒的有力证据。

另一种具有抗体性质的物质即反应素，梅毒螺旋体侵入人体组织过程中，在体内释放出一种抗原性心磷脂，能刺激机体产生反应素，该反应素与从牛心中提取的心磷脂在体外可发生抗原−抗体反应。反应素一般在受感染后 5~7 周（或下疳出现后 2~3 周）产生，正规治疗后可逐渐消失。

二、临床表现

梅毒是多系统受侵犯的疾病，症状多种多样。由于梅毒螺旋体的活性及人体抵抗力间的相互关系，表现为显发症状与潜伏状态交替出现，病程可持续很长，症状的轻重、发病时间的早晚亦不完全相同，甚至可以自然痊愈。根据其发展经过一般分为三期，当梅毒螺旋体进入人体后，经过 2~4 周潜伏期，在侵入部位首先发生的损害称一期梅毒（即硬下疳）；由于机体的抗御能力，一部分螺旋体被消灭，损害逐渐消退成为潜伏梅毒。与此同时，另一部分螺旋体则进入淋巴系统，当患者机体抵抗力减退，少数存活的螺旋体又增多。经过 3~4 周，螺旋体由淋巴系统进入血循环，在皮肤、黏膜又发生损害，各脏器如肝、脾、骨骼与神经系统等形成梅毒性病灶，称二期梅毒；如不经治疗又可自行消退，再次进入潜伏期，以后可能有皮损复发，再次消退，又进入潜伏期，如此反复交替发生可达 1~2 年或 3~4 年，每次复发后的潜伏期越来越长，而皮损数目则越来越少。一期及二期梅毒，皮肤、黏膜、骨骼等损害内含有梅毒螺旋体，传染性大，又称早期梅毒。感染 2 年以上或更长时期，在皮肤、黏膜、骨骼等再次出现损害，数目少、局限性、破坏性大，不易查到螺旋体，称三期梅毒（晚期梅毒）；不经治疗也可自行消退，但遗留疤痕。此后可潜伏多年，甚至终生无客观症状，少数可出现神经系统或心脏血管系统梅毒，影响脏器功能，甚至危及生命。

梅毒的三个分期是未经治疗的患者典型病程模式，这种典型病程不是每个患者都能见到，由于个体差异与治疗情况不同，每个患者的病变过程不尽相同，因此在临床上常可见到各种各样的非典型病程。根据传染途径不同，分为获得性梅毒与胎传梅毒。

（一）后天梅毒（获得性梅毒）

1. 一期梅毒

（1）病史：有非婚性接触史或配偶感染史。潜伏期 2~4 周。

（2）临床表现：主要为硬下疳，直径 1~2 cm 大小，圆形或椭圆形，境界清楚，边缘稍隆起，中心呈肉红色糜烂面或浅在性溃疡，疮面清洁，少量浆性分泌物，内含大量梅毒螺旋体；周围及基底浸润，触诊具有软骨样硬度。无自觉症状及压痛（无继发感染时）。一般单发，亦可多发。主要发生于外生殖器或其邻近部位，也可见于肛门、宫颈、口唇舌、咽、手指或乳房等部位。伴有腹股沟或患部近卫淋巴结无痛性肿大，常为数个，大小不等，质硬，不粘连，不破溃。

（3）暗视野显微镜检查：皮肤黏膜损害或淋巴结穿刺液可查见梅毒螺旋体。

（4）梅毒血清尝试验：梅毒血清学试验一般为阳性；如感染不足 2~3 周，非梅毒螺旋体抗原试验（如 RPR 试验等）可为阴性，应于感染 4 周后复查，阳性率明显提高。

2. 二期梅毒

（1）病史：有非婚性接触史或配偶感染史。可有一期梅毒史，一般发生在感染后 6 周至 6 个月或硬下疳出现后 6~8 周。

（2）皮肤损害：有多种类型，包括斑疹、斑丘疹、丘疹、鳞屑性丘疹、毛囊疹及脓疱疹等。常为泛发、对称性分布，手掌、足跖可见暗红色环状脱屑性斑丘疹。口腔可发生黏膜斑。外生殖器及肛周可发生湿丘疹及扁平湿疣。上述损害无疼痛，可有轻度瘙痒。头部可发生虫蚀样脱发，多发于颞、顶及枕部。

（3）神经梅毒：可表现为无症状神经梅毒（无神经系统临床症状及体征，脑脊液检查异常：白细胞>10×10^6/L，蛋白量>500 mg/L，VDRL试验或FTA-ABS试验阳性），梅毒性脑膜炎、脑血管梅毒及脑膜血管梅毒等。

（4）其他：表现如骨关节损害（可发生骨膜、骨炎、骨髓炎，好发长骨，以胫骨最多。另为关节炎、滑囊炎及腱鞘炎，好发四肢大关节。共同症状为晚间及休息时疼痛加重，白天及活动时疼痛减轻），眼梅毒（可发生虹膜炎、虹膜睫状体炎、脉络膜炎及视网膜炎等）、肝脏或肾脏梅毒等。

（5）二期损害：发生前，约半数患者可出现轻重不等前驱症状，如发热、头痛、骨关节酸痛、食欲不振、全身浅表淋巴结肿大等，一般3~5日好转。

（6）二期复发梅毒：发生于感染后6个月~2年。复发损害以皮肤黏膜为主，皮损形态与二期梅毒疹大体相似，但皮损局限，数目少，可形成环形、弧形、匐行形或花瓣形，分布不对称。

（7）暗视野显微镜检查：扁平湿疣、湿丘疹及黏膜斑的渗出液内可查见梅毒螺旋体。

（8）梅毒血清学试验：梅毒血清学试验如RPR试验、TPHA试验或FTA-ABS试验均为强阳性。

3. 三期梅毒（晚期梅毒）

（1）病史：有非婚性接触史或配偶感染史。可有一期或二期梅毒史，病期2年以上。

（2）皮肤黏膜损害：常见为结节性梅毒疹、树胶样肿及近关节结节。

（3）心脏血管梅毒：以单纯性主动脉炎、主动脉瓣闭锁不全、主动脉瘤及冠状动脉病变多见。

（4）神经梅毒：以脑膜血管梅毒、脑膜树胶样肿、脊髓痨及麻痹性痴呆多见。脑脊液检查可有异常。

（5）其他表现：如骨骼梅毒，主要为骨膜炎、骨髓炎、骨树胶样肿等；眼梅毒，主要为虹膜睫状体炎、视网膜炎及间质性角膜炎等。

（6）梅毒血清学试验：非梅毒螺旋体抗原试验（如RPR试验等）大多数阳性，也可出现阴性；梅毒螺旋体抗原试验（如FTA-ABS及TPHA试验等）为阳性。

4. 潜伏梅毒（隐性梅毒）

（1）有非婚性接触史或配偶感染史。

（2）为一期、二期或三期梅毒皮疹消退后的静止期，此时无临床症状及体征（包括皮肤、黏膜、骨关节、心血管及神经系统等）。

（3）梅毒血清学试验阳性，又无其他可引起假阳性的疾病。脑脊液检查正常。

（4）感染2年以内者称早期潜伏梅毒，因为尚有20%左右患者有发生二期复发性梅毒的可能性，偶可发现传染给性伴侣，妊娠妇女还可将梅毒传给胎儿，故应视为仍有传染性。感染2年以上者称晚期潜伏梅毒，此期传染性伴侣的危险性降低，但妊娠时仍可传染胎儿，并对自身的危害增大，15%~20%可发生心血管或神经梅毒，15%左右可发生晚期皮肤、黏膜或骨骼梅毒。

5. 妊娠梅毒 孕期发生或发现的活动性梅毒或潜伏梅毒统称为妊娠梅毒。

梅毒对妊娠的影响：由于梅毒螺旋体自母体血液经胎盘及脐静脉侵入胎儿体内，引起胎儿在宫内发生梅毒性损害。另一方面，胎盘被螺旋体侵入后，其小动脉发生内膜炎，形成多处梗死，胎盘组织坏死，胎儿不能获得营养。上述原因常造成晚期流产（4个月后）、早产、死胎或分娩先天梅毒儿，仅有

1/6 机会分娩健康婴儿。

根据我国情况，凡早孕妇女，在产前检查时应作梅毒血清学筛查（如 RPR 试验）。无论产前是否做过 RPR 试验，在妊娠 20 周后娩出死胎的孕妇，均应再次进行 RPR 试验及 HIV 检查。

（二）先天梅毒（胎传梅毒）

1. 早期先天梅毒　生后 2 岁以内发病者。

生母为梅毒患者。由于胎儿在宫内通过血源性感染而发生相似后天梅毒的二期皮肤黏膜损害，因此，不发生一期梅毒损害。

（1）全身症状：发育不良、瘦小，皮肤松弛、苍白、有皱纹如老人貌，哭声低弱嘶哑，常伴有低热、贫血、肝脾肿大、淋巴结肿大及脱发等。

（2）皮肤黏膜损害：梅毒性鼻炎为最常见的早期症状，可因流涕、鼻塞致哺乳困难。常于出生后 3 周左右发生多种形态皮肤损害，如斑疹、斑丘疹、丘疹、水疱、大疱、脓疱等，好发于手掌、足跖；腔洞周围，如口角、鼻孔、肛周可发生线状皲裂性损害，愈合后成为特征性放射状瘢痕；在间擦部位，如外阴及肛周发生湿丘疹或扁平湿疣；口腔黏膜可见黏膜斑。

（3）其他：如甲沟炎及甲床炎；骨部损害多为骨软骨炎、骨膜炎及骨髓炎等。

（4）暗视野显微镜检查：皮肤及黏膜损害中可查到梅毒螺旋体。

（5）梅毒血清学试验阳性：尤其 19S-IgM-FTA-ABS 试验阳性是诊断早期先天梅毒的有力证据。

2. 晚期先天梅毒　2 岁以后发病者。

生母为梅毒患者。其损害性质与后天梅毒的二期损害相似。

（1）活动性损害：如间质性角膜炎，神经性耳聋，视神经萎缩；双侧膝关节积液，胫骨骨膜炎，骨树胶样肿；鼻部和上腭树胶样肿导致鼻中隔穿孔或马鞍鼻等。

（2）标记性损害：为早期病变遗留的痕迹，已无活动性，但具有特征性。如马鞍鼻、口周围皮肤放射状裂纹、前额圆凸、胸锁骨关节骨质增厚、胫骨骨膜肥厚形似佩刀胫，恒齿病变为郝秦生齿及桑葚状齿等。

（3）梅毒血清学试验阳性。

3. 先天潜伏梅毒　除感染来源于母体外，其余同获得性潜伏梅毒。

三、实验室检查

（一）暗视野显微镜检查

暗视野显微镜检查是诊断梅毒螺旋体感染的快速、直接方法，为诊断早期梅毒所必需，尤其对已出现硬下疳而梅毒血清反应呈阴性者，意义更大。一期、二期及早期先天梅毒的皮肤、黏膜损害及淋巴结穿刺液可查见梅毒螺旋体；在暗视野下，黑色背景内可见折光力强活动的梅毒螺旋体，呈弹簧状螺旋，排列均匀规则，并可观察其运动形态，根据其特殊运动形态可与其他螺旋体相鉴别。一般情况下，每视野可观察到数条至数十条螺旋体。

（二）梅毒血清学试验

诊断梅毒常须依靠血清学检查，潜伏梅毒血清学的诊断尤为重要。人体感染梅毒螺旋体后，可以产生特异性抗梅毒螺旋体 IgM 及 IgG 抗体，也可以产生反应素，因此用不同的抗原来检测体内是否存在抗梅毒螺旋体抗体或反应素用以诊断梅毒。

1. 非梅毒螺旋体抗原试验　该试验系检测血清中反应素。所用抗原为心磷脂、卵磷脂和胆固醇的乙醇溶液。目前常用的试验为快速血浆反应素环状卡片试验（RPR试验）。

由于非梅毒螺旋体抗原试验敏感性较高，尚可在某些传染病及胶原病时出现假阳性反应，因此对阳性反应须结合临床进行鉴别。

本试验适用于一期梅毒（阳性率75%～85%）及二期梅毒（阳性率100%）的诊断。正规治疗后，RPR滴度可逐渐降低并转为阴性，故适用于疗效观察，判定复发及再感染的监测。由于操作简便，出结果快，亦适用于普查、婚前检查、产前检查及其他健康检查等进行筛查。

2. 梅毒螺旋体抗原试验　所用抗原为活的或死的梅毒螺旋体或其成分，检测血清中抗梅毒螺旋体抗体，其敏感性及特异性均较高。常用试验为荧光螺旋体抗体吸收试验（简称FTA-ABS试验），该试验系用间接免疫荧光法检测血清中抗梅毒螺旋体抗体。另一试验为梅毒螺旋体血球凝集试验（简称TPHA），系用被动血凝法检测血清中抗梅毒螺旋体抗体。

本试验适用于一期梅毒（FTA-ABS试验阳性率86%～100%，TPHA 64%～87%）、二期梅毒（阳性率99%～100%）、三期梅毒（晚期梅毒，阳性率95%～99%）及各期潜伏梅毒（阳性率96%～99%）的诊断，并适用于作为证实试验。由于该试验系检测抗梅毒螺旋体IgG型抗体，即使患者经足量抗梅治疗，血清反应仍长期保持阳性，因此，不能用于观察疗效、判定复发及再感染等。但在一期梅毒阶段接受正规治疗者，15%～25%可在2～3年后转为阴性。

3. 梅毒血清学试验　对于先天梅毒，不推荐用脐带血做梅毒血清试验，因母亲血液中的反应素及梅毒螺旋体IgG抗体可经胎盘及脐静脉传递给胎儿，而出现假阳性反应；也不能用婴儿血清做梅毒螺旋体抗原试验（如TPHA、FTA-ABS试验），由母亲传递给胎儿的梅毒螺旋体IgG抗体，可在婴儿体内存留至生后15个月左右。应该用婴儿血清做RPR试验，RPR滴度高于母亲4倍以上有意义。

（三）梅毒的组织病理

梅毒的基本病理变化：小动脉内皮细胞肿胀与增生，血管周围大量淋巴细胞和浆细胞浸润。二期梅毒晚期和三期梅毒常见上皮样细胞和多核巨细胞等组成的肉芽肿性浸润。

1. 一期梅毒　典型硬下疳：损害边缘表皮棘层肥厚，近中央表皮逐渐变薄，出现水肿及炎症细胞浸润。病损中央可出现表皮缺损。真皮血管特别是小动脉内皮细胞肿胀与增生，形成闭塞性动脉内膜炎，周围有多量浆细胞与淋巴细胞浸润。银染色在真皮血管周围和表皮中可见梅毒螺旋体。

2. 二期梅毒　真皮血管扩张，管壁增厚，内皮细胞肿胀，血管周围炎细胞浸润，以浆细胞为主，病程越久，浆细胞越多。由于血管内皮细胞显著肿胀，与周围的炎细胞浸润相配合形成袖口状。银染色约三分之一病例可见梅毒螺旋体。

3. 三期梅毒　真皮由上皮样细胞、淋巴细胞及浆细胞等构成的肉芽肿性浸润，其中含血管较多，并常有多核巨细胞存在。

结节型：浸润限于真皮，肉芽肿较小，干酪样坏死不广泛或缺如。

树胶肿型：浸润侵及真皮和皮下组织，有大量浆细胞、淋巴细胞、上皮样细胞和多核巨细胞，病损中央有大块凝固性坏死。病变处弹性纤维被破坏，炎症越重破坏亦越重。

4. 内脏梅毒　病理变化为树胶肿性及弥漫性间质性炎症。

5. 先天梅毒　无一期梅毒硬下疳的局部病变，其余皮肤病变与获得性各期梅毒相同。其不同者为早期先天性梅毒，可有水疱、大疱病变。

（1）疱疹顶部为 1~2 层疏松幼稚表皮细胞。

（2）疱液内含多少不等单核及多形核白细胞及脱落表皮细胞。

（3）真皮呈弥漫性急性炎症浸润，浸润细胞为多形核白细胞及淋巴细胞，无浆细胞。

（4）银染色，在疏松的组织间隙中及疱液内可发现大量梅毒螺旋体。

四、诊断与鉴别诊断

（一）诊断

梅毒诊断必须根据病史、临床症状、体格检查及实验室检查等进行综合分析，慎重做出诊断。

1. 病史　应询问有无非婚性接触史，配偶、性伴有无梅毒史，已婚妇女应询问妊娠史、生育史等。怀疑先天梅毒应了解生母梅毒病史。

2. 体检　应做全面体格检查，包括全身皮肤、黏膜、骨骼（怀疑先天梅毒应作长骨 X 线摄片）、口腔、外阴、肛门及表浅淋巴结等部位，必要时进行心脏血管系统、神经系统及其他系统检查和妇科检查等。

3. 实验室检查　硬下疳、梅毒疹及扁平湿疣等，有条件可作暗视野显微镜检查。梅毒血清学试验应作为诊断梅毒的常规检查，如临床怀疑梅毒而血清学试验阴性，应于 2~3 周后重复检查。必要时进行组织病理及脑脊液检查。

（二）鉴别诊断

1. 一期梅毒　应与软性下疳、生殖器疱疹、阴部溃疡、糜烂性龟头炎、固定性药疹等鉴别。

2. 二期梅毒　应与银屑病、玫瑰糠疹、多形性红斑、药疹、扁平苔藓、汗斑等相鉴别。扁平湿疣应与尖锐湿疣、疥疮结节等鉴别。

3. 三期皮肤梅毒　应与寻常性狼疮、慢性下腿溃疡等鉴别。

五、治疗

（一）治疗原则

梅毒诊断必须明确，治疗越早效果越好。药物剂量必须足够，疗程必须规则，治疗后要追踪观察，对传染源及性接触者应同时检查和治疗。

治疗药物主要为青霉素，首选苄星青霉素，次选普鲁卡因青霉素。对青霉素过敏者用盐酸四环素（妊娠梅毒用红霉素）；妊娠梅毒应于妊娠初期 3 个月内及妊娠末期 3 个月各治疗 1 疗程。

（二）治疗方案

参考美国 CDC《性传播疾病治疗指南》，结合我国情况制订《梅毒诊断标准及处理原则》经全国卫生标准技术委员会通过，由国家技术监督局与卫健委联合发布，介绍如下：

1. 早期梅毒（包括一期、二期梅毒及早期潜伏梅毒）

（1）苄星青霉素 G（长效西林）：240 万 U，分两侧臀部肌内注射，1 次/周，共 2~3 次。

（2）普鲁卡因青霉素 G：80 万 U/d，肌内注射，连续 10~15 天，总量 800 万~1 200 万 U。

对青霉素过敏者，选用下列方案之一，但疗效不如青霉素。

（1）盐酸四环素：500 mg，4 次/天，连服 15 天。

（2）多西环素：100 mg，2 次/天，连服 15 天。

（3）红霉素：用法同四环素。

2. 晚期梅毒（包括三期皮肤、黏膜、骨骼梅毒、晚期潜伏梅毒）及二期复发梅毒青霉素疗法

（1）苄星青霉素 G：240 万 U，1 次/周，肌内注射，共 3 次。

（2）普鲁卡因青霉素 G：80 万 U/d，肌内注射，连续 20 天。根据病情，必要时进行第二疗程。

对青霉素过敏者：

（1）盐酸四环素：500 mg，4 次/天，连服 30 天。

（2）多西环素：100 mg，2 次/天，连服 30 天。

（3）红霉素：用法同四环素。

3. 血管梅毒　应住院治疗，如有心力衰竭，待心功能代偿后开始治疗。为避免吉海反应，从小剂量开始注射青霉素，如水剂青霉素 G，首日 10 万 U，1 次/天，次日 10 万 U，2 次/天，第 3 日 20 万 U，2 次/天，肌内注射。并在青霉注射前一天口服泼尼松每次 10 mg，2 次/天，连服 3 天。自第 4 日起按如下方案治疗：

普鲁卡因青霉素 G80 万 U/d，肌内注射，连续 15 天为 1 疗程，共 2 疗程，疗程间休药 2 周。

青霉素过敏者：

（1）盐酸四环素：500 mg，4 次/天，连服 30 天。

（2）多西环素：100 mg，2 次/天，连服 30 天。

（3）红霉素：用法同四环素。

4. 神经梅毒　应住院治疗，为避免治疗中产生吉海反应，在注射青霉素前一天口服泼尼松，每次 10 mg，2 次/天，连服 3 天。

（1）水剂青霉素 G，每天 1 800 万 U，静脉滴注（每 4 小时 300 万 U），连续 10~14 天。

（2）普鲁卡因青霉素 G，每天 240 万 U，肌内注射；同时口服丙磺舒每次 0.5 g，每天 4 次，共 10~14 天。

由于以上疗程均短于晚期梅毒的治疗，放在上述疗程完成后加用苄星青霉素 G 240 万 U，肌内注射，1 次/周，共 3 次。

青霉素过敏者：

（1）盐酸四环素：500 mg，4 次/天，连服 30 天。

（2）多西环素：100 mg，2 次/天，连服 30 天。

（3）红霉素：用法同四环素。

5. 妊娠期梅毒

（1）普鲁卡因青霉素 G：80 万 U/d，肌内注射，早期梅毒连续 10~15 天，二期复发及晚期梅毒连续 20 天。妊娠初 3 个月内与妊娠末 3 个月各注射 1 疗程。

（2）青霉素过敏者：红霉素 500 mg，4 次/天，早期梅毒连服 15 天，二期复发及晚期梅毒连服 30 天。妊娠初 3 个月内与妊娠末 3 个月各进行 1 个疗程（禁用四环素及多西环素），但所生婴儿应用青霉素补治。

6. 先天梅毒（胎传梅毒）

（1）早期先天梅毒（2 岁以内）

1）脑脊液异常者：①水剂青霉素 G，每日 10 万~15 万 U/kg 体重，静脉滴注，出生 7 日内的新生儿，每次 5 万 U/kg 体重，12 小时 1 次；出生 7 日后者，每 8 小时 1 次，共 10~14 日。②普鲁卡因青霉

素 G，每日 5 万 U/kg 体重，肌内注射，共 10~14 天。

未查脑脊液者，可按脑脊液异常者治疗。

（2）晚期先天梅毒（2 岁以上）

1）水剂青霉素 G：每日 20 万~30 万 U/kg 体重，静脉滴注或肌内注射，每次 5 万 U/kg 体重，每 4~6 小时 1 次，共 10~14 日。

2）普鲁卡因青霉素 G：每日 5 万 U/kg 体重，肌内注射，连续 10~14 天为 1 疗程，总量不超过成人剂量。

青霉素过敏者可用红霉素，每日 7.5~12.5 mg/kg 体重，分 4 次服，连服 30 天，8 岁以下儿童禁用四环素。

（3）母亲有下列情况之一，所生婴儿应作为疑似先天梅毒予以治疗。

1）妊娠期直至分娩前所患梅毒未经治疗。

2）分娩前 1 个月才治疗梅毒。

3）妊娠期用红霉素或其他非青霉素方案治疗。

4）妊娠期已用青霉素方案治疗早期梅毒，但 RPR 滴度未下降 4 倍或反升高。

5）妊娠前已进行梅毒治疗，但未做血清学随访。

（4）母亲确诊梅毒，婴儿下列检查均正常者，可予苄星青霉素 5 万 U/kg 体重，一次肌内注射。

1）脑脊液检查正常。

2）无先天梅毒的临床症状和体征（包括皮肤、黏膜、肝脾肿大、鼻炎、假性肢体麻痹等）。

3）婴儿血清 RPR 滴度与母亲 RPR 滴度相似或低于母亲滴度。

4）长骨 X 线拍片无异常。

5）鼻腔分泌物暗视野检查未发现梅毒螺旋体。

6）肝功能及血常规（包括血小板）正常。

吉海反应：梅毒患者在初次注射青霉素或其他高效抗梅毒药后 4 小时内，部分患者出现程度不同的发热、寒战、头痛、乏力等流感样症状，并伴有梅毒症状和体征的加剧，这种现象称为吉海反应。该反应约在 8 小时达高峰，24 小时内发热等症状可不治而退，加重的皮损也可好转。当再次注射这种抗梅药物时，症状不会再现。一期梅毒约 50%、二期梅毒约 75% 以及早期先天梅毒均可出现此种反应。晚期梅毒吉海反应少见，但一旦出现，可引起严重的继发性反应，如心血管梅毒可出现冠状动脉阻塞；神经梅毒可出现癫痫发作及假性脑膜炎，有视神经炎患者视力可急剧减弱。妊娠梅毒可致早产和胎儿窘迫。

吉海反应的发生机制尚无确切解释。由于此反应的临床表现与内毒素血症者相似，故有人认为注射高效抗梅毒药后，大量梅毒螺旋体被消灭，释放出大量异型蛋白及内毒素，经吸收后所致。为预防吉海反应的发生，既往多用铋剂进行准备治疗，对心血管梅毒患者尤其重要。目前采用青霉素治疗前 1 天或同时，加用泼尼松可减少吉海反应的严重程度。抗组织胺药对吉海反应无效。

（三）治愈标准

1. 临床治愈　正规治疗后，一期梅毒（硬下疳）、二期梅毒及三期梅毒（包括皮肤、黏膜、骨骼、眼、鼻等）损害愈合或消退，症状消失，可判为临床治愈。但遗留的功能障碍、瘢痕或组织缺损（如鞍鼻、牙齿发育不良等）及梅毒血清学反应（如 RPR 试验）仍阳性（但滴度较治疗前下降 4 倍），不影响临床治愈的判断。

2. 血清治愈　正规治疗后，非梅毒螺旋体抗原试验（如 RPR 试验等）由阳性转变为阴性，脑脊液检查阴性，可判为血清治愈。

六、疗后观察

梅毒患者经足量规则治疗后还应定期观察，包括全身体检及非梅毒螺旋体抗原试验（如 RPR 试验），以了解是否治愈或复发。

（一）早期梅毒

治疗后第一年每 3 个月复查 1 次，以后每半年复查 1 次，连续 2~3 年。如 RPR 试验由阴性转为阳性或滴定度升高 4 倍（如由 1：2 升为 1：8）属于血清复发，或有症状复发，均应复治。超过 2 年，RPR 试验仍低滴度阳性者属于血清固定，如无临床症状复发，是否再治疗，根据具体病情而定；无论再治疗与否，应做神经系统检查及脑脊液检查，以便早期发现无症状神经梅毒，必要时做 HIV 检查。一期或二期梅毒治疗后 6 个月，RPR 试验滴度未有 4 倍下降，可能为治疗失败，应复治 1 疗程，必要时做脑脊液检查及 HIV 检查。

（二）晚期梅毒

治疗后复查同早期梅毒，但应连续观察 3 年。RPR 试验固定阳性者，应作神经系统检查及脑脊液检查，必要时做 HIV 检查。

（三）妊娠梅毒

治疗后、分娩前每月复查 RPR 试验，分娩后观察同其他梅毒，但所生婴儿要观察到 RPR 试验阴性为止，如发现滴度升高或有症状发生，应立即进行治疗。

七、预防

（一）消除传染源

梅毒患者是梅毒的主要传染源。早期发现并治愈患者是消除传染源的根本办法，治疗期间应避免性生活。在婚前、产前、输血、就业、参军、升学等各种健康检查及高危人群普查中进行 RPR 筛查，以便早期发现患者，早期治疗。对在 3 个月内接触过传染性梅毒的配偶或性伴侣应追踪检查和治疗，以预防梅毒传播蔓延。

（二）切断传染途径

梅毒主要通过性接触传染，因此应有良好的性道德观，注意个人卫生，洁身自爱等。推广使用避孕套。

（三）保护健康人群，保护第二代

目前尚无疫苗进行人工免疫，故应加强宣传教育，提高人群防范性病的认识，加强婚前及围生期保健工作。根据《中华人民共和国母婴保健法》，患梅毒未治愈前应暂缓登记结婚。妊娠后患了梅毒，应在妊娠早期积极治疗，防止胎儿受感染。

（安　爽）

第四节　尖锐湿疣

一、概述

　　尖锐湿疣（CA）是由人类乳头瘤病毒（HPV）引起的性传播疾病。好发于青壮年，主要通过性接触传播，也可通过非性接触传播。引起肛周生殖器部位尖锐湿疣常见的HPV有30多种型，90％以上的尖锐湿疣是由HPV6型及HPV11型引起的。HPV侵入肛周生殖器部位破损的皮肤和黏膜后，在入侵部位引起增生性病变，早期表现为小丘疹，以后呈乳头状、菜花状、花冠状损害。本病尚无特效疗法，有复发趋势，与癌症有一定关系。

二、临床表现

　　1. 潜伏期1~8个月，平均3个月。

　　2. 男性好发于龟头、冠状沟、系带、阴茎、尿道口、肛周和阴囊等，女性为大小阴唇、尿道口、阴道口、会阴、肛周、阴道壁、宫颈等。

　　3. 皮损初期表现为局部出现多个丘疹，逐渐发展为乳头状、鸡冠状、菜花状或团块状的赘生物。可为单发或多发，常为5~15个皮损，直径1~10 mm。色泽可从粉红色至深红色（非角化性皮损）、灰白色（严重角化性皮损），乃至棕黑色（色素沉着性皮损）。少数患者因免疫功能低下或妊娠而发生大体积疣，可累及整个外阴、肛周以及臀沟。

　　4. 患者可自觉瘙痒、异物感、压迫感或灼痛感，常因皮损脆性增加而出血或继发感染。女性可有阴道分泌物增多。但约70％的患者无任何自觉症状。

　　5. 临床类型

　　（1）典型尖锐湿疣：皮损为柔软、粉红色、菜花状或乳头状赘生物，大小不等，表面呈花椰菜样凹凸不平。常见于潮湿且部分角化的上皮部位，如包皮内侧、尿道口、小阴唇、阴道口、阴道、宫颈、肛门，但也可见于腹股沟、会阴等部位。

　　（2）丘疹状疣：皮损为圆形或半圆形丘疹状突起，非菜花状，直径1~4 mm，见于完全角化的上皮部位。

　　（3）扁平状疣：皮损稍高出皮面，或呈斑丘疹状，表面可呈玛瑙纹蜡样光泽，有时可见微刺。可见于生殖器任何部位，易被忽视。

　　（4）亚临床感染：暴露于HPV后，亚临床感染或潜伏感染可能是最常见的后果。亚临床感染的皮肤黏膜表面外观正常，如涂布5％醋酸（醋酸白试验），可出现境界明确的发白区域。

三、诊断要点

　　1. 流行病学史　有多性伴，不安全性行为，或性伴感染史，或有与尖锐湿疣患者密切的接触史，或新生儿的母亲为HPV感染者。

　　2. 临床表现　符合尖锐湿疣的临床症状和体征。

　　3. 醋酸白试验　用3％~5％醋酸溶液湿敷或涂布于待检的皮损处以及周围皮肤黏膜，在3~5分钟内，如见到均匀一致的变白区域为阳性反应。该试验并非 HPV 感染的特异性试验，其敏感性和特异性尚不清楚。局部有炎症、表皮增厚或外伤等时可出现假阳性。醋酸试验阴性也不能排除 HPV 感染。临床上较典型尖锐湿疣及 HPV 检查阳性的损害中有 7%～9% 为醋酸白试验阴性。

4. 阴道镜检查　可发现点状血管、血管裥，以及结合醋酸白试验发现微小、纤细尖锐湿疣疣体。

5. 实验室检查

（1）显微镜检查：通过 Pap 涂片发现宫颈鳞状上皮内的损害。

（2）病理学检查：符合尖锐湿疣的病理学征象，表现为表皮角化过度及角化不全，棘层肥厚，棘层上部及颗粒层可见空泡细胞。

（3）抗原检测：免疫组织化学法检测 HPV 抗原阳性。

（4）核酸检测：聚合酶链反应法等检测 HPV 核酸阳性。核酸检测应在通过相关机构认定的实验室开展。

四、诊断分类

1. 临床诊断病例　符合临床表现，有或无流行病学史。

2. 确诊病例　同时符合临床诊断病例的要求和实验室检查中（除显微镜检查外）的任 1 项。

五、鉴别诊断

1. 阴茎珍珠状丘疹　多见于青壮年，沿龟头后缘近冠状沟处，为针尖大小表面光滑的乳白色或淡红色小丘疹，圆顶或呈毛刷样，规则地排列成串珠状。皮损互不融合，醋酸白试验阴性。

2. 阴茎系带旁丘疹　好发于阴茎系带两旁的陷窝中，为直径 0.5～1.5 mm 的光泽的实质性粟粒状丘疹，醋酸白试验阴性。

3. 绒毛状小阴唇　对称分布于小阴唇内侧，呈绒毛状或鱼子状外观，为淡红色或灰黑色丘疹，表面光滑，醋白试验阴性。

4. 皮脂腺异位症　呈片状淡黄色针尖大小丘疹，多见于唇和包皮，境界清楚。

5. 扁平湿疣　系二期梅毒，皮损呈扁平或分叶状的疣状损害，分泌物中有大量梅毒螺旋体，梅毒血清反应强阳性。

6. 鲍恩样丘疹病　皮损为斑疹，苔藓样或色素性丘疹、疣状，组织学类似鲍恩病。

7. 生殖器鳞状细胞癌　多见于中年后，呈浸润性生长、质软，常形成溃疡，病理组织检查可确诊。

六、治疗方案及原则

1. 治疗原则　以去除疣体为目的，尽可能地消除疣体周围的亚临床感染以减少或预防复发，包括新发皮损在内，本病的复发率为 20%～30%。同时也应对其性伴进行检查及治疗。患者治疗和随访期间应避免性行为。任何治疗方法都可发生皮肤黏膜反应包括瘙痒、灼热、糜烂以及疼痛。

2. 治疗方案

（1）患者自己用药：男女外生殖器部位可见的中等大小以下的疣体（单个疣体直径<5 mm，疣体团块直径<10 mm，疣体数目<15 个），可由患者自己外用药物治疗。

1）推荐方案：0.5% 足叶草毒素酊（或 0.15% 足叶草毒素霜），每日外用 2 次，连续 3 天，随后，停药 4 天，7 天为一疗程。脱落处产生糜烂面时需立即停药。如需要，可重复治疗达 4 个疗程。

该法适用于治疗直径≤10 mm 的生殖器疣，临床治愈率约90%。疣体总面积不应超过10 cm^2，日用药总量不应超过 0.5 mL。用药后应待局部药物自然干燥。不良反应以局部刺激作用为主，可有瘙痒、灼痛、红肿、糜烂及坏死。该药有致畸作用，孕妇忌用。

2）替代方案：5%咪喹莫特霜涂于疣体上，隔天1次晚间用药，1周3次，用药10小时后，以肥皂和水清洗用药部位，最长可用至16周。

该法的疣体平均清除率为56%，优点为复发率低，约为13%。出现红斑非停药指征，出现糜烂或破损则需停药并复诊，由医生处理创面及决定是否继续用药。不良反应以局部刺激作用为主，可有瘙痒、灼痛、红斑、糜烂。妊娠期咪喹莫特的安全性尚未明确，孕妇忌用。

（2）医院内应用

1）推荐方案：CO_2 激光；或高频电治疗；或液氮冷冻。

CO_2 激光和高频电治疗：适用于不同大小及各部位疣体的治疗，液氮冷冻可适用于较多的体表部位，但禁用于腔道内疣，以免发生阴道直肠瘘等。缺点是复发率高，疼痛明显，皮下组织疏松部位治疗后可致明显水肿。

2）替代方案：80%~90%三氯醋酸或二氯醋酸，涂少量药液于疣体上，待其干燥，此时见表面形成一层白霜。在治疗时应注意保护周围的正常皮肤和黏膜，如果外用药液量过剩，可敷上滑石粉，或碳酸氢钠（苏打粉）或液体皂以中和过量的、未反应的酸液。如有必要，隔1~2周重复1次，最多6次。

复方硝酸溶液用涂药棒将药液涂于疣体的表面及根部，至疣体变成灰白色或淡黄色为止，如未愈，3~5 天后可再次治疗。

80%~90%三氯醋酸或二氯醋酸和复方硝酸溶液（硝酸、醋酸、草酸、乳酸与硝酸铜的复合制剂）不能用于角化过度、多发性以及面积较大的疣体。不良反应为局部刺激、红肿、糜烂等。

外科手术切除：外科手术切除适用于大体积尖锐湿疣的治疗，对药物或 CO_2 激光的治疗表现较为顽固且短期内反复发作的疣体也应考虑外科手术切除。

既往在临床使用的 10%~25%足叶草脂安息香酊，药物吸收可发生系统性不良反应，长期应用有潜在致癌性。目前已不推荐该药在临床使用。干扰素具有广谱抗病毒和免疫调节作用。因对其疗效尚缺乏确切的评价，且治疗费用较高，一般不推荐常规应用。有报告干扰素用于疣体基底部注射，每周3次，共4~12周，有一定疗效。

3. 治疗方法选择

（1）男女外生殖器部位可见的中等大小以下的疣体（单个疣体直径<0.5 cm，疣体团块直径<1 cm，疣体数目<15 个），一般外用药物治疗。

（2）男性的尿道内和肛周，女性的前庭、尿道口、阴道壁和宫颈口的疣体；或男女患者的疣体大小和数量均超过上述标准者，建议用物理方法治疗。

（3）物理疗法治疗后，体表尚有少量疣体残存时，可再用外用药物治疗。

（4）无论是药物治疗或物理治疗，必须做醋酸白试验，尽量清除包括亚临床感染在内的损害，以减少复发。

4. 亚临床感染的处理

（1）对无症状的亚临床感染尚无有效的处理方法，一般也不推荐治疗，因尚无有效方法将 HPV 清除出感染细胞，且过度治疗反而引起潜在不良后果。

（2）处理以密切随访及预防传染他人为主。

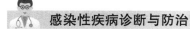

（3）对醋酸白试验阳性的可疑感染部位，可视具体情况给予相应治疗（如激光、冷冻）。

七、随访

1. 尖锐湿疣治疗后的最初 3 个月，应嘱患者每 2 周复诊 1 次，如有特殊情况（如发现有新发皮损或创面出血等）应随时复诊，以便及时得到恰当的临床处理。

2. 同时应告知患者注意皮损好发部位，仔细观察有无复发，复发多在治疗后的 3 个月。

3. 3 个月后，可根据患者具体情况，适当延长随访间隔期，直至末次治疗后 6 个月。

八、判愈与预后

尖锐湿疣的判愈标准为治疗后疣体消失，目前多数学者认为，治疗后 6 个月无复发者，则复发机会减少。尖锐湿疣的预后一般良好，虽然治疗后复发率较高，但通过正确处理最终可达临床治愈。

九、性伴的处理

1. 患者的所有性伴都应接受检查和随访，同时提供有效的咨询服务。

2. 男性尖锐湿疣患者的女性性伴可作宫颈细胞学筛查。

十、特殊情况的处理

1. 妊娠

（1）妊娠期忌用咪喹莫特、足叶草脂和足叶草毒素。

（2）由于妊娠期疣体易于增生，脆性增加，孕妇的尖锐湿疣在妊娠早期应尽早采用物理或手术治疗。

（3）虽然需要告知患尖锐湿疣的孕妇，HPV6 和 HPV11 可引起婴幼儿的呼吸道乳头瘤病，患尖锐湿疣的妇女所生新生儿有发生该病的危险，如无其他原因，不建议患尖锐湿疣的孕妇终止妊娠，人工流产可增加患盆腔炎性疾病和 HPV 上行感染的危险。

（4）患尖锐湿疣的孕妇，在胎儿和胎盘完全成熟后，在羊膜未破前可考虑行剖宫产，产后的新生儿避免与 HPV 感染者接触。

（5）在临近分娩仍有皮损者，如阻塞产道，或阴道分娩会导致严重出血，最好在羊膜未破前行剖宫产。

2. 并发 HIV 感染的处理　由于 HIV 感染或其他原因致免疫功能抑制的患者，常用疗法的疗效不如免疫功能正常者，疗后易复发。

（刘文萍）

第五节　流行性感冒

一、概述

流行性感冒（influenza）简称流感，是由流感病毒引起的急性呼吸道传染病。病原体为甲、乙、丙

174

三型流感病毒（influenza virus）。通过飞沫传播，临床上有急起高热、乏力、全身肌肉酸痛和轻度呼吸道症状，病程短，有自限性。小儿、老年人和伴有慢性呼吸道疾病或心脏病患者易并发肺炎，少数可并发心肌炎、脑炎等，有导致死亡的可能。

1. 病原体简介　流感病毒属于正粘病毒科，系 RNA 病毒，呈球形或长丝状。球形颗粒直径 80~120 nm，丝状结构长度可达 40 nm，后者主要在新分离的或传代不多的菌种中。流感病毒的结构由外至内分为 3 层。包膜是位于膜蛋白外的双层脂质，其上有放射状排列的刺状突起。一种是柱状的血凝素（hemagglutinin，HA），另一种是蕈状的神经氨酸酶（neuraminidase，NA），两者均为流感病毒基因编码的糖蛋白。血凝素是由 3 条糖蛋白肽链分子以非共价结合的三聚体，由一条重链（HA_1）和一条轻链（HA_2）经二硫键连接而成。只有 HA 被切割裂解为 HA_1 和 HA_2 后流感病毒才具有感染性。HA 能与多种动物红细胞表面的糖蛋白受体相结合而使红细胞发生凝集，与宿主细胞膜结合而使细胞受染。抗血凝素抗体有抑制病毒血凝和中和病毒的作用。神经氨酸酶是由 4 条相同的糖肽组成的四聚体。神经氨酸酶能水解宿主细胞表面糖蛋白末端的 N-乙酰神经氨酸，有利于成熟病毒从感染细胞内释放；神经氨酸酶还可以破坏细胞膜上病毒特异的受体，液化细胞表面的黏液，使病毒从细胞上解离，避免病毒聚集而易于扩散。抗神经氨酸酶抗体不能中和病毒，但有抑制病毒从细胞内释放的作用。血凝素和神经氨酸酶都是决定甲型流感病毒亚型的抗原结构。第 3 种整体膜蛋白称 M_2 蛋白（仅甲型流感病毒存在），零星排列于细胞包膜上。包膜内层排列整齐的一层膜样结构为 M_1 蛋白，起稳定病毒结构的作用，含量多，抗原性稳定，也具有型特异性。流感病毒的核心是由核蛋白包绕 RNA 形成双螺旋状的核糖核蛋白（ribonucleo protein，RNP），这种核糖核蛋白是一种可溶性抗原，抗原性稳定，具有型特异性。流感病毒的 RNA 为单股负链，甲、乙型有 8 个节段，丙型有 7 个节段。每一节段分别编码病毒的结构蛋白或非结构蛋白。病毒复制时每一节段单独复制。流感病毒基因组呈节段分布的特点是基因重组频率高、病毒容易发生变异的物质基础。流感病毒核心还含有与病毒复制密切相关的多聚酶（PB1PB2PA）及功能尚不清楚的非结构蛋白（NS1NS2）。

根据病毒核蛋白和膜蛋白的抗原性，将流感病毒分为甲、乙、丙 3 型。甲型又根据血凝素（H_1~H_{16}）和神经氨酸酶（N_1~N_9）抗原的不同分为若干亚型。因为 RNA 聚合酶缺乏校正功能，所以流感病毒基因突变的发生频率高。流感病毒抗原性的变异有两种形式：一种称为抗原漂移（antigenic drift），是同一亚型内因编码血凝素的基因突变而产生的新毒株，甲型流感病毒经常发生抗原漂移。由于人群中很少人对新毒株有抗体，故易于在人与人间传播而造成流感的小流行。另一种称为抗原转变（antigen shift），即新毒株的血凝素和（或）神经氨酸酶［H 和（或）N］与原来的流行株完全不同，是一种新亚型，而每次流感病毒新亚型出现都引起流感的大流行。

2. 流行特征　患者和隐性感染者是本病的传染源，主要是急性期患者和隐性感染者。发病 1~7 d 内均有传染性，在潜伏期末至病初 2~3 d 传染性最强，退热后 2 d 传染性消失。主要通过空气和飞沫传播，亦可间接传播。病毒存在于患者的鼻涕、口涎和痰液中，随咳嗽、喷嚏排出体外，散播至空气中并可保持活性 30 min。易感者吸入后即可受染。人群对流感病毒普遍易感，病后可获得同型和同株免疫力。但 3 型流感病毒之间和甲型流感病毒的不同亚型之间无交叉免疫，同一亚型的不同毒株之间有一定的交叉免疫力。

流感发病率高，流行期短，传播也极快。流行的严重程度与人口密集和交通情况有关，可沿交通线迅速传播。流感流行多发生在冬、春季，四季均可有散发，无性别差异。一般 5~20 岁年龄段发病最多，但新亚型流感病毒引起的流行则无年龄差异。甲型流感除散发外可以发生爆发、流行、大流行甚至世界大流行。乙型流感一般呈散发或小流行。丙型流感仅呈散发。

在同一亚型内的各种变异株流行 10~40 年后，人群对该亚型内的各种变异株都具有很高的免疫力，流行规模也越来越小。一旦流感病毒发生抗原转变而出现新的亚型时，人群对新亚型普遍易感又引起新的世界大流行。

3. 临床特征　流感潜伏期 1~3 d，最短 6 h，最长 4 d。

（1）典型流感：急起畏寒、高热，头痛、肌痛、乏力、纳差等全身中毒症状重，而呼吸道症状相对轻。体温可高达 39~40 ℃，多在 1~2 d 达高峰，3~4 d 内热退，少数患者可有鼻塞、流涕、畏光、流泪等症状。咳嗽、咽干、咽痛也较常见。查体急性病容，鼻、咽部及结膜轻度充血。肺部可有干性啰音。一般病程 3~7 d。退热后呼吸道症状反而加重，可持续 3~4 d，但乏力可持续 1~2 周。此型最常见。轻型患者发热不超过 39 ℃，症状较轻，病程 2~3 d。

（2）流感病毒性肺炎：此型少见。主要发生于老年人、小儿、有基础病或使用免疫抑制剂的患者。发病初与典型流感相同，1~2 d 后症状迅速加重，高热、衰竭、烦躁、剧烈咳嗽、咯血性痰，继之出现呼吸困难、发绀。两肺满布湿性啰音，但无肺实变体征，X 线胸片检查显示两肺有散在分布的絮状或结节状阴影。痰培养无致病菌生长，但容易分离出流感病毒。抗菌药物治疗无效。本型病死率高，多在发病 5~10 d 内死于呼吸循环衰竭。

（3）少见类型：胃肠型流感以吐泻为突出表现；脑型以惊厥、意识障碍及脑膜刺激征为特征；少数病例心电图示心肌炎改变或伴有心律失常。

4. 实验室检查　如下所述。

（1）血常规：白细胞计数减少，淋巴细胞相对增加。合并细菌感染时白细胞计数总数和中性粒细胞可增高。

（2）流感病毒抗原检测：免疫荧光染色（FIA）和酶免疫试验（EIA）检测流感病毒抗原快速、灵敏，有助于早期诊断。以患者鼻冲洗液中黏膜上皮细胞涂片检测。用单克隆抗体还能鉴定甲、乙型流感及甲型流感的 H_1、H_3 及非 H_1、H_3 亚型。

（3）病毒分离：取咽部含漱液或咽拭子做鸡胚接种或组织细胞培养分离病毒。

（4）血清学检查：主要用于回顾性诊断和流行病学调查。血凝抑制试验或补体结合试验测定发病 5 d 内和发病 2~4 周血清中抗体。恢复期抗体效价升高 4 倍以上有诊断价值。

（5）分子生物学检测：采用患者呼吸道标本抽提病毒 RNA，再进行实时荧光定量反转录酶聚合酶联反应（RT-PCR）检测流感病毒基因，有助于早期诊断及治疗评价。

5. 诊断要点　流感流行季节，有流感疫区滞留史或过境史，或有与流感确诊病例接触史，并有典型临床症状者首先考虑本病。流感流行季节，短期内一个单位或地区出现较多的呼吸道感染病例，或医院门诊、急诊上呼吸道感染患者明显增加，则应考虑流感流行的可能。根据典型临床表现，诊断一般不难。首发病例、轻型病例及非流行期的散发病例则不易诊断。应进一步做有关的实验室检查，以尽快明确诊断。

本病应注意与普通感冒、其他上呼吸道病毒感染、急性细菌性扁桃体炎、脑膜炎球菌性脑膜炎、钩端螺旋体病、支原体肺炎等相鉴别。

二、治疗原则和目标

1. 治疗原则　隔离患者，流行期间对公共场所加强通风和空气消毒。尽早应用抗流感病毒药物

（起病1~2d内）治疗。加强支持治疗和预防并发症：休息，多饮水、注意营养，食易消化食物，儿童和老年人患者需密切观察，预防并发症，在明确继发细菌感染时应用抗生素。谨慎合理使用对症治疗药物：早期应用抗流感药物大多能有效改善症状，必要时可以联合应用缓解鼻黏膜充血药物、止咳祛痰药物。儿童忌用阿司匹林（或含阿司匹林成分药品）及其他水杨酸制剂。因为此类药物容易与流感的肝脏和神经系统产生并发症即雷耶综合征（Reye's syndrome）相关，偶可致死。

2. 治疗目标　典型和轻型流感一般预后良好，应该达到治愈目的，对于老年体弱，尤其伴有并发症的患者，在治疗原发病的同时应积极防治并发症，最大限度地减少病死率。

三、常规治疗方案

1. 一般治疗　早期发现、早期隔离患者是最重要的措施。呼吸道隔离1周至主要症状消失。宜卧床休息，多饮水，给予易消化的流质或半流质饮食，保持鼻咽和口腔卫生，补充维生素C、维生素B$_1$等，预防并发症。

2. 对症治疗　主要用解热镇痛药及防止继发细菌感染等，但不宜使用含有阿司匹林的退热药物。尤其是年龄<16岁的患者。高热、食欲不佳、呕吐者应予静脉补液。

3. 病因治疗　发病初1~2d及时进行抗病毒治疗是流感病因治疗的关键措施，一旦错过有效时机，不应再使用抗病毒药物，非但无效，反而会增加病毒对药物的耐药率。目前抗病毒药物有两类，即离子通道M$_2$阻滞剂和神经氨酸酶抑制剂。前者对甲型流感病毒有效，治疗患者中约30%可分离到耐药毒株；而后者对甲、乙型流感病毒均有很好作用，且耐药发生率低。

（1）离子通道M$_2$阻滞剂：甲型流感可在病程第1~2d用金刚烷胺（amantadine），成人100 mg/次，2次/天，儿童每日4~5 mg/kg，分3次口服，疗程5~7d。金刚烷胺可引起中枢神经系统和胃肠道不良反应。中枢神经系统不良反应有神经质、焦虑、注意力不集中和轻微头痛等，前者较后者发生率高；胃肠道反应主要表现为恶心、呕吐，一般较轻，停药后大多可迅速消失。

（2）神经氨酸酶抑制剂：目前有两个品种，即奥司他韦（oseltamivir，商品名达菲）和扎那米韦（zanarmvir）。我国目前只有奥司他韦被批准临床使用。成人75 mg/次，儿童30~75 mg/次，2次/d，连服5d，应在症状出现2d内开始用药。1岁以下儿童不推荐使用。不良反应少，一般为恶心、呕吐等消化道症状，也有腹痛、头痛、头晕、失眠、咳嗽、乏力等不良反应的报道。

4. 继发细菌感染的治疗　根据细菌培养和药敏试验结果，选择敏感的抗菌药物治疗。

5. 中医学治疗流感的方法　中医学上有句话："正气存内，邪不可干"，认为若身体强健，便不受外邪（病毒）干扰。但这个理论不适用于流感。流感病毒感染后发病率高达95%，是一种基本无视免疫力的病毒性疾病。中医学常使用的感冒药物如板蓝根和小柴胡等，均不具备对抗病毒（而不是细菌）的功能。

四、并发症

流感并发症多为并发细菌感染所致，主要包括细菌性咽炎、鼻窦炎、气管炎、支气管炎、肺炎等，另外，还可发生流感雷耶综合征、中毒性休克等。

1. 细菌性咽炎　以化脓性链球菌、葡萄球菌和肺炎链球菌为主。有严重的咽痛、吞咽痛和发热，也可以出现头痛、寒战和腹痛。咽黏膜呈火红色，上面有斑点。扁桃体上有灰黄色分泌物，同时可以看到咽后壁上的淋巴滤泡，常有明显的腭垂水肿。可以触到增大柔软的颈部结节及血白细胞计数增高。化脓性链球菌产生的红细胞毒素导致猩红热样红斑皮疹，随后脱皮。舌头发红（草莓舌）。有报道称化脓性链球菌造成的非侵袭性咽炎可能是链球菌中毒性休克综合征的原因。C族和G族链球菌感染的病例常来自食物（牛奶、鸡蛋沙拉等）的传播。

2. 鼻窦炎　以上颌窦炎最常见，筛窦炎次之，额窦炎、蝶窦炎较少见。从临床表现上不可能将病毒性鼻窦炎（VRS）与急性社区获得性细菌性鼻窦炎（acute ACABS）分开，都有喷嚏、流涕、鼻塞、面部压迫感和头痛，嗅觉可以减退。体温可达38 ℃或更高。脓性或有色鼻涕一般认为是ACABS的特征。蝶窦细菌感染的患者有严重的额、颞部或后眼眶痛，或放散到枕部区域并有第Ⅲ或第Ⅴ对脑神经的上颅骨皮区感觉减退或过敏，出现昏睡，可以出现空洞窦或皮层静脉血栓。

3. 气管炎　流感并发气管炎主要表现为：

（1）咳嗽：支气管黏膜充血、水肿或分泌物积聚于支气管腔内均可引起咳嗽。咳嗽严重程度视病情而定，一般晨间咳嗽较重，白天比较轻，晚间睡前有阵咳或排痰。

（2）咳痰：由于夜间睡眠后管腔内蓄积痰液，加以副交感神经相对兴奋，支气管分泌物增加。因此，起床后或体位变动引起刺激排痰，常以清晨排痰较多，痰液一般为白色黏液或浆液泡沫性，偶可带血，若有严重而反复咯血，提示严重的肺部疾病，如肿瘤。急性发作伴有细菌感染时，则变为黏液脓性，咳嗽和痰量亦随之增加。

（3）喘息或气急：喘息性慢支有支气管痉挛，可引起喘息，常伴有哮鸣音。早期无气急现象。反复发作数年，并发阻塞性肺气肿时，可伴有轻重程度不等的气急，先有劳动或活动后气喘，严重时动则喘甚，生活难以自理，总之，咳、痰、喘为慢支的主要症状，并按其类型、病期及有无并发症，临床可有不同表现。

4. 支气管炎　流感患者出现咳嗽通常说明已患支气管炎。流感发病第3天可有70%的患者出现咳嗽。吸入冷空气、起身或躺下时，咳嗽加剧，有时终日咳嗽，如有支气管痉挛时，可出现哮鸣和气急，甚至演变为成人发作性哮喘（adult-onset asthma）。起初无痰或痰不易咳出，1～2 d之后便有少量黏痰，随后痰量逐渐增多，由黏液样转为黏液脓性，脓性痰提示已混有细菌感染。剧烈咳嗽导致胸骨后疼痛及呕吐。体检可发现干性或湿性啰音及哮鸣音。外周血白细胞计数正常，继发性细菌感染时白细胞总数和中性粒细胞比例均升高。胸部X线检查也无异常。

5. 肺炎　流感并发肺炎者，主要表现为：①呼吸系统症状：如咳嗽、咳痰、呼吸困难及胸痛等；②全身症状：如发热、疲劳、多汗、头痛、恶心及肌肉酸痛。在老年人临床表现可不典型。支原体肺炎多见于青年人，老年人患支原体肺炎病情较重，常常需要住院治疗。革兰阴性杆菌肺炎老年人多见。X线检查可见肺部炎性浸润。

6. 雷耶综合征　为甲型和乙型流感的肝脏、中枢神经系统并发症。主要发生于2～16岁患者，成人罕见。因与流感有关，故有时可呈暴发流行。雷耶综合征的临床表现为：在流感高热消退数日后，出现恶心、呕吐，继而出现嗜睡昏迷、惊厥等神经系统症状，脑脊液压力升高，细胞数正常，脑脊液中可检出流感病毒RNA；肝脏肿大，无黄疸，肝功能轻度损害、血氨升高。病例基础为脑水肿和缺氧性神经细胞退行性病变，肝细胞脂肪变性。雷耶综合征病因不明，目前认为可能与服用阿司匹林有关。

7. 其他并发症　少数患者可能发生肌炎，儿童多见，表现为腓肠肌和比目鱼肌的疼痛和压痛，可发生下肢抽搐，严重者影响行走。乙型流感病毒较甲型更易发生这一并发症。血清肌酸激酶可短暂升高，3～4 d后可完全康复。极少数患者可出现肌红蛋白尿和肾衰竭，也有出现心肌损害者，表现为心电图异常、心律失常、心肌酶升高等，还可有心包炎。

五、预防

1. 做好疫情监测　各国国内要加强疫情观察和病毒的分离鉴定。各基层卫生单位发现门诊上呼吸道感染患者数连续上升 3 d 或一户发现多例患者时，应立即报告防疫站及时进行调查和病毒分离。全球流感监测的基本目的是掌握各国流感流行情况及病毒亚型的分布情况；从新暴发流行中分离病毒并提供疫苗生产。世界卫生组织总部每周公布流感的部分疫情，每年 2 月提出下一年度流感疫苗毒株选择的建议。

2. 隔离患者　阻断传播途径。流感患者就地隔离，及时治疗，患者用具严格消毒。公共场所应加强通风和空气消毒，必要时停止一切大型集会和文娱活动。

3. 疫苗　如下所述。

（1）灭活疫苗：适用于老年人，婴幼儿，孕妇，慢性心、肺疾病、免疫功能低下及长期服用水杨酸类药物者。基础免疫应接种两次，每次 1 mL，儿童每次 0.5 mL，于秋冬皮下注射，间隔 6～8 周。每年应加强免疫 1 次。保护率可达 80%。不良反应小。

（2）减毒活疫苗：适用于健康人。青少年及医务人员、保育员、交通运输人员等易传播人群是优先接种的对象。保护率与灭活疫苗相似。鼻腔内喷雾，每侧 0.25 mL，可出现轻度发热和轻度上呼吸道感染症状。

目前，各国正尝试应用基因工程技术防治流感。日本制备了与流感病毒 RNA 相对应的人工 RNA，把它包裹在类似细胞膜的脂质膜胶囊中，注射到患者体内。脂质膜胶囊一接触到感染了流感病毒的人体细胞，就将人工 RNA 释放出去，并与病毒 RNA 结合，使它不能很快与人体细胞中的遗传物质结合，从而延缓了病毒的增殖过程。

4. 药物预防　如下所述。

（1）M_2 受体阻滞剂：金刚烷胺和金刚乙胺可抑制流感病毒进入呼吸道上皮细胞，每日 0.2 g，分 2 次口服，连用 7～10 d 可减少流感发病率。不良反应有兴奋、眩晕、共济失调、幻觉等，但发生率低，停药后消失。动脉硬化症患者、有中枢神经系统疾病者慎用。孕妇、哺乳妇女及癫痫患者禁用。流感病毒对此类药物极易产生耐药性。

（2）神经氨酸酶抑制剂：盐酸奥司他韦，75 mg，2 次/d，持续服用超过 6 周以避过流感传播期；另外，扎那米韦在发病前鼻内给药，预防感染的有效率达 82%，可在流行期间试用于健康人群。

六、预后

典型和轻型流感一般预后良好，但对于老年体弱的患者，尤其是有并发症者，仍有可能导致严重后果，应予以重视。老年人如发生肺炎型流感或继发细菌感染，容易并发呼吸衰竭和心力衰竭而死亡。中毒型流感症状严重，病死率高。罕见的暴发性出血性流感、急性肺水肿和雷耶综合征是流感死亡的主要原因。

（刘文萍）

第六节　水痘

水痘（varicella，chicken pox）是由水痘-带状疱疹病毒（VZV）所引起的急性传染病，以较轻的全身症状和皮肤黏膜上分批出现的斑疹、丘疹、水疱和结痂为特征，本病90%以上发生于10岁以下儿童。热带、亚热带国家成年人患本病的概率较高于气候温和国家。

一、病原学

水痘-带状疱疹病毒属疱疹病毒，为双链的脱氧核糖核酸病毒。该病毒在外界环境中生活力很弱，不耐酸和热，能被乙醚灭活。该病毒在感染的细胞核内增殖，且仅对人有传染性，存在于患者疱疹的疱浆、血液和口腔分泌物中，传染性强，接种于人胚羊膜等组织培养，可产生特异性细胞病变，在细胞核内有嗜酸性包涵体形成。

二、流行病学

1. 传染源　患者是唯一的传染源，自发病前1~2 d至皮疹干燥结痂为止，均有传染性。易患者在室内环境持续暴露于水痘后，几乎均可受感染。故水痘常常在幼托机构、小学或者其他儿童集中场所形成流行。同时水痘也是儿科诊室发生医院感染的重要疾病之一。发病者在接触水痘后10~20 d出现症状。水痘传染性极强，而带状疱疹患者传染性相对较小。

2. 传播途径　主要通过空气飞沫传播，直接接触水痘疱疹液或其污染的用具也可传播。此外，处于潜伏期的供血者可通过输血传播，孕妇在分娩前4 d患水痘可传染给胎儿。

3. 易患性　任何年龄均可感染，婴幼儿和学龄前儿童发病较多，6个月以下的婴儿较少见，但新生儿亦可患病。孕妇患水痘时，胎儿可被感染甚至形成先天性水痘综合征。偶见成人患者。一次患病后，可获得持久免疫，再次得病者极少。

4. 流行季节　本病全年均可发生，以冬、春两季较多，流行的高峰在3月份。

三、发病机制

病毒增殖发生于病毒感染后2~4 d的上呼吸道淋巴结管部位，随后在病毒感染的4~6 d初次发生病毒血症；第2轮的病毒复制发生于机体的内脏器官，尤其在肝脏和脾脏，随后在病毒感染的14~16 d再次发生病毒血症。这第2轮病毒血症的典型表现为病毒播散入毛细管内皮细胞及上皮。VZV感染生发层的细胞，引起胞内和胞间水肿，从而导致出现典型的小水疱。病毒糖蛋白共分5类（gPⅠ、gPⅡ、gPⅢ、gPⅣ和gPⅤ），其中gPⅠ、gPⅡ和gPⅢ抗体具有中和病毒作用。近年对其血清型亚型及其糖蛋白Ⅰ、Ⅱ、Ⅲ抗体有进一步的研究，有助于了解其免疫作用。

四、临床表现

1. 潜伏期　10~24 d，一般为13~17 d。

2. 前驱期　成人于皮疹出现前1~2 d可先有发热、头痛、咽痛、四肢酸痛、恶心、呕吐、腹痛等症状。小儿则无前驱期症状，皮疹和全身症状多同时出现。

3. 发疹期　皮疹先见于躯干、头部，逐渐延及面部，最后达四肢。皮疹分布以躯干为多，面部及四肢较少，呈向心性分布。开始为粉红色针帽大的斑疹，数小时内变为丘疹，再经数小时变为水疱，从斑疹→丘疹→水疱→结痂共 4 个阶段，短者仅 6~8 h，皮疹发展快是本病特征之一。水疱稍呈椭圆形，2~5 mm 大小，水疱基部有一圈红晕，疱疹之间皮肤正常，当水疱开始干时红晕亦消退，皮疹往往很痒。水疱初呈清澈水珠状，以后稍浑浊，疱疹壁较薄易破。水痘皮损表浅，按之无坚实感，数日后从水疱中心开始干结，最后成痂，经 1~2 周脱落。无继发感染者痂脱后不留瘢痕，痂才脱落时留有浅粉色凹陷，而后成为白色。因皮疹分批出现，放在病程中可见各种皮疹同时存在。口腔、咽部或外阴等也常见黏膜疹，早期为红色小丘疹，迅速变为水疱，随之破裂成小溃疡。有时眼结膜、喉部亦有同样皮疹。以上为典型水痘，皮疹不多，全身症状亦轻。重者皮疹密布全身甚至累及内脏（如肺部），全身症状亦重，热度高，热程长。成人水痘常属重型。

4. 不典型水痘　少见，可有以下类型。

（1）出血性、进行性（病程长达 2 周以上）和播散性水痘：主要见于应用糖皮质激素或其他免疫抑制药物治疗的患者，疱疹内有血性渗出，或正常皮肤上有瘀点、瘀斑。

（2）先天性水痘综合征和新生儿水痘：如母亲于产前 4 d 以内患水痘，新生儿出生后 5~10 d 时发病者，易形成播散性水痘，甚至因此引起死亡。先天性水痘综合征表现为出生体重低、瘢痕性皮肤病变、肢体萎缩、视神经萎缩、白内障、智力低下等，易患继发性细菌性感染。

（3）大疱性水痘：疱疹融合成为大疱。皮疹处皮肤及皮下组织坏死而形成坏疽型水痘。

（4）原发性水痘性肺炎：患者多系成年人，原发性水痘性肺炎出现于病程第 1~6 d，病情轻重不一，轻者无明显症状；重者可有高热、咳嗽、胸痛、咯血、呼吸困难及发绀等。胸部体征不明显，或者有少量干、湿啰音及哮鸣音，X 线胸片可见双肺部弥漫性结节阴影，肺门及肺底处较显著。水痘肺炎的病理过程大体上与皮疹同步，常常随皮疹消退好转；也有少数重症水痘性肺炎患者临床症状消失后，X 线胸片阴影仍可持续存在 2~3 个月方能消散。

（5）水痘性脑炎：较少见，患者在出疹后 3~8 d 出现脑炎的症状，也有少数见于出疹前 2 周至出疹后 3 周。一般为 5~7 岁幼儿，男多于女。临床表现和脑脊液检查特点与其他病毒性脑炎相似。病后可有精神异常、智力迟钝及癫痫发作等后遗症。水痘脑炎病程为 1~3 周，病死率为 5%~25%。

五、实验室检查

1. 血常规　大多数正常，偶有白细胞轻度增加。

2. 病原学检查　如下所述。

（1）取新鲜疱疹内液体做电镜检查，可见到疱疹病毒颗粒。能快速和天花病毒相鉴别。

（2）病毒分离，起病 3 d 内，取疱疹内液体接种人胚羊膜组织，病毒分离阳性率较高。

（3）血清学检测，常用补体结合试验。水痘患者于出疹后 1~4 d 血清中即出现补体结合抗体，2~6 周达高峰，6~12 个月后逐渐下降。亦可用间接荧光素标记抗体法检测。

（4）PCR 方法检测鼻咽部分泌物、呼吸道上皮细胞和外周血白细胞 VZV-DNA，为敏感和快速的早期诊断手段。

六、诊断依据

依据低热、头痛等前驱症状，皮损分批出现及向心性分布，黏膜亦可受累等特点，诊断即成立。一般病例的临床症状典型，诊断多无困难。必要时可做实验室检查。

七、鉴别诊断

重症患者及并发细菌感染时，需和下列疾病鉴别。

1. 脓疱疮　好发于鼻唇周围或四肢暴露部位，初视为疱疹，继成脓疱，然后结痂，无分批出现的特点，不见于黏膜处，多无全身症状。

2. 丘疹性荨麻疹　系梭形水肿性红色丘疹，如花生米大小，中心有针尖或粟粒大小丘疱疹或水疱，触之较硬，甚痒。分布于四肢或躯干，不累及头部或口腔。

3. 带状疱疹　疱疹沿一定的神经干径路分布，不对称，不超过躯干的中线，局部有显著的灼痛。

4. 天花　天花全身反应重，始即 39~40 ℃高热，热度下降后发疹，皮损中央有明显的脐凹，皮疹呈离心分布，以头部、四肢等暴露部位为多，身体上部较下部为多，腋下及腰部皮疹稀少或者无疹，愈后遗留凹陷性瘢痕。

八、治疗

主要是对症处理，患者应隔离。患儿应早期隔离，直到全部皮疹结痂为止。与水痘接触过的儿童，应隔离观察 3 周。轻症者一般不需用药，加强护理即可。发热期应卧床休息，给予易消化的饮食和充足的水分。勤换衣被，保持皮肤清洁。

1. 全身治疗　主要是加强护理，预防继发感染和并发症的发生。发热期应卧床休息，给予足够的营养支持与水分的供应。临床以对症用药为主。热度高者可给予退热药；瘙痒较著者可口服抗组胺药物，亦可外用炉甘石洗剂止痒。水疱破溃者可涂以 2%甲紫液，有继发感染时，可外涂 1%新霉素软膏，或莫匹罗星霜，若有弥漫性脓疱病、疏松结缔组织炎或急性淋巴结炎等并发症时，则需投用广谱抗生素。重症患者，可肌内注射丙种球蛋白。一般情况下，水痘患者禁用糖皮质激素，以防止水痘泛发和加重，但对水痘所致的重症喉炎、水痘肺炎、水痘脑炎等危重型患者等，可考虑在强效抗病毒药物应用的同时，酌情适量加用。

对免疫低下的播散性水痘患者、新生儿水痘或水痘性肺炎、脑炎等严重病例，应及早采用抗病毒药物治疗。可用 Ara-A 10~15 mg/（kg·d），静脉滴注，或 ACV 5~10 mg/kg，1 次/8 h，静脉注射，疗程 7~10 d，或加用 α-干扰素，100 万~300 万 U 肌内注射，1 次/d；以抑制病毒复制，防止病毒扩散，促进皮损愈合，加速病情恢复，降低病死率。对新生儿水痘肺炎，应首选 ACV 治疗。

2. 中医中药　如下所述。

（1）银翘散加减：金银花 30 g，连翘 30 g，桔梗 18 g，薄荷 18 g，竹叶 12 g，荆芥穗 12 g，牛蒡子 18 g，大青叶 12 g，紫花地丁 12 g，生甘草 15 g。水煎服。

（2）清营汤加减：犀角（代）9 g，生地黄 15 g，苦参 9 g，竹叶心 3 g，金银花 9 g，连翘 6 g，黄连 4.5 g，丹参 6 g，麦冬 9 g，黄芩 12 g，苦参 15 g，紫花地丁 15 g。水煎服。热重者可用羚羊角粉 0.5~1 g 冲服。

（3）龙胆泻肝丸（或汤）：疗效较肯定，成人每次 9 g，3 次/d，儿童剂量酌减。

九、预防

1. 隔离　应呼吸道隔离至全部疱疹干燥结痂或出疹后 7 d 为止。在集体机构中，对接触患者的易患者应留验 3 周（可自接触后第 11 天起观察）。被患者呼吸道分泌物或皮疹内容物污染的空气、被服和用具，应利用通风、紫外线照射、曝晒、煮沸等方法消毒。

2. 被动免疫 在接触后 72 h 内用高效价水痘-带状疱疹免疫球蛋白（VZIG）5 mL 肌内注射，对水痘有预防效果。

3. 主动免疫 水痘-带状疱疹灭活疫苗和减毒活疫苗有一定的预防效果，保护力可持续 10 年以上，主要用于水痘高危易患者。

（刘文萍）

第七节 手足口病

一、概述

手足口病（hand-foot-mouth disease，HFMD）是由多种肠道病毒引起的常见的急性传染病，以婴幼儿患者为主。大多数患者症状轻微，以发热和手、足、口腔等部位的皮疹或疱疹为主要特征。少数患者可并发无菌性脑膜炎、脑炎、急性弛缓性麻痹、呼吸道感染和心肌炎等，个别重症患儿病情进展快，易发生死亡。少年儿童和成人感染后多不发病，但能够传播病毒。引起手足口病的肠道病毒包括肠病毒71 型（EV71）和 A 组柯萨奇病毒（CoxA）、埃可病毒（Echo）的某些血清型。EV71 感染引起重症病例的比例较大。肠道病毒传染性强，易引起爆发或流行。

1. 病原体简介 引起手足口病的主要为小 RNA 病毒科肠道病毒属的柯萨奇病毒（Coxasckie vlrus）A 组 16、4、5、7、9、10 型，B 组 2、5、13 型；埃可病毒（ECHO viruses）和肠病毒 71 型（EV71）。其中以 EV71 及 CoxA16 型最为常见。

EV71 是一种新的肠道病毒，可分为 A、B 两组，A 组 24 个型，B 组 6 个型。CoxA16 和 EV71 的生物学特征有许多相似之处，如对湿度、乙醚、乙醇及多种化学药物都具有一定的抵抗力，对某些实验动物及细胞均表现出致病性。CoxA16 也可发生抗原变异。有人比较了 1963—1975 年自患者中分离得到的 CoxA16 病毒株的抗原结构，大概可分为 CoxA16 原株和 CoxA16 变异株。我国 HFMD 流行的病原主要为 CoxA16 和 EV71 型。据报道 EV71 型引起 HFMD 中相当多患者有中枢系统感染，发病率在 8%～24%，其中以 1 岁以下小儿为主。

EV71 和 CoxA16 感染的临床表现难于鉴别，但是 EV71 感染与神经系统并发症和病死率有更多的联系。

HFMD 的病原体对 75% 乙醇、5% 甲酚、乙醚和去氯胆酸盐等具有抗性，对紫外线、干燥和 50 ℃敏感，各种氧化剂（高锰酸钾、含氯石灰等）、甲醛和碘酊都能灭活该类病原体。病毒在 4 ℃可存活 1 年，在 -20 ℃可长期保存，在外环境中病毒可长期存活。

2. 流行特征 如下所述。

（1）传染源：健康带毒者和轻型散发病例是流行间歇和流行期的主要传染源。

（2）传播途径：传播途径主要由飞沫经呼吸道传播或通过被污染的玩具及手经口传播。

（3）易感性：人群普遍易感，4 岁以内的小儿占 85%～95%，2 岁以内的占 80%。本病常于爆发后散发，托幼机构是本病流行的主要场所。家庭可呈散发个例，家庭爆发则为全家发病。本病每隔 2～3

年流行一次，主要是非流行期间新生儿易感者积累达到一定数量时，为新的流行提供了先决条件。成人病例很少，但应予以注意。

（4）手足口病流行无明显的地区性：在欧洲、北美洲、大洋洲及多数亚洲国家中广泛流行，我国厦门、天津、山东、安徽等十几个省市均有流行的报道。一年四季均可发病，以夏秋季多见，冬季的发病较为少见。

该病流行期间，可发生幼儿园和托儿所集体感染和家庭聚集发病现象。肠道病毒传染性强、隐性感染比例大、传播途径复杂、传播速度快，在短时间内可造成较大范围的流行，疫情控制难度大。

3. 临床特点　潜伏期3~7天，一般没有明显的前驱症状，可伴有发热、头痛、恶心、呕吐、咳嗽、流涕、咽痛和疲乏等症状；以发热和皮疹为主要临床表现：①发热：多发生在皮疹出现之前，体温在38~40℃，热型不规则，热程2~7天不等；体温高度与热程呈正比，即体温越高，热程越长，病情越重。②皮疹：均有散在皮疹，好发部位为手心、足心、口腔黏膜、肛周，少数患儿四肢及臀部也可见，躯干部极少。口腔黏膜疹出现比较早，起初为粟米样斑丘疹或水疱，周围有红晕，主要位于舌及两颊部，唇齿侧也常发生。手、足等远端部位出现斑丘疹或疱疹，斑丘疹在5天左右由红变暗，然后消退；疱疹呈圆形或椭圆形扁平突起，内有浑浊液体，长径与皮纹走向一致，大小如米粒乃至豆粒大小。能自己诉说的小儿有咽痛、下咽困难，重症病例有流涎、拒食现象，水疱破溃后形成小溃疡，疼痛异常，并因此影响哺乳或进食。③并发症：最常见的并发症是脱水。吞咽疼痛导致摄水困难是主要原因。少见而严重的并发症包括中枢神经系统、心脏、肺部病变、循环衰竭等，主要见于肠道病毒71型感染。伴有睡眠不安稳的肌阵挛是EV71感染并发中枢神经系统并发症最重要的早期指征。

（1）普通病例表现：急性起病，发热，口腔黏膜出现散在疱疹，手、足和臀部出现斑丘疹、疱疹，疱疹周围可有炎性红晕，疱内液体较少。可伴有咳嗽、流涕、厌食等症状。部分病例仅表现为皮疹或疱疹性咽峡炎，预后良好。

（2）重症病例表现：少数病例（尤其是年龄<3岁者）可出现脑膜炎、脑炎、脑脊髓炎、肺水肿、循环障碍等，病情凶险，可致死亡或留有后遗症。

（3）神经系统：精神差、嗜睡、易惊、头痛、呕吐；肢体肌阵挛、眼震、共济失调、眼球运动障碍；无力或急性弛缓性麻痹；惊厥。体检可见脑膜刺激征、腱反射减弱或消失；危重病例可表现为昏迷、脑水肿、脑疝。

（4）呼吸系统：呼吸浅促、呼吸困难或节律改变，口唇发绀，口吐白色、粉红色或血性泡沫液（痰）；肺部可闻及湿性啰音或痰鸣音。

（5）循环系统：面色苍灰、皮肤发花、四肢发凉，指（趾）发绀；出冷汗；心率增快或减慢，脉搏浅速或减弱甚至消失；血压升高或下降。

根据临床和脑电图的变化能反映主要病变部位，可将HFMD的神经系统并发症分为小脑炎型、无菌性脑膜炎型和脊髓灰质炎型3种类型，其中以无菌性脑膜炎型最常见。并发中枢系统感染者以2岁以内患儿多见，常伴有脑膜刺激症状，脑电图检查可见异常。绝大多数病后3个月内可恢复正常。并发心肌炎的患儿常并有面色苍白、呼吸困难、心率增快，心电图有缺血性改变。无并发症的患儿预后良好，一般5~7天自愈。

重症病例早期识别：具有以下特征，尤其是年龄<3岁的患者，有可能在短期内发展为危重病例，应密切观察病情变化，进行必要的辅助检查，有针对性地做好救治工作：持续高热不退；精神差、呕吐、肢体肌阵挛，肢体无力、抽搐；呼吸、心率增快；出冷汗、外周循环不良；高血压或低血压；外周

血白细胞计数明显增高；高血糖。

4. 一般实验室检查特点 周围血常规中白细胞总数一般正常或偏高，分类淋巴细胞较高，中性粒细胞较低。有中枢系统并发症时，脑脊液细胞数可增多，蛋白升高，脑电图异常。确诊需要分离病毒和恢复期患者血清中特异抗体的测定。

5. 诊断要点 根据上述临床特征，发热为首发症状，随着病情的进展出现口腔黏膜疹，手足远端斑丘疹，结合流行病学特点不难做出诊断。

病例可分为"临床诊断病例"及"确诊病例"两组。

（1）临床诊断病例：在流行季节发病，常见于学龄前儿童，婴幼儿多见。

1）普通病例：发热伴手、足、口、臀部皮疹，部分病例可无发热。

2）重症病例：出现神经系统受累、呼吸及循环功能障碍等表现，实验室检查可有外周血白细胞计数增高、脑脊液异常、血糖增高，脑电图、脑脊髓磁共振、X线胸片、超声心动图检查可有异常。

3）极少数重症病例皮疹不典型，临床诊断困难，需结合病原学或血清学检查作出诊断。若无皮疹，临床不宜诊断为手足口病。

（2）确诊病例：临床诊断病例具有下列之一者即可确诊，①肠道病毒（CoxA16、EV71等）核酸检测阳性；②分离出肠道病毒，并鉴定为EV71、CoxA16或其他可引起手足口病的肠道病毒；③急性期与恢复期血清EV71、CoxA16或其他可引起手足口病的肠道病毒和抗体有4倍以上的升高。

但在散发时，须与疱疹性口炎、水痘、口蹄疫等鉴别：①疱疹性口炎病原体为单纯性疱疹病毒，一年四季均可发病，以散在为主，疱疹见于舌、齿龈和颊黏膜，有发热和局部淋巴结肿大，一般无皮疹，偶尔在下腹部可出现疱疹；②水痘病原体为水痘病毒，疱疹可见于口腔任何部位，皮疹呈向心性分布，头皮、阴部黏膜及眼结膜均可累及；③口蹄疫由口蹄疫病毒引起，多发生于畜牧区，成人牧民多见，四季均有，口腔黏膜疹易融合成较大溃疡，手背及指、趾间有疹子，有痒痛感。不典型、散在性HFMD很难与出疹发热性疾病鉴别，须做病原学及血清检查。

二、治疗原则

本病为肠道病毒感染，目前尚无特效药物。主要为对症处理，可服用维生素B、C及清热解毒中草药或抗病毒药物，在患病期间，应加强患儿护理，做好口腔卫生，进食前后可用生理盐水或温开水漱口，食物应以流质及半流质等无刺激性食品为宜。干扰素为广谱抗病毒药，可选用。中医学认为本病感受时行疫毒而发疹，治疗时宜采用清热解毒、透疹驱邪治则。加强支持疗法，对高热、惊厥者可对症治疗，并发细菌感染者，应加用抗生素。对有脑膜炎及心肌炎表现的患儿，也应对症治疗。因本病发病急，潜伏期短，传播途径广，易引起爆发且无有效预防措施，故如发现首发病例，应立即予以隔离。对托幼机构发生病例者，进行全面消毒，包括厕所、玩具、用具、被褥及居室空气消毒，并经常通风换气保持室内空气新鲜，加强托幼机构中有关人员的传染病防治知识，防患于未然。

三、常规治疗方案

1. 一般治疗 注意隔离，避免交叉感染。适当休息，饮食清淡，做好口腔和皮肤护理。

2. 对症治疗 发热等症状采用中西医结合治疗。

3. 恢复期治疗 如下所述。

（1）避免继发呼吸道等感染。

（2）促进各脏器功能恢复。

（3）功能康复治疗或中西医结合治疗。

四、抗病毒治疗方案

1. 阿昔洛韦 阿昔洛韦是核苷类抗病毒药，是目前治疗疱疹病毒感染的首选药物。该药通过干扰 DNA 聚合酶，从而抑制病毒 DNA 的复制，起到抗病毒作用。阿昔洛韦 10 mg/（kg·d）加入 0.9%氯化钠注射液 100 mL，静注，疗程 5 天，可缩短 HFMD 患者的退热及口疱疹治疗时间。

2. 更昔洛韦 更昔洛韦又名丙氧鸟苷（GCV），是继阿昔洛韦之后新开发的一种广谱核苷类抗病毒药物，其特点是高效低毒，选择性高。该药在病毒感染的细胞内浓度高于非感染细胞的 100 倍，是治疗疱疹性疾病的良药。该药主要作用是进入被病毒感染细胞中，迅速被脱氧鸟苷激酶转化为单磷酸化合物，然后被鸟苷激酶和磷酸甘油激酶等转化为活性形式的三磷酸化合物，从而竞争性抑制脱氧鸟苷三磷酸酶与病毒 DNA 多聚酶相结合，抑制病毒 DNA 合成，阻止 DNA 链延伸，并通过三磷酸化合物在病毒感染细胞中的集聚而得到增强，但对正常细胞 DNA 的作用不强。因此，它具有较高的选择性。临床主要广泛用于巨细胞病毒、水痘病毒、单纯疱疹病毒感染，治疗肠道病毒感染性疾病报道较少。有研究使用干扰素-α、更昔洛韦及利巴韦林等 3 种抗病毒药物对照治疗小儿 HFMD，证实更昔洛韦治疗小儿 HFMD 明显优于干扰素和利巴韦林，而干扰素又优于利巴韦林。

3. 利巴韦林（病毒唑） 是一种广谱抗病毒药物，可在细胞内被腺苷激酶磷酸化，形成利巴韦林三磷酸，干扰肌酸脱氧酶活性，影响鸟苷酸合成，从而阻止 DNA 病毒复制，起到抗病毒作用。但它对病毒腺苷激酶依赖性太强，极易产生耐药性，故其临床疗效受到限制。

疾病早期（出现口腔溃疡和皮疹的 1~2 天内）使用阿昔洛韦或更昔洛韦治疗可能有效，但其治疗机制仍需进一步阐明，治疗效果仍需进一步验证。

常用治疗方法：

阿昔洛韦 10 mg/（kg·d）加入 0.9%氯化钠注射液 100 mL，静注，疗程 5 天。

或更昔洛韦 10 mg/（kg·d）加入 0.9%氯化钠注射液 100 mL，静注，疗程 5 天。

或利巴韦林 10 mg/（kg·d）加入 0.9%氯化钠注射液 100 mL，静注，疗程 5 天。

五、免疫增强剂

1. 重组人白细胞介素（rhIL-2-IL-12、IL-18） 据报道，在病毒性心肌炎急性期 IL-12、IL-18 能通过诱导干扰素 IFN 的大量产生及增强 NK 等的细胞毒作用，抑制心肌组织中的病毒复制，减轻心肌损害。有研究发现，IL-18 对感染柯萨奇 B_3 病毒的大鼠心肌细胞具有保护作用。以上有关细胞因子的研究结论尚未见试验于人类，亦未见临床治疗相关报道。

2. 丙种球蛋白（IG） 能有效地抑制炎症的发生，对 EV71 引起的中枢神经系统感染有一定的疗效。

3. 干扰素（IFN） 干扰素作为一种有效的抗病毒制剂，已广泛应用于临床。足量应用 IFN 能提高机体的细胞免疫力，达到抑制病毒、促进机体康复的目的。干扰素局部皮肤外用能够直接作用于被病毒侵袭的靶细胞，迅速控制皮疹的发展，对疱疹病毒感染具有明显的治疗效果，临床常用的是 rIFNtα-1b 软膏制剂。研究表明，rIFNtα-1b 壳聚糖涂膜剂对豚鼠皮肤疱疹病毒感染具有较好的治疗效果。Arya 尝试用 IFN-α 治疗 EV71 引起的中枢神经系统感染，结果表明，早期应用可逆转病毒对神经系统的损伤。有研究观察 154 例 HFMD 患者，应用 rIFNtα-2b 联合清热解毒中药小儿清热宁，取得明显治疗效果。干扰素-α制剂：干扰素-α-1b 或干扰素-α-2b 或干扰素-α-2a 100 万 U 4 次/天皮下注射，连用 5 天为 1 个疗程。

六、不良反应处理

1. 更昔洛韦　主要不良反应是可逆性白细胞减少，停药后 1 周可恢复正常。

2. 干扰素-α 的主要急性不良反应　发热和乏力，多数患者能够耐受，不能耐受的患者可使用退热药物，但有个别患者会出现持续性发热，易引起病儿家属的不理解和不接受，可根据病情和患者耐受程度决定是否减少剂量或停止使用。

七、并发症治疗方案

最常见的并发症是脱水，吞咽疼痛导致摄水困难是主要原因。少见而严重的并发症包括中枢神经系统、心脏、肺部病变和循环衰竭等，主要见于肠道病毒 71 型感染。

1. 神经系统受累治疗　如下所述。

（1）控制颅内高压：限制摄入量，给予甘露醇 0.5~1.0 g/（kg·次），每 4~8 小时一次，20~30 分钟静脉注射，根据病情调整给药间隔时间及剂量。必要时加用呋塞米（速尿）。

（2）静脉注射免疫球蛋白，总量 2 g/kg，分 2~5 天给予。

（3）酌情应用糖皮质激素治疗，参考剂量：甲泼尼龙 1~2 mg/（kg·d）；氢化可的松 3~5 mg/（kg·d）；地塞米松 0.2~0.5 mg/（kg·d），病情稳定后，尽早减量或停用。个别病例进展快、病情凶险可考虑加大剂量，如在 2~3 天内给予甲泼尼龙 10~20 mg/（kg·d）（单次最大剂量不超过 1 g）或地塞米松 0.5~1.0 mg/（kg·d）。

（4）其他对症治疗：降温、镇静、止惊。

（5）严密观察病情变化，密切监护。

2. 呼吸、循环衰竭治疗　如下所述。

（1）保持呼吸道通畅，吸氧。

（2）确保两条静脉通道通畅，监测呼吸、心率、血压和血氧饱和度。

（3）呼吸功能障碍时，及时行气管插管使用正压机械通气，建议呼吸机初调参数：吸入氧浓度 80%~100%，最大吸气压（PIP）20~30 cmH$_2$O，呼气末正压（PEEP）4~8 cmH$_2$O，呼吸频率 20~40 次/分，潮气量 6~8 mL/kg。根据血气、X 线胸片结果随时调整呼吸机参数。

（4）在维持血压稳定的情况下，限制液体摄入量（有条件者根据中心静脉压测定调整液量）。

（5）头肩抬高 15°~30°，保持中立位；留置胃管、导尿管。

（6）药物应用：根据血压、循环的变化可选用米力农、多巴胺和多巴酚丁胺等药物；酌情应用利尿药物治疗。

（7）保护重要脏器功能，维持内环境的稳定。

（8）监测血糖变化，严重高血糖时可应用胰岛素。

（9）抑制胃酸分泌：可应用西咪替丁、奥美拉唑等。

（10）有效抗生素防治继发肺部细菌感染。

3. 患儿病情突然加重的原因、机制、治疗和预防对策　如下所述。

（1）原因：肠道病毒 EV71 感染导致神经源性肺水肿。肠道病毒 EV71 感染导致过多的液体积蓄于肺间质和（或）肺泡内，形成间质性和（或）肺泡性肺水肿的综合征。其临床特点为严重的呼吸困难、呼吸窘迫、咳粉红色泡沫痰、咯血、呼吸循环衰竭。

（2）机制

1）患者颅内压急剧升高，脑血流灌注减少，交感神经兴奋，释放大量儿茶酚胺，使全身血管收缩，血管阻力增加，体循环血量多进入阻力更低的肺循环内，导致左心负荷过重，收缩力减弱，肺毛细血管压力增高，平衡渗透压破坏。

2）肺毛细血管及肺泡损伤。肺血容量急剧增加，肺毛细血管内皮细胞和肺泡上皮细胞受到损伤，同时体内血管活性物质大量释放，使其通透性增高，大量血浆蛋白外渗，加重肺水肿。

4. 治疗　如下所述。

（1）首先应保持呼吸道通畅，高流量吸氧，及时行气管插管或气管切开，早期应用呼吸机辅助通气。

（2）建立 2 条静脉通道，中心静脉置管，保证有效循环容量，保证脑灌注。

（3）降低颅内压，减轻脑水肿：快速交替应用甘露醇和呋塞米。200 mL/L 甘露醇 5 mL/（kg·次），4~6 小时 1 次，20~30 分钟静脉推注；呋塞米 1~2 mg/（kg·次）。

（4）静脉注射免疫球蛋白 1 g/（kg·d），连用 2 天。

（5）合理应用糖皮质激素：激素既可降低肺毛细血管通透性，减轻肺水肿，也可有效防治脑水肿，阻断肺水肿-脑水肿的恶性循环。小剂量、中疗程（7 天）：氢化可的松 3~5 mg/（kg·d），甲泼尼龙 2~3 mg/（kg·d），地塞米松 0.2~0.5 mg/（kg·d）；早期、大量、短疗程：甲泼尼龙 15~30 mg/（kg·d），1~3 天。

（6）强心剂及血管活性药物，待血压稳定后尽早使用扩血管药物改善微循环。

（7）米力农（磷酸二酯酶抑制剂）：0.25~0.50 μg/（kg·min），静脉滴注；多巴酚丁胺：3~5 μg/（kg·min），静脉滴注；多巴胺：3~5 μg/（kg·min），静脉滴注。不主张将洋地黄类药物用于急性心功能障碍者，更不宜作预防性药物。

（8）心脑赋活剂：磷酸肌酸（里尔统）：1~2 g/次，1 次/d，静脉滴注。1, 6-二磷酸果糖：150~250 mg/（kg·d），1 次/天，静脉滴注：神经节苷脂：20 mg/d，1 次/天，静脉滴注。

（9）选择性应用抑制交感神经过度兴奋药物及血管扩张剂：酚妥拉明 0.2~0.3 mg/（kg·次），静脉滴注；硝酸甘油 0.2~0.5 μg/（kg·min），静脉滴注。山莨菪碱 0.2~0.4 mg/（kg·次），静脉推注。

（10）纠正水电解质及酸碱平衡紊乱：纠正低钠、低钾、低钙、低镁，保证有效循环量。

（11）保护重要脏器功能。

5. 预防　重症手足口病所致神经源性肺水肿，发病急，病情凶险，进展迅猛，如不及时救治，可危及患儿生命。早发现、早诊断、早救治，是提高重症手足口病的救治成功率、降低病死率的关键。

八、出院后建议

患儿出院时，家长应带患儿单独搭乘交通工具，避免医源性感染。回家后，家长要听从医务人员指导，做好消毒隔离，隔离时间不少于 7 天。

九、预后和随访

手足口病病程多呈自限性，一般不需用抗生素，预后较好，但是对于 EV71 感染的重症 HFMD 病例，病情进展快，治疗困难，预后差，需早发现、早诊断、早救治，是提高重症手足口病的救治成功率、降低病死率的关键。总体来说，重症 HFMD 患儿一旦发生并发症，尤其发生急性肺水肿/肺出血，治疗效果均不理想，急性期死亡率很高，存活者后期的后遗症非常严重。因此，应当积极预防 HFMD 的流行，积极进行 HFMD 的流行病学研究，尽快开发出适合人类使用的、有效的 EV71 疫苗是预防 HFMD 的最有效方法。

（李小月）

第八节　新型冠状病毒肺炎

一、COVID-19 患者肺损伤机制

新型冠状病毒病（COVID-19）肺炎简称新冠肺炎，已成为国际关注的突发公共卫生事件。与当年的重症急性呼吸综合征（SARS）不同，新型冠状病毒的传播形式更隐蔽、传播速度更快、传染力更强。新冠病毒主要侵及肺部，COVID-19 尸体解剖显示新冠病毒主要引起深部气道和肺泡损伤为特征的炎症反应，在电镜下支气管黏膜上皮和Ⅱ型肺泡上皮细胞胞质中可见冠状病毒颗粒，免疫组化染色显示部分肺泡上皮和巨噬细胞呈新型冠状病毒阳性。COVID-19 侵及肺部发生的基本病理生理机制主要是新冠病毒与机体细胞膜上的血管紧张素转换酶 2（angiotensin con verting enzyme 2，ACE_2）结合后侵染宿主细胞，ACE_2 在人体各个组织广泛表达，在Ⅱ型肺泡上皮表达尤为丰富，所以新冠病毒感染人体后可引起以肺脏损伤为主的全身多器官损伤。新冠病毒在进入细胞后进行病毒复制、扩增、释放的同时启动机体的防御反应；病毒在肺内复制，直接破坏肺组织细胞，造成肺内局部的炎症反应，导致肺组织充血水肿，引起局部和全身的炎症反应、氧化应激、组织、细胞缺氧等；部分患者肺内诱导细胞浸润和细胞因子过度表达，产生炎性因子风暴。患者感染新冠病毒后临床表现不一，轻者可无明显临床症状，重者可发展为急性呼吸窘迫综合征（acute respiratory distress syndrome，ARDS）、脓毒症休克、难以纠正的代谢性酸中毒及多器官衰竭等，严重者导致死亡。

二、COVID-19 患者呼吸功能评估

由于新冠病毒主要侵及肺部，引起肺损伤，造成 COVID-19 患者呼吸功能下降，所以对这部分患者进行呼吸功能评估不仅可以了解患者肺损伤严重情况，还可进一步指导后续康复治疗。因此我们亟须一些评估手段来了解 COVID-19 患者呼吸功能情况。

（一）呼吸功能评估项目

评估项目应针对患者存在的功能障碍进行评估，项目包括但不限于：①呼吸功能评估，包括呼吸困难指数量表（常用的是 Borg 呼吸困难量表）、常规肺功能（pulmonaryfunction test，PFT）评估，主要指标：VC（肺活量）、FVC（用力肺活量）、FEVI（第 1 秒用力肺活量）、FEV1/FVC、RV（残气）、TLC（肺总量）、DLco（肺一氧化碳弥散量）、Rtot（气道阻力）等。②运动功能评估，包括 6 min 步行试验（6 minutes walking test，6MWT）、心肺运动试验（cardiopulmonary exercise test，CPET）、2 min 踏步试验及台阶试验等。③日常生活活动能力评估。④心理功能评估，主要是抑郁自评量表及焦虑自评量表等。其中，PFT 及 CPET 是目前较为重要的用来评估 COVID-19 患者呼吸功能变化的检测方法。

PFT 是检测呼吸系统疾病的重要辅助手段，可以将肺部的功能生理指标进行准确测量，检查诊断的过程相对较短，诊断准确度较高。肺功能主要用于检测呼吸道的通畅程度、肺容量的大小，对于早期检出肺损伤及气道病变，评估患者肺损伤的严重程度，评定药物或其他治疗方法的疗效，鉴别呼吸困难的原因，诊断病变部位、评估后期患者肺康复治疗有重要的临床价值。

CPET 是一种客观评价循环、呼吸功能和运动耐力的无创性检测方法，综合应用呼吸气体实时监测分析技术、电子计算机和活动平板或功率踏车技术，实时检测在不同负荷下机体摄氧量（VO_2）和二氧化碳排出量（VCO_2）的动态变化，从而客观、定量、全面地评价循环、呼吸功能和运动耐力。心肺运动试验不同于肺功能，它不但可以动态观察患者呼吸功能储备，还可以研究循环系统的储备功能。是目前世界上应用较为普遍的综合评价机体心肺功能的检查手段。因此国外已将 CPET 检测技术应用于疾病的早期诊断、临床治疗的疗效、评估呼吸、循环系统和心肺康复方案制订等领域。

然而，PFT 和 CPET 操作具有一定特殊性，过程中均存在一定的感染风险。需要采集患者呼出气体的容积和流量。操作过程中患者可能会出现咳嗽、咳痰、打喷嚏、牙龈出血、口腔开放性损伤，可能会发生血液、体液或分泌物等喷溅。尤其在患者用力呼气过程中，产生较大呼气流量会使污染物雾化到空气中，如果检测者是潜在 COVID-19 患者，会使病原体通过直接接触或气溶胶传播，发生医-患或者患-患之间的交叉感染。

因此，针对新冠肺炎患者进行呼吸功能评估虽然至关重要，但如何在呼吸功能评估过程中严格做好防控消毒措施，防止疾病的进一步传播扩散是我们必须攻克和解决的关键性问题。迫切需要我们严格做好受试者和检查室的准备、检测人员的防护、仪器的清洗和消毒等措施。

（二）疑似或者确诊 COVID-19 患者的呼吸功能评估

这部分患者传染性很强，必须在具备负压条件的检查区域才能进行肺功能测定。我们推荐针对该类人群采用一人专用的简易肺功能仪来进行检测。简易肺功能仪专人使用，配备在 COVID-19 患者身边，通过视频等方法对其讲解使用方法，患者在负压病房或者其他隔离处即可自行完成检测，同时通过物联网技术和医疗信息技术，由患者把肺功能数据从检查仪器终端上传至肺功能医师工作终端，再由肺功能医师进行线上报告审核与电子签名，然后传输至医院信息化管理系统，实现肺功能报告无纸化电子档案管理，杜绝 COVID-19 传播风险。

部分简易肺功能仪采用"高灵敏度压差传感检测部件+呼吸过滤装置"整体抛弃式使用方案，可有效克服医-患、患-患交叉感染的潜在风险。检测通气咬嘴套件是可以全面杜绝交叉感染的，采用双重空气隔离技术，能保证受试者呼出的气体停留在取压孔柱而短时间内不会与传感器部分的空气进行分子交换，达到隔离的作用。虽然简易肺功能仪独特的双重隔离专利技术能最大限度地减少感染风险，疫情期间仍建议一台测试仪一人使用，并且在测试后对仪器整体可采用酒精棉片擦拭消毒，减少和避免仪器手柄等空气暴露部分的潜在细菌病菌污染。

简易肺功能仪的优势就是简易便携，随时随地可以监测肺功能，且监测数据可通过系统云端大数据共享，根据医疗机构需求，统计检查结果及日常数据管理；医院可远端实时了解检查情况，同质化检查报告、相关量表化数据和曲线图形、质控信息等支持多中心联合筛查及分级诊疗模式。简易肺功能仪主要监测的指标包括用力 FVC、FEV1、FEV1/FVC 等，可以用来动态监测 COVID-19 患者肺功能，从而来评估疑似或确诊 COVID-19 患者的呼吸功能，便于出院后的制订康复方案及后续随访观察。

（三）COVID-19 治愈患者的呼吸功能评估

大量 COVID-19 患者已得到及时有效的诊治，治愈后出院，这些患者肺脏损伤严重程度不一，评估这部分人群的呼吸功能、通气有效性及运动耐力有非常重要的临床价值。

这部分患者是根据国家卫健委颁布的新型冠状病毒感染的肺炎诊疗方案第 7 版诊疗方案确诊的 CO-VID-19 患者，并已经治愈，治愈标准：体温恢复正常 3 d 以上；呼吸道症状明显好转；肺部影像学显示急性渗出性病变明显改善；连续 2 次痰、鼻咽拭子等呼吸道标本核酸检测阴性（采样时间至少间隔 24 h）。并在出院 1 个月后进行复测，连续 2 次痰、鼻咽拭子等呼吸道标本核酸检测阴性（采样时间至少间隔 24 h）。

虽然这些患者已经达到临床治愈，但无法完全排除其复阳的可能。因此在对这类人群进行肺功能检查时仍要严格做好操作人员的防护、仪器的清洗和消毒、检查室的消毒等措施。建议这类患者在肺功能检测前需提供 1 周内 2 次核酸检测阴性的报告。

对治愈患者进行肺功能检查时应注意以下几点要求：

1. 操作人员在接诊过程要求受试者全程佩戴口罩，执行二级防护措施，做好个人防护。正确穿戴和脱摘用来防护的一次性乳胶检查手套、帽子和医用防护口罩，佩戴护目镜和防护服或隔离衣。严格执行手卫生：肺功能人员在诊疗过程中，未发现明显污染物时可以使用速干手消毒剂。任何情况下，接触患者血液、唾液或痰液等体液后，都应该立即严格按照《医务人员手卫生规范》的要求执行手卫生。每完成 1 例受试者均应更换手套并严格执行手卫生消毒。

2. 受试者进行肺功能检测过程中，一人一个房间，测定时使用一次性咬嘴和呼吸过滤器，用后统一销毁。

3. 操作者尽量向受试者详细讲解动作要领，减少受试者的测试次数，提高效率，缩短检查时间；同时检查操作者的座位方向应与受试者相同，切勿与受试者面对面就坐，以免受试者的呼出气直接排向操作者。

4. 每完成一名患者检测后，对常规肺功能仪器的管道、流量传感头、阀门、接口及呼吸面罩等配件需进行拆卸清洗和消毒：应用中性的戊二醛消毒液充分接触和浸泡 10~20 min（流量传感头中的密封圈不能进行浸泡消毒）。对于无法进行浸泡消毒的部分及肺功能仪器主机表面、仪器手柄、操作台面等物体进行表面消毒：每完成 1 例受试者的检查操作，可使用 75% 乙醇擦拭 2 遍，作用 3 min。

5. 检查室的消毒　操作中建议使用移动式空气消毒机进行消毒；每位患者检测完毕后在无人状态下持续使用紫外线照射消毒，每次 ≥30 min。但由于某些体描仪的箱体材质是树脂玻璃，长期使用紫外线照射可能出现裂纹，因此，针对此类材质的体描仪，建议用布遮挡玻璃再进行紫外线消毒。

三、COVID-19 患者呼吸功能康复

随着我国对 COVID-19 疫情的有效管控，新发病例显著减少，大部分患者治愈出院，但是我们发现部分 COVID-19 出院患者仍存在气促、喘憋等呼吸系统症状，这也是造成他们身体功能受限的主要原因。因此对 COVID-19 出院患者进行肺功能损害评估和呼吸功能康复成为工作重点。国家卫生健康委员会也在《关于做好新型冠状病毒肺炎出院患者跟踪随访工作的通知》中提到要为重症、危重症出院患者提供肺功能损害评估。所以对 COVID-19 患者制订长期的个性化的呼吸康复方案迫在眉睫。

近年来，呼吸康复医学在临床得以广泛应用，是由一系列科学有效的健康促进方法组成，通过规范的 PFT 或者全身功能的康复评估如 CPET 后开展的个体化治疗方案。呼吸康复训练操作简单便捷（居家可以完成）、效果确切，适用人群广泛，其逐渐被医护人员和患者认可。呼吸康复主要内容包括运动训练、呼吸肌训练、教育及心理行为干预、氧疗和无创通气、营养治疗等。其中，呼吸肌和运动训练是

肺康复中最重要的组成部分，对治疗效果起到关键性作用。前文提到新冠病毒主要引起肺损伤，导致患者出现呼吸功能、运动耐力等下降。呼吸康复可以提高 COVID-19 患者心肺活动耐力，改善呼吸功能和心理状态，还有利于患者逐步地恢复参与社会活动的能力。研究表明，在疾病急性期的病情稳定阶段，呼吸康复介入越早预后越好。

依据《新型冠状病毒肺炎疫情期间康复诊疗工作综合指导意见（第 2 版）》的要求，根据康复医学的原理，对患者肺炎的相关症状、心肺活动耐力、体能和日常生活活动进行简要的评估，个体化制订了康复诊疗规范，以改善不同病情阶段患者的整体功能，促进生活质量的全面提高。

（一）出院患者的界定

符合《新型冠状病毒感染的肺炎诊疗方案（试行第 7 版》的疑似病例/确诊病例的诊断标准，经治愈出院的患者。

（二）出院患者的呼吸康复目标、措施及评估

1. 呼吸康复目标　旨在改善肺功能、减轻患者的呼吸困难、乏力等症状、提高运动耐力及生活质量、改善患者心理障碍及社会适应能力等。

2. 呼吸康复措施

（1）呼吸训练：包括以下三方面。

1）呼吸模式训练：包括体位管理、调整呼吸节奏及呼吸模式、胸廓活动度训练、调动呼吸肌群参与等技术。具体包括①缩唇呼吸：嘱患者用鼻子缓慢吸气，呼气时嘴型像吹蜡烛或者气球一样，缓慢呼气延长时间。5~10 次/分钟，3~5 min 为一组，3~5 组/天。②体位管理主要是改善呼吸困难的姿势：当出现气促时，身体保持半前倾姿势，同时配合缩唇呼吸调整呼吸频率。③胸廓活动度训练主要通过胸廓扩张训练：不论患者处坐位、半卧位还是站立位均可完成此训练，嘱患者将双手置于胸部，吸气时用胸廓将双手推开，可在相应区域给予轻微的阻力以增强抗阻意识，视自身情况憋气几秒钟，再将气体缓慢呼出。5~10 次/分钟，3~5 min 为一组，3~5 组/天。

2）吸气肌训练：采用初始负荷为最大吸气压的 30%，5 次吸气为一组，2 次吸气时间间隔大于 6 s，每日训练做 6 组，每组中间休息 1 min。

3）排痰训练：咳痰困难的患者，可应用主动循环呼吸技术首先，嘱患者平静状态下进行腹式呼吸，鼻吸气，口呼气，此阶段可重复多次，以达到呼吸稳定的状态；其次，嘱患者吸气，屏气 3 s，再吸气，再屏气 3 s，直到达到最大吸气量；再次，经口呼出，此阶段可做 2~3 次；最后，嘱患者呵气 1~2 次进行排痰。如排痰过程中出现不适，应停止，并休息，必要时及时就医。

（2）运动训练

1）有氧运动：有氧运动是一项个性化的训练项目，建议包括运动频率（frequency）、运动强度（intensity）、运动时间（time）和运动类型（type）4 个要素，即 FITT 原则。出院患者可在家进行有氧运动，遵循的原则是循序渐进，由低强度到中等强度逐步进阶。运动频率为 1 周 3~5 次，运动时间以 10~30 min 为宜。

CPET 是评定有氧运动强度的有效方法，达到最大耗氧量（VO$_2$ max）20%~40% 的运动量为低强度，60%~80% 的运动量为高强度。在运动过程中，患者应用 Borg 呼吸困难评分表进行自评，并监测血氧饱和度，血氧饱和度低于 90% 时应及时停止训练。在此过程中如遇喘憋、乏力、心悸、站立不稳等不适应，应及时停止训练活动进行休息，必要时及时就医。

2）力量训练：力量训练有助于增强患者的肌肉力量，减轻呼吸困难等症状，提高日常生活活动能力。力量训练推荐使用渐进性的抗阻训练法，初期可采用徒手力量训练的方式，再循序渐进到轻重量。每个目标肌群的训练频率是每周 2~3 次，每次 1~3 组。

3）平衡训练：此项训练主要针对合并平衡功能障碍的患者，应予以平衡训练，可在专业康复治疗师指导下的徒手平衡训练、平衡训练仪等。

（3）日常生活活动干预：主要在出院 1 个月后进行。对于新冠肺炎患者建议出院 4 周后需要关注社会参与度等较高级别日常活动能力，建议采用工具性日常活动能力（购物、外出活动、食物烹调、家务活动、洗衣服、服用药物等）进行评定，并采取针对性治疗。需综合考虑患者在完成这些活动时的心理及躯体功能能力，可以通过模拟现实场景进行训练，发现患者参与日常生活的障碍点，在专业人员指导下进行针对性的干预。

（4）心理康复：此外心理建设也是新冠肺炎患者康复的重要组成部分，可在心理咨询师参与下进行康复辅助，主要解决的心理问题主要包括情绪问题、认知问题、人际问题及睡眠问题等。

（5）营养支持：对于重症、长期卧床、合并多种基础疾病的患者，应特别注意营养不良风险，一旦发现营养不良问题，及时请营养专家进行营养学评估，并且遵照营养专家的建议调整膳食方案。

目前随着治愈出院人数逐渐增加，新冠肺炎疫情防控工作已经进入一个新阶段。临床上主要以救治为主，而患者出院后逐步转向以功能康复为主，康复治疗将进一步发挥重要作用。因此对患者进行针对性的康复医学评估，制定科学、可行的规范化治疗方案，以更好地促进患者全面恢复身心功能、生活质量和社会参与能力至关重要。

（李小月）

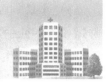

第八章　寄生虫感染

第一节　钩虫病

钩虫病（ancylostomiasis，hookworm disease）是由十二指肠钩虫和（或）美洲钩虫寄生人体小肠所致的疾病，俗称"黄种病""懒黄病"。钩虫感染轻症患者可无症状，严重贫血者可致心功能不全，儿童发育营养不良等。临床常见表现为贫血、营养不良、胃肠功能失调，劳动力下降。

一、病原学

寄生于人体的钩虫主要有十二指肠钩口线虫（Ancytostoma duodenale，简称十二指肠钩虫）和美洲板口线虫（Necator americanus，简称美洲钩虫），雌虫较粗长，雄虫细短，尾部有交合伞。成熟十二指肠钩虫雌虫每天产卵 10 000 个至 30 000 个；美洲钩虫 5 000 个至 10 000 个。两者虫卵相似，呈椭圆形，无色透明，卵壳薄，内含 2~8 个细胞。虫卵随粪便排出，在温暖、潮湿、疏松土壤中，24~48 小时内发育为杆状蚴。杆状蚴经 5~7 天发育为丝状蚴，活动力强，可生存数周。当接触人体皮肤或黏膜时，丝状蚴侵入人体，从微血管随血流经右心至肺，穿破肺微血管进入肺泡，沿支气管上行至咽部，随吞咽活动经食管进入小肠。在小肠内形成口囊，再经 3~4 周发育为成虫，附着于肠黏膜，寄生在小肠上段。自幼虫侵入皮肤至成虫成熟产卵的时间一般为 4~7 周。钩虫成虫寿命可长达 5~7 年，但大多数成虫在 1~2 年内排出体外。

二、流行病学

钩虫感染遍及全球，约有 10 亿人以上有钩虫感染，尤以热带和亚热带地区最普遍，农村感染率明显高于城市，感染高度流行区感染率在 80% 以上，一般感染率为 5%~30%。国内除黑龙江、青海、西藏、新疆、内蒙古等省（区）外，其他地区均有不同程度流行，尤以四川、浙江、湖南、福建、广西、广东等较重。

（一）传染源

主要是钩虫感染者与钩虫病患者。钩虫病患者粪便排出的虫卵数量多，其作为传染源的意义更大。

（二）传播途径

农村钩虫感染主要经皮肤感染，未经无害化处理的新鲜粪便施肥，污染土壤和农作物，成为重要的感染场所，是引起传播的重要因素。人体感染主要是钩蚴经皮肤而感染，亦可生食含钩蚴的蔬菜、黄瓜等经口腔黏膜侵入体内。住宅附近地面被钩蚴污染，是儿童感染的主要途径。

（三）人群易感性

任何年龄与性别均可感染，尤其是与土壤、粪便等接触机会多的农民感染率高，感染者大多数为菜农、桑民、茶农、棉农、矿工和砖瓦厂工人。儿童较少，男性高于女性，而且可重复感染。

三、发病机制

（一）皮肤损害

由钩虫幼虫引起皮炎，丝状蚴侵入皮肤后数分钟至 1 小时，局部皮肤出现红色丘疹，1~2 天出现充血、水肿以及细胞浸润的炎症反应。感染后 24 小时，大多数幼虫仍滞留在真皮层及皮下组织内，然后经淋巴管或微血管到达肺部。

（二）肺部病变

当钩虫幼虫穿过肺微血管到达肺泡时，可引起肺间质和肺泡点状出血和炎症。感染严重者可产生支气管肺炎。当幼虫沿支气管向上移行至咽部，引起支气管炎与哮喘。

（三）小肠病变

钩虫口囊咬附在小肠黏膜绒毛上皮，以摄取黏膜上皮与血液为食，且不断更换吸附部位，并分泌抗凝血物质，引起黏膜伤口持续渗血，渗血量远较钩虫吸血量为多。并在小肠黏膜上产生散在的点状或斑点状出血。严重者黏膜下层可出现大片出血性瘀斑，甚至引起消化道大出血。慢性失血是钩虫病贫血的主要原因。贫血程度取决于钩虫虫种、负荷虫数、感染期，并与饮食中的铁含量，体内铁贮存量有关。长期小量失血可消耗体内铁质贮存，产生低色素性小红细胞贫血。

长期严重缺铁性贫血可引起心肌脂肪变性、心脏扩大、长骨骨髓显著增生、脾骨髓化、指甲扁平、反甲、毛发干燥脱落和食管与胃黏膜萎缩等病理变化。儿童严重感染可引起生长发育障碍。

四、临床表现

轻度感染大多数无临床症状，感染较重者可出现轻重不一的临床表现。

（一）幼虫引起的临床表现

主要是钩蚴性皮炎和咳嗽、咳痰等呼吸道症状。皮炎多发生于手指和足趾间、足缘、下肢皮肤或臀部，产生红色点状疱丘疹，奇痒。钩虫所致皮炎俗称"粪毒""粪疙瘩"或"地痒疹"等。一般 3~4 天后炎症消退，7~10 天后皮损自行愈合。重复感染又可发生钩蚴皮炎，若皮肤被抓破，可继发细菌感染、形成脓疱。

感染后 1 周左右，由于大量钩蚴移行至肺部，患者可出现咳嗽、咳痰、咽部发痒等症状，尤以夜间为甚。重者痰中带血，伴有阵发性哮喘、声音嘶哑等症状与低热，持续数周。肺部检查可闻及干啰音或哮鸣音。X 线检查显示肺纹增粗或点片状浸润阴影，数天后自行消退。

（二）成虫所致的临床表现

主要包括慢性失血所致的贫血症状和肠黏膜损伤引起的多种消化道症状，少数患者出现上消化道出血，极个别患者出现精神症状。

大多数患者于感染后 1~2 个月出现上腹隐痛或不适，食欲减退、消化不良、腹泻、消瘦、乏力等。

重度感染者常有异嗜癖，如食生米、泥土等。偶有发生消化道出血者，表现为持续黑便，常被误诊为十二指肠溃疡出血。贫血是钩虫病的主要症状。重度感染后3~5个月后逐渐出现进行性贫血，表现为头昏、眼花、耳鸣、乏力，劳动后心悸与气促。患者脸色蜡黄，表情淡漠。心前区收缩期杂音，血压偏低，脉压增大，心脏扩大，甚至出现心力衰竭。重症贫血伴低蛋白血症者，常有下肢水肿，甚至出现腹腔积液与全身水肿。

孕妇钩虫病易并发妊娠高血压综合征。在妊娠期由于需铁量增加，钩虫感染更易发生缺铁性贫血，引起流产、早产或死胎，新生儿病死率增高。

五、实验室检查

（一）血常规

常有不同程度贫血，属低色素性小细胞贫血，血清铁浓度显著降低，一般在 9 μmol/L 以下。网织红细胞数正常或轻度增高，白细胞数大多正常，嗜酸性粒细胞数略增多，严重贫血患者嗜酸性粒细胞数常不增多。

（二）骨髓象

显示造血旺盛现象，但红细胞发育受阻于幼红细胞阶段，中幼红细胞显著增多。骨髓游离含铁血黄素与铁粒细胞减少或消失，当骨髓内贮铁耗尽，血清铁显著降低时，才出现周围血中血红蛋白明显减少。

（三）粪便检查

粪便隐血试验可呈阳性反应。

1. 直接涂片和饱和盐水漂浮法　可查见钩虫卵，因钩虫卵的比重（1.056~1.000）较饱和盐水（1.20）低，漂浮法可提高检出率。但需与东方毛圆线虫卵鉴别。后者较长而大，卵内细胞数远较钩虫卵（2~8 个）为多。

2。虫卵计数　用 Stoll 稀释虫卵计数法和改良加藤（Kato-Katz）法测定钩虫感染度，以每克粪虫卵数表示（EPG）。EPG<3 000 为轻度感染，3 001~10 000 为中度感染；>10 000 为重度感染。

3. 钩蚴培养法　采用滤纸条试管法，将定量的粪便涂在滤纸上，然后置于含水试管中培养（20~30 ℃，3~5 天），对孵出丝状蚴进行虫种鉴别和计数，此方法耗时较长，不能用于快速诊断，现在很少应用。

4. 掏虫法　主要用于新药驱虫的疗效考核。方法在驱虫治疗后收集 24~48 小时内全部粪便，用水冲洗掏虫并按虫种计数。

（四）胃、肠镜、胶囊内镜等物理检查

胃、肠镜检查时在十二指肠、盲肠等有时可见活的虫体。呈细长线条状，长度约 1.0~1.5 cm，粗约 0.05~0.1 cm，鲜红色、暗红色或咖啡色半透明，蛇样盘曲，蚯蚓样蠕动，一端吸咬于肠黏膜，呈 C 形弯曲，游离部分可见蠕动。胃肠道钡餐 X 线检查有时可见十二指肠下段和空肠上段黏膜纹理紊乱、增厚、蠕动增加，被激惹而呈节段性收缩现象等。

六、诊断与鉴别诊断

在流行区有赤足下田和"粪毒"史以及贫血等临床表现，应怀疑钩虫病。通过粪便检查有钩虫卵

者即可确诊。

钩虫患者有上腹隐痛，尤其有黑便时应与十二指肠溃疡、慢性胃炎等相鉴别，胃肠钡餐与胃镜检查有助于鉴别诊断。钩虫病贫血需与其他原因引起的贫血相鉴别，如妊娠期因生理性铁质需要增加而摄入不足以及其他原因胃肠道慢性失血所致的贫血等。凡是失血程度与粪便虫卵不相称时，应寻找其他原因。

七、治疗

包括病原学治疗与对症治疗。

（一）钩蚴皮炎

在感染后24小时内局部皮肤可用左旋咪唑涂肤剂（左旋咪唑750 mg，硼酸1.3 g，薄荷1.3 g加50%酒精溶液至100 mL）或15%阿苯达唑软膏1天2~3次，重者连续2天。皮炎广泛者口服阿苯达唑，每天10~15 mg/kg，分2次口服，连续3天，有止痒、消炎及杀死皮内钩虫幼虫的作用，也可阻止或预防呼吸道症状的发生。

（二）驱虫治疗

目前国内外广泛使用的阿苯达唑（albendazole）和甲苯达唑（mebendazole），均能广谱驱肠道线虫，其机制是选择性和不可逆性抑制其摄取葡萄糖的作用，使虫体糖原耗竭和抑制延胡索酸脱氢酶，阻碍三磷酸腺苷产生，导致虫体死亡，具有杀死成虫和虫卵的作用。但其驱虫作用缓慢，于治疗后3~4天才排出钩虫。

阿苯达唑剂量为400 mg，每天1次，连服2~3天。甲苯达唑为200 mg，每天1次，连续3天，2岁以上儿童与成人剂量相同，1~2岁儿童剂量减半。感染较重者需多次反复治疗。药物不良反应轻而短暂，仅少数患者有头昏、腹痛、恶心等。

复方甲苯达唑（每片含甲苯达唑100 mg，盐酸左旋咪唑25 mg），成人每天2片，连服2天。4岁以下儿童的剂量减半。孕妇忌用。治后15天复查，钩虫卵阴转率93%。

复方阿苯达唑（每片含阿苯达唑67 mg，噻嘧啶250 mg）。成人和7岁以上儿童2片，顿服，治疗后2周复查钩虫卵阴转率69.91%。十二指肠钩虫77.14%，美洲钩虫为68.29%。

（三）对症治疗

补充铁剂，改善贫血。贫血一般在治疗2个月左右得以纠正。血常规恢复正常后，再继续服用小剂量铁剂2~3个月。孕妇和婴幼儿钩虫病贫血严重，给予小量输血，滴速要慢，以免发生心力衰竭与肺水肿。严重贫血者应予高蛋白和维生素等营养丰富的饮食。

八、预防

1. 管理传染源　根据感染率高低，采取普遍治疗或选择性人群重点治疗，如对中小学学生，用复方甲苯达唑或阿苯达唑每年进行驱虫，效果较好，有利于阻断钩虫病的传播。

2. 切断传播途径　加强粪便管理，推广粪便无害化处理。改变施肥和耕作方法，尽量避免赤足与污染土壤密切接触，防止钩蚴侵入皮肤。不吃不卫生蔬菜，防止钩蚴经口感染。

3. 保护易感人群　重点在于宣传教育，提高对钩虫病的认识，在钩虫病感染率高的地区开展集体驱虫治疗。

（解维星）

第二节　蛔虫病

蛔虫病（ascariasis）是似蚓蛔线虫（Ascaris lumbricoides）寄生于人体小肠或其他器官所致的寄生虫病。流行广泛，儿童发病率高。临床表现依寄生或侵入部位、感染程度不同而异。仅限于肠道者称肠蛔虫病（intestinal ascariasis），多无症状，可有不同程度消化道表现。蛔虫钻入胆管、胰腺、阑尾及肝脏等脏器，或幼虫移行至肺、眼、脑及脊髓等器官，可引起相应的异位病变，并可导致严重并发症。

一、病原学

蛔虫寄生于小肠上段，活体为乳白色或粉红色。雄虫长 15~30 cm，雌虫长 20~35 cm。雌虫日产卵 13 万~30 万个，分受精卵和未受精卵。未受精卵不能发育，受精卵随粪便排出，在适宜环境发育为含杆状蚴虫卵（感染性虫卵）。幼虫在小肠孵出经第一次蜕皮后，侵入肠壁静脉，经门静脉至肝、右心、肺。在肺泡及支气管经第 2 次、第 3 次蜕皮逐渐发育成长。感染后 8~10 天向上移行随唾液或食物吞入，在空肠经第 4 次蜕皮发育为童虫，再经数周发育为成虫。整个发育过程约 10~11 周。宿主体内一般有成虫一至数十条，多者达 1 000 条以上。蛔虫寿命约 10~12 个月。

二、流行病学

（一）传染源

患者及带虫者粪便含受精卵，是主要传染源。猪、犬、鸡、猫、鼠等动物，以及苍蝇等昆虫，可携带虫卵或吞食后排出存活的虫卵，也可成为传染源。

（二）传播途径

主要是吞入感染期蛔虫卵感染。农田劳动等接触污染的泥土，经手入口或生食带活虫卵的拌鲜菜、瓜果等容易感染，亦可随灰尘飞扬吸入咽部吞下而感染。

（三）人群易感性

普遍易感。儿童地上爬行、吸吮手指等易感染。学龄期儿童感染率高。使用未无害化处理的人粪施肥的农村，人口感染率达 50%。

（四）流行情况

本病是最常见的蠕虫病，世界各地温带、亚热带及热带均有流行。发展中国家发病率高。根据WHO 专家委员会流行区分级，我国大部分农村属重度（感染率超过 60%）和中度（感染率 20%~60%）流行区。常为散发，也可发生集体感染。

三、发病机制

吞入感染期虫卵后，在小肠孵出幼虫，随血流经肺时其代谢产物和幼虫死亡可产生炎症反应。幼虫损伤毛细血管可导致出血及细胞浸润，严重感染者肺病变可融合成片，支气管黏膜嗜酸性粒细胞浸润、炎性渗出与分泌物增多，导致支气管痉挛与哮喘。成虫寄生在空肠及回肠上段，虫体可分泌消化物质附着于肠黏膜，引起上皮细胞脱落或轻度炎症。大量成虫可缠结成团引起不完全性肠梗阻。蛔虫钻孔可引起胆管、胰管、阑尾蛔虫病等，胆管蛔虫病可并发急性胰腺炎或慢性胰腺炎。蛔虫卵和蛔虫碎片可能与胆石形成有关。

四、临床表现

（一）蛔蚴移行症

短期内食入大量感染期虫卵污染的食物，蛔蚴肺移行时可有低热、咳嗽或哮喘样发作，嗜酸性粒细胞增多，痰少，偶有血丝。双肺有干啰音。胸片可见肺门阴影增粗、肺纹增多与点状、絮状浸润影。

（二）肠蛔虫病

多无症状，少数有腹痛与脐周压痛，不定时反复发作。严重感染者有食欲减退、体重下降与贫血等。蛔虫致肠梗阻者常有阵发性腹部绞痛、呕吐，停止排气、排便。蛔虫可随粪便排出。

（三）异位蛔虫病

蛔虫离开寄生部位至其他器官引起相应病变，临床表现称为异位蛔虫病。除了常见的胆管蛔虫病、胰管蛔虫病、阑尾蛔虫病以外，蛔虫还窜入脑、眼、耳鼻喉、气管、支气管、胸腔、腹腔、泌尿生殖道等。蛔虫某些分泌物作用于神经系统可引起头痛、失眠、智力发育障碍，严重时出现癫痫、脑膜刺激征或昏迷。蛔虫性脑病多见于幼儿，经驱虫治疗后病情多迅速好转。

（四）过敏反应

蛔虫代谢产物可引起宿主的肺、皮肤、结膜、肠黏膜过敏，表现为哮喘、荨麻疹、结膜炎或腹泻等。

五、实验室检查

（一）血常规

幼虫移行、异位蛔虫病及并发感染时血白细胞和嗜酸性粒细胞增多。

（二）病原学检查

粪涂片或饱和盐水漂浮法可查到虫卵。改良加藤法（Katokatz）虫卵查出率较高。超声检查及逆行胰胆管造影有助于胆、胰、阑尾蛔虫病的诊断。

（三）影像学检查

胆管蛔虫病腹部彩超可显示蛔虫位于扩张的胆总管内或见一至数条 2~5 mm 宽的双线状强回声带。胃蛔虫病 X 线钡餐检查，可见胃内有的可变性圆条状阴影。十二指肠蛔虫病 X 线检查可见弧形、环形、"弹簧形"或"8"字形影像等。CT 或 MRI 检查主要对胰管内微小蛔虫诊断有一定帮助。

六、诊断

根据流行病学史，哮喘样发作、肺部炎症、嗜酸性细胞增高、腹痛等表现，应考虑蛔虫病可能。粪便查见蛔虫卵，粪便排出或呕出蛔虫均可确诊。出现胆绞痛、胆管炎、胰腺炎时应注意异位蛔虫病的可能，超声及逆行胰胆管造影有助于诊断。蛔虫性肠梗阻者腹部有条索状肿块，影像学发现蛔虫阴影即可诊断。

七、治疗

（一）驱虫治疗

苯咪唑类药物谱广、高效、低毒，常用阿苯达唑（albendazole）治疗，用法为 400 mg，一次顿服，虫卵阴转率达 90%。严重感染者需多个疗程。治疗中偶可出现蛔虫躁动甚至发生胆管蛔虫症。广谱驱虫药伊维菌素（wermectin）每天服 100 μg/kg，连续 2 天，治愈率近 100%。

（二）异位蛔虫病及并发症的治疗

胆管蛔虫病以解痉止痛、驱虫、抗炎治疗为主；蛔虫性肠梗阻可服豆油或花生油，蛔虫团松解后再驱虫治疗，如无效应及时手术治疗。阑尾蛔虫病、急性化脓胆管炎、肝脓肿、出血性坏死性胰腺炎均需及早外科治疗。

八、预防

养成良好卫生习惯，广泛开展卫生知识宣传。做到饭前、便后洗手，不吃未洗净的蔬菜、瓜果。在学校、托幼机构实行普查普治。对粪便进行无害化处理，有利于控制蛔虫病。

（解维星）

第三节　蛲虫病

蛲虫病（enterobiasis）是由蠕形住肠线虫（Enterobius vermicularis，蛲虫）寄生于人体肠道而引起的传染病。该病分布于世界各地，估计有 2 亿多患者，患者和感染人群主要是儿童。主要症状为肛门周围和会阴部瘙痒。

一、病原学

蛲虫成虫细小，呈乳白色。雌虫长 8~13 mm，宽 0.3~0.5 mm，体直，尾部尖细；雄虫大小约是雌虫的 1/3，尾部向腹部卷曲，有一交合刺。虫卵为椭圆形，不对称，一侧扁平，一侧微凸，无色透明。在刚排出的虫卵内常有蝌蚪形胚胎，在适宜环境下发育为含幼虫的虫卵，即感染性虫卵。

蛲虫的生活史简单，无外界土壤发育阶段。成虫主要寄生于人体回盲部，头部附着在肠黏膜或刺入黏膜深层，吸取营养，并可吞食肠内容物。雄虫交配后死亡，雌虫在盲肠发育成熟后向下移动，在宿主入睡后爬出肛门产卵，每次产卵约 $1×10^4$ 个，产卵后多数雌虫死亡，少数可再回到肛门内，甚至可进入尿道、阴道等。刚排出的虫卵在宿主体温条件下，6 小时即发育为含杆状蚴的感染性虫卵，蛲虫不需中间宿主。虫卵随污染的手、食物等进入人体肠道并发育为成虫。这种自身感染是蛲虫病的特征，也是需多次治疗才能治愈的原因。虫卵亦可在肛门周围孵化，幼虫经肛门逆行进入肠内并发育为成虫，这种感染方式称为逆行感染。

蛲虫虫卵对外界环境的抵抗力较强，一般消毒剂不易将其杀死。在室内阴凉、潮湿不通风的环境中可存活 2~3 周以上。煮沸、5% 苯酚、10% 甲酚皂溶液及 10% 煤酚皂可杀灭虫卵。

二、流行病学

蛲虫病为世界性疾病，发展中国家的发病率高于经济发达的国家；温带、寒带地区感染率高于热带，尤以居住拥挤、卫生条件差的地区多见。儿童是主要的感染人群，根据流行病学调查，幼儿园儿童的感染率为40%左右，有的高达60%。

（一）传染源

人是蛲虫唯一的终宿主，患者是唯一的传染源，排出体的虫卵即具有传染性。

（二）传播途径

蛲虫主要经消化道传播。

1. 直接感染　虫卵多经手从肛门至口入而感染，为自身感染的一种类型。

2. 间接感染　虫卵经生活用品及受污染的食品而感染。

3. 通过呼吸道感染　虫卵可漂浮于空气尘埃中，从口鼻吸入而咽下感染。

4. 逆行感染　虫卵在肛门周围孵化，幼虫从肛门逆行入肠内而感染。

（三）易感人群

人对本病普遍易感，但以儿童感染率高。有家庭聚集性。

三、发病机制与病理改变

蛲虫头部可刺入肠黏膜，偶尔可深入黏膜下层，引起炎症及微小溃疡。由于蛲虫寄生期短暂，故肠黏膜病变轻微。蛲虫偶尔可穿破肠壁，侵入腹腔或阑尾，诱发急性或亚急性炎症反应。极少数女性患者可发生异位寄生，如侵入阴道、子宫、输卵管等，引起相应部位的炎症。雌虫在肛门周围爬行、产卵导致局部瘙痒，长期慢性刺激及搔抓产生局部皮肤损伤、出血和继发感染。

四、临床表现

蛲虫病的主要症状为肛门周围和会阴部瘙痒，夜间更甚。由于搔抓致局部炎症、破溃和疼痛。儿童患者常有睡眠不安、夜惊、磨牙等表现，有时有食欲缺乏、腹痛、恶心等消化道症状。侵入尿道可出现尿急、尿频、尿痛与遗尿。侵入生殖道可引起阴道分泌物增多和下腹疼痛不适。偶尔蛲虫可经子宫与输卵管侵入盆腔，形成肉芽肿，易误诊为肿瘤。轻度感染者一般无症状，卫生习惯良好者可自愈。

五、实验室检查

1. 成虫检查　根据雌虫的生活习性，于患者入睡后1~3小时，可在其肛门、会阴、内衣等处找到成虫，反复检查多可确诊。

2. 虫卵检查　最常用棉签拭子法及透明胶纸粘贴法。一般于清晨便前检查，连续检查3~5次，检出率可接近100%。由于雌虫多不在肠道内产卵，因此粪虫卵检出率小于50%。

六、诊断

凡有肛门周围及会阴部瘙痒者均应考虑蛲虫病。家庭内曾有蛲虫感染病例的异位损害患者，也应想

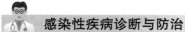

到蛲虫病的可能，查到成虫或虫卵可确诊。

七、治疗

驱蛲虫治疗可快速有效治愈，由于感染途径和生活史的特性治疗需重复 1~2 次。

（一）内服药

可选用以下药物之一进行治疗：

1. 阿苯达唑（albendazole）　100 mg 或 200 mg 顿服，2 周后重复一次，可全部治愈。

2. 甲苯达唑（mebendazole）　主要是抑制虫体摄入葡萄糖。成人与儿童剂量相同，剂量为 100 mg/d，连服 3 天，治愈率达 95% 以上。

3. 噻嘧啶、双萘羟酸噻嘧啶（抗虫灵）　为广谱驱虫药，抑制虫体胆碱酯酶。小儿 30 mg/kg，成人每次 1.2~1.5 g，睡前顿服，疗效 80% 以上。2 周重复一次。伊维菌素、三苯双脒也可选用。

4. 中医中药　以百部、川楝、槟榔等为主的驱蛲汤，每天 1 剂，连服 3 天，有效率 95% 以上。

（二）外用药物

如蛲虫膏、2% 氧化氨基汞软膏涂于肛门周围，有杀虫和止痒双重作用。

八、预防

根据本病的流行特点，单靠药物不易根治，需采取综合性防治措施。

（一）控制传染源

发现集体性儿童机构或家庭内感染者，应进行蛲虫感染普查，7~10 天重复检查一次，以消除传染源。

（二）切断传播途径

切断传播途径是防治的基本环节之一。要加强个人卫生防护，对污染物品要进行彻底消毒处理。幼虫和成囊期幼虫 4 个阶段。人或动物吞食含活幼虫包囊的肉类后，包囊被胃液消化，旋毛虫幼虫自囊中逸出，侵入小肠黏膜绒毛上皮吞食血浆及细胞液，经 5~7 天，4 次蜕皮发育为成虫。雌雄交配后雄虫即死亡。雌虫于交配后第 5~7 天胎生幼虫。雌虫产幼虫 1 500~2 000 条，约 4 周后从粪便排出。少数幼虫从肠腔排出体外，多数经血循环达全身，此为移行期幼虫。幼虫只能在横纹肌发育成长。幼虫穿破微血管进入肌纤维逐渐长大，约 4 周后在其周围形成梭状包囊，称为囊虫期幼虫。包囊内含 2 条或以上幼虫，6~18 个月后钙化，幼虫死亡，平均寿命 5~10 年。活成囊期幼虫被宿主吞食后重复其生活史。不同地区的旋毛虫，生物学特性与致病力差异明显。

旋毛虫包囊对外界抵抗力很强，猪肉中的包囊在 -15 ℃ 环境能存活 20 天，在 -12 ℃ 可生活 57 天。熏烤、腌制、暴晒等加工肉制品不能杀死旋毛虫幼虫。

（解维星）

第四节　旋毛虫病

（一）传染源

宿主包括家畜与 100 余种野生动物。家畜中以猪为主，鼠也是重要的传染源。我国东北与中原地区野外散放养猪，猪食含幼虫包囊的肉屑而感染。狗感染率较高，鼠、猫及熊、野猪、狐、狼等是保虫宿主。

（二）传播途径

多因生食被感染动物的肉类及其制品而感染，其中生食猪肉感染者超过 90%。有部分地区居民将生猪肉丝伴作料调味后食用易受感染。带旋毛虫幼虫或包囊的粪便污染食物或水，被食入后也可导致感染。由于一些猎奇进食生冷食物原因，在城市引起旋毛虫病也屡有报道。

（三）易感人群

普遍易感染，主要与生食肉类的饮食习惯有关。感染后有一定免疫力，再感染可无或仅有轻度症状。

（四）流行情况

本病广泛分布于世界各地。西欧与北美发病率较高。我国云南、西藏、广东、湖南、福建、河北、四川、辽宁、黑龙江、吉林、河南、湖北、广西及香港特区均有发生或流行。

旋毛虫的致病作用及病情轻重与感染数量、发育阶段、人体免疫反应状态有关。吞食 10~20 个包囊者可不发病，吞食数千个者发生严重感染，甚至可致命。主要病变是移行期幼虫侵入血流至内脏器官，其机械及代谢产物刺激所致。旋毛虫感染早期 IL-3、IL-4 等增多，提示还可能与细胞因子有关。

旋毛虫在空肠引起黏膜充血、水肿、灶性出血，但病变常较轻。在各脏器中由于血管损伤，产生急性炎症与阔质水肿。旋毛虫病心肌炎为细胞浸润与灶性坏死，继以肌束纤维化，但尚未见其形成包囊，心肌炎并发心力衰竭是本病死亡的主要原因。重度感染者幼虫可侵入中枢神经系统引起脑膜脑炎，皮质下可见肉芽肿性结节。脑脊液偶可查见幼虫。幼虫损伤肺毛细血管可引起灶性出血、水肿甚至支气管肺炎。

感染 2~3 周后幼虫定居于骨骼肌引起旋毛虫病肌炎，常侵犯膈肌、舌肌、咀嚼肌、肋间肌、颈肌、肱二头肌与腓肠肌等。主要病变依次为：肌肉纤维变性，肌横纹消失，嗜酸性颗粒和肌浆溶解；幼虫死亡后引起肉芽肿反应；在视网膜、胰腺、肝、肾、胎盘、胆囊、乳腺、骨髓及淋巴结等组织内偶可发现旋毛虫幼虫，并造成一定损害，出现相应症状。

潜伏期为 2~45 天，多为 10~15 天。症状轻重与感染虫量成正比。根据临床症状可分 3 期：

（一）早期

早期为成虫在小肠的阶段，多为肠炎症状，起病第 1 周可有腹泻水样便、腹痛、恶心等表现。本期症状轻而短暂。

（二）急性期

急性期为幼虫移行阶段，于起病第 2 周起，幼虫移行导致中毒过敏症状。畏寒、发热，体温达 38～40 ℃，弛张热或不规则热，持续 2～4 周，重者可达 6 周。发热时 80% 的患者多有眼睑与面部水肿，严重者下肢水肿。约 20% 病例有荨麻疹或猩红热样皮疹。可有结膜下或指甲下线状出血。突出的是全身肌肉剧烈疼痛、肿胀，硬节感，压痛、触痛明显，以腓肠肌为甚。多为强迫屈曲状态，不敢活动而呈瘫痪样。严重者咀嚼、吞咽及声哑，呼吸和动眼时感疼痛，眼部症状可有视力模糊、复视甚至失明。可并发心肌炎、脑膜脑炎及支气管肺炎。心肌炎者常有心音弱、心动过速、舒张早期奔马律，血压降低或休克，可因心力衰竭突然死亡。脑膜脑炎可有头痛、脑膜刺激征、谵妄甚至昏迷、抽搐、瘫痪等。合并肺炎可有咳嗽、肺部啰音、呼吸困难等；X 线胸片显示肺实质浸润及肺门阴影增大。

（三）恢复期

恢复期为成囊期，病程 1 个月左右，随着肌肉包囊形成，急性期症状逐渐消退，但肌肉疼痛、乏力可持续数月。少数患者仍可并发心力衰竭与神经系统后遗症。

四、实验室检查

（一）一般检查

幼虫移行期白细胞达（10～20）×10^9/L，嗜酸性粒细胞占 20%～40% 或更高。重症者可因免疫力能低下或伴细菌感染而嗜酸性粒细胞无明显增高。

（二）血生化检查

血清肌酸磷酸激酶（CKP）及醛缩酶活性均明显升高。

（三）病原体检查

病程 10 天后腓肠肌或三角肌等压片，镜下可见梭形包囊和活动幼虫。1% 胃蛋白酶和 1% 盐酸消化肌肉组织，离心后检查比压片法阳性率高。肌活检准确，但阳性率仅 50%，尤其病程早期及轻度感染者常为阴性。查见钙化的包囊或幼虫，提示陈旧性感染。

（四）免疫学检查

1. 特异性抗原检测　单抗与多抗双抗体夹心 ELISA 法测患者血清循环抗原，可作为早期参断、有无活虫及疗效考核的指标。

2. 特异性抗体检测　病程早期 IgM 抗体阳性，后期或恢复 IgC 抗体阳性。IgG 抗体可存在较长时间，不能区分现症患者和既往感染。

（五）核酸检测

PCR 扩增血中旋毛虫 DNA，有助于早期诊断和监测。

五、诊断

根据病前 1~2 周生食或半生食感染动物肉类及典型临床表现即可疑诊本病，病原学检查阳生即可明确诊断。

六、鉴别诊断

早期应与食物中毒、菌痢、伤寒、钩端螺旋体病等鉴别；肌肉疼痛剧烈者需与皮肌炎、血管神经性水肿等鉴别。

七、预后

及时治疗者预后好，常于 1~2 个月恢复。重度感染并发心肌炎、脑膜脑炎者预后不良。

八、治疗

（一）病原治疗

阿苯达唑（albendazole）为首选药物。对各期旋毛虫均有较好的杀虫作用。成人剂量为 400~500 mg，每天 2~3 次；儿童剂量为 20 mg/（kg·d），每天 2 次，疗程 5~7 天。常于治疗开始 2 天后体温下降，4 天后体温恢复正常、水肿消失、肌痛减轻。不良反应少而轻，少数于服药后第 2~3 天因虫体死亡出现异蛋白反应，表现为体温升高（类赫氏反应）。

（二）一般治疗

急性期应卧床休息，维持水、电解质平衡。应用肾上腺皮质激素可以改善症状并防止类赫氏反应。

（三）对症治疗

重症者在病原治疗同时可用。肾上腺皮质激素减轻症状，并可防止类赫氏反应。预防、处理心力衰竭等。

九、预防

（一）加强卫生宣传

不食生或半生熟猪肉或其他动物肉类及其制品。

（二）管理传染源

提倡生猪圈养，饲料加热防猪感染；隔离治疗病猪。灭鼠，防鼠污染猪圈。

（三）严格肉类检验

对屠宰场及私宰猪肉等进行严格检验，未经检验的肉类不得出售。肉类保存无害化。

（胡雪倩）

第五节　血吸虫病

血吸虫病（schistosomiasis）是由血吸虫寄生于人体所致的疾病。目前公认寄生于人体的血吸虫主要有五种，即日本血吸虫、曼氏血吸虫、埃及血吸虫、间插血吸虫与湄公血吸虫。血吸虫病广泛分布于非洲、亚洲、南美和中东76个国家。据世界卫生组织估计，目前全球约6亿人口受血吸虫感染威胁，约2亿人受感染。

在我国流行的血吸虫病为日本血吸虫病。日本血吸虫病（schistosomiasis japonica）是日本血吸虫寄生于门静脉系统所引起的疾病。由皮肤接触含尾蚴的疫水而感染，主要病变为虫卵沉积于肠道和肝脏等组织而引起的虫卵肉芽肿。急性期患者有发热、腹痛、腹泻或脓血便、肝大与压痛等，血中嗜酸性粒细胞显著增多。慢性期以肝脾大或慢性腹泻为主。晚期则以门静脉周围纤维化病变为主，可发展为肝硬化、巨脾与腹腔积液等。有时可发生血吸虫病异位损害。

一、病原学

日本血吸虫雌雄异体，寄生在人或其他哺乳类动物的门静脉系统。成虫在血管内交配产卵，一条雌虫每日可产卵1 000个左右。大部分虫卵滞留于宿主肝及肠壁内，部分虫卵从肠壁穿破血管，随粪便排至体外。从粪便中排出的虫卵入水后，在适宜温度（25~30℃）下孵出毛蚴，毛蚴又侵入中间宿主钉螺体内，经过母胞蚴和子胞蚴两代发育繁殖，7~8周后即有尾蚴不断逸出，每日数十条至百余条不等。尾蚴从螺体逸出后，随水流在水面漂浮游动。当人、畜接触疫水时，尾蚴在极短时间内从皮肤或黏膜侵入，然后随血液循环流经肺而终达肝脏，30天左右在肝内发育为成虫，又逆血流移行至肠系膜下静脉中产卵，完成其生活史。

日本血吸虫生活史中，人是终末宿主；钉螺是必需的唯一中间宿主。日本血吸虫在自然界除人以外，尚有牛、猪、羊、狗、猫等41种哺乳动物可以作为它的保虫宿主。

二、流行病学

据湖北江陵西汉古尸的研究表明，血吸虫病在我国已经有2 100年以上的历史。

（一）地理分布

在我国主要分布于江苏、浙江、安徽、江西、湖北、湖南、广东、广西、福建、四川、云南及上海12个省、直辖市、自治区。根据地形、地貌、钉螺生态及流行特点，我国血吸虫病流行区可分为湖沼、水网和山丘三种类型。疫情以湖沼区最为严重，有着大面积洲滩，钉螺呈片状分布，有螺面积最广；水网地区主要是苏、浙两省，钉螺随河沟呈网状分布；山丘型地区钉螺自上而下沿水系分布，患者较少而分散，呈点状分布，给防治工作造成困难。

（二）传染源

日本血吸虫病是人畜共患病，传染源是患者和保虫宿主。保虫宿主种类较多，主要有牛、猪、犬、羊、马、狗、猫及鼠类等。传染源视流行地区而异。在水网地区患者是主要传染源，在湖沼地区除患者外，感染的牛与猪也是重要传染源。而山丘地区野生动物，如鼠类也是本病的传染源。

（三）传播途径

造成传播必须具备下述三个条件：即带虫卵的粪便入水；钉螺的存在、孳生；以及人、畜接触疫水。

1. 粪便入水　血吸虫病患者的粪便可以各种方式污染水源：如河、湖旁设置厕所，河边洗刷马桶，船粪渗漏，用新鲜粪施肥。病畜随地大便亦可污染水源。

2. 钉螺孳生　钉螺是日本血吸虫必需的唯一中间宿主，水陆两栖，淡水螺类，生活在水线上下，孳生在土质肥沃、杂草丛生、潮湿的环境中。钉螺感染的阳性率以秋季为高。

3. 接触疫水 当水体中存在感染血吸虫的阳性钉螺时，便成为疫水。本病感染方式可因生产（捕鱼、种田、割湖草等）或生活（游泳、戏水、洗漱、洗衣服等）而接触疫水，导致感染。饮用生水时尾蚴也可自口腔黏膜侵入。

（四）易感人群

人群普遍易感，患者的年龄、性别、职业分布均随接触疫水的机会而异，以男性青壮年农民和渔民感染率最高，男多于女，夏秋季感染机会最多。感染后有部分免疫力，儿童及非流行区人群如遭受大量尾蚴感染，易发生急性血吸虫病。有时为集体感染而发病，呈暴发流行。

三、发病机制与病理

（一）发病机制

血吸虫发育的不同阶段（尾蚴、幼虫、成虫、虫卵）对宿主均可引起一系列免疫反应。尾蚴穿过皮肤可引起局部速发与迟发两型变态反应。幼虫移行过程中，其体表抗原决定簇逐渐向宿主抗原转化，以逃避宿主的免疫攻击，因此不引起严重组织损伤或炎症。成虫表膜具抗原性，可激发宿主产生相应抗体，发挥一定的保护作用。成虫肠道及器官的分泌物和代谢产物作为循环抗原，可与相应的抗体形成免疫复合物出现于血液或沉积于器官，引起免疫复合物病变。虫卵是引起宿主免疫反应和病理变化的主要因素。通过卵壳上微孔释放可溶性虫卵抗原，使T淋巴细胞致敏，释放各种淋巴因子，吸引大量巨噬细胞、单核细胞和嗜酸性粒细胞等聚集于虫卵周围，形成虫卵肉芽肿，又称虫卵结节。在日本血吸虫虫卵肉芽肿中可检测出高浓度可溶性虫卵抗原。虫卵周围有嗜酸性辐射样棒状物，系抗原与抗体结合的免疫复合物，称为何博礼现象（Hoeppli phenomena）。急性血吸虫病患者血清中检出循环免疫复合物与嗜异抗体的阳性率甚高，故急性血吸虫病是体液与细胞免疫反应的混合表现；而慢性与晚期血吸虫病的免疫病理变化被认为属于迟发型变态反应，有研究者认为主要由于与细胞因子网络紊乱有关。

血吸虫病引起肝纤维化是在肉芽肿基础上产生的。虫卵释放的可溶性虫卵抗原、巨噬细胞与T淋巴细胞产生的成纤维细胞刺激因子，均可促使成纤维细胞增殖与胶原合成。血吸虫性纤维化胶原类型主要是Ⅰ、Ⅲ型。晚期血吸虫病肝内胶原以Ⅰ型为主。

人体感染血吸虫后可获得部分免疫力。这是一种伴随免疫，针对再感染的童虫有一定杀伤作用，但原发感染的成虫不被破坏，这种原发感染继续存在而对再感染获得一定免疫力的现象称为"伴随免疫"。因此，血吸虫能逃避宿主的免疫效应，这种现象称免疫逃避（immune evasion），其机制很复杂，例如血吸虫表面覆盖有宿主抗原，由于其抗原伪装，可逃避机体免疫的攻击而长期寄生。

（二）病理过程

虫卵肉芽肿反应是本病的基本病理改变。但自尾蚴钻入皮肤至成虫产卵，每个发育阶段均可造成人体损害。

1. 第一阶段 尾蚴钻入皮肤部位，其头腺分泌的溶组织酶和其死亡后的崩解产物可引起组织局部周围水肿，毛细血管扩张、充血、中性粒细胞和单核细胞浸润、局部发生红色丘疹，称"尾蚴性皮炎"，持续1~3天消退。

2. 第二阶段 幼虫随血流入右心而达肺，部分经肺毛细血管可穿破血管引起组织点状出血及白细胞浸润，严重时可发生"出血性肺炎"。

3. 第三阶段　成虫及其代谢产物仅产生局部轻微静脉内膜炎，轻度贫血，嗜酸性粒细胞增多。虫体死后可引起血管壁坏死和肝内门静脉分支栓塞性脉管炎，较轻微，不造成严重病理损害。

4. 第四阶段　虫卵引起本病主要病理损害，形成典型的虫卵肉芽肿和纤维化病变。

（三）病理改变

日本血吸虫主要寄生在肠系膜下静脉与直肠痔上静脉内。虫卵沉积于宿主肠壁黏膜下层，并可顺门静脉血流至肝内分支，故病变以肝与结肠最显著。

1. 结肠　病变以直肠、乙状结肠、降结肠为最重，横结肠、阑尾次之。早期为黏膜充血水肿、片状出血，黏膜有浅表溃疡等。慢性患者由于纤维组织增生，肠壁增厚，可引起肠息肉和结肠狭窄。肠系膜增厚与缩短，淋巴结肿大与网膜缠结成团，形成痞块，可发生肠梗阻。虫卵沉积于阑尾，易诱发阑尾炎。

2. 肝脏　早期肝脏充血肿胀，表面可见黄褐色粟粒样虫卵结节；晚期肝内门静脉分支的虫卵结节形成纤维组织，呈典型的干线状纤维化。晚期血吸虫病肝纤维化时，极度扩大的门静脉管道表面粗糙，1904 年 Symmers 将其描述为像土烟斗柄样分插于整个肝内，现称为 Symmers 烟斗柄纤维化。因血循环障碍，导致肝细胞萎缩，表面有大小不等结节，凹凸不平，形成肝硬化。由于门静脉血管壁增厚，门静脉细支发生窦前阻塞，引起门静脉高压，致使腹壁、食管、胃底静脉曲张，易破裂引起上消化道出血。

3. 脾脏　早期轻度充血、水肿、质软，晚期肝硬化引起门静脉高压、脾淤血、组织增生、纤维化、血栓形成，呈进行性增大，可出现巨脾，继发脾功能亢进。

4. 异位损害　指虫卵或（和）成虫寄生在门静脉系统之外的器官病变。以肺与脑较为多见。肺部病变为间质性虫卵肉芽肿伴周围肺泡炎性浸润。脑部病变以顶叶与颞叶的虫卵肉芽肿为多，多发生在感染后 6 个月至 1 年内。

四、临床表现

血吸虫病临床表现复杂多样，轻重不一。视感染的时间、程度、虫卵沉积部位以及人体免疫应答的不同，临床上将血吸虫病分以下四型。

（一）急性血吸虫病

发生于夏秋季，以 7~9 月份为常见。男性青壮年与儿童居多。患者常有明确疫水接触史，如捕鱼、抓蟹、游泳等，常为初次重度感染。约半数患者在尾蚴侵入部位出现蚤咬样红色皮损，2~3 天内自行消退。从尾蚴侵入至出现临床症状的潜伏期长短不一，80% 患者为 30~60 天，平均 40 天，感染重则潜伏期短，感染轻则潜伏期长。潜伏期可出现疫水接触处皮肤发痒、红色小丘疹、咳嗽、胸痛等尾蚴性皮炎和童虫移行损伤。常因症状轻微而被忽视。

1. 发热　患者均有发热。热度高低及期限与感染程度成正比，轻症发热数天，一般 2~3 周，重症可迁延数月。热型以间歇型、弛张型为多见，早晚波动可很大。一般发热前少有寒战。高热时偶有烦躁不安等中毒症状，热退后自觉症状良好。重症可有缓脉，出现消瘦、贫血、营养不良和恶病质，甚至死亡。

2. 过敏反应　除皮炎外还可出现荨麻疹、血管神经性水肿、淋巴结肿大、出血性紫癜、支气管哮喘等。血中嗜酸性粒细胞显著增多，对诊断具有重要参考价值。

3. 消化系统症状　发热期间，多伴有食欲减退，腹部不适，轻微腹痛、腹泻、呕吐等。腹泻一般每日 3~5 次，个别可达 10 余次，初为稀水便，继则出现脓血、黏液。热退后腹泻次数减少。危重患者可出现高度腹胀、腹腔积液、腹膜刺激征。经治疗退热后 6~8 周，上述症状可显著改善或消失。

4. 肝脾大　90% 以上患者肝大伴压痛，左叶肝大较显著。半数患者轻度脾大。

5. 其他　半数以上患者有咳嗽、气喘、胸痛。危重患者咳嗽较重、咳血痰，并有胸闷、气促等。呼吸系统症状多在感染后两周内出现。另外重症患者可出现神志淡漠、心肌受损、重度贫血、消瘦及恶病质等，亦可迅速发展为肝硬化。少数患者有蛋白尿。急性血吸虫病病程一般不超过 6 个月，经杀虫治疗后，患者常迅速痊愈。如不治疗，则可发展为慢性甚或晚期血吸虫病。

（二）慢性血吸虫病

在流行区占绝大多数。在急性症状消退而未经治疗或疫区反复轻度感染而获得部分免疫力者，病程经过半年以上，称慢性血吸虫病。病程可长达 10~20 年甚至更长。临床表现以隐匿型间质性肝炎或慢性血吸虫性结肠炎为主。

1. 无症状型　轻度感染者大多无症状，仅粪便检查中发现虫卵，或体检时发现肝大，B 超检查可呈网络样改变。

2. 有症状型　主要表现为血吸虫性肉芽肿肝病和结肠炎。两者可出现在同一患者身上，亦可仅以一种表现为主。最常见症状为慢性腹泻，脓血黏液便，这些症状时轻时重，时发时愈，病程长者可出现肠梗阻、贫血、消瘦、体力下降等。重者可有内分泌紊乱，性欲减退，女性有月经紊乱、不孕等。早期肝大，尤以左叶为主，表面光滑，质中等硬。随病程延长进入肝硬化阶段，肝脏质硬、表面不平、有结节。脾脏逐渐增大。下腹部可触及大小不等的痞块，系增厚的结肠系膜、大网膜和肿大的淋巴结，因虫卵沉积引起的纤维化，粘连缠结所致。

（三）晚期血吸虫病

反复或大量感染血吸虫尾蚴后，未经及时抗病原治疗，虫卵损害肝脏较重，发展成肝硬化，有门静脉高压、脾显著增大和临床并发症。病程多在 5~15 年以上。儿童常有生长发育障碍。根据晚期主要临床表现，又可分为以下 4 型。同一患者可具有两、三个型的主要表现。

1. 巨脾型　最为常见，占晚期血吸虫病绝大多数。脾进行性增大，下缘可达盆腔，表面光滑，质坚硬，可有压痛，经常伴有脾功能亢进症。肝因硬化逐渐缩小，有时尚可触及。因门脉高压，可发生上消化道出血，易诱发腹腔积液。

2. 腹腔积液型　是严重肝硬化的重要标志，约占 25%。腹腔积液可长期停留在中等量以下，但多数为进行性加剧，以致腹部极度膨隆，下肢高度水肿，呼吸困难，难以进食，腹壁静脉怒张，脐疝和巨脾。每因上消化道出血，促使肝衰竭、肝性脑病或感染败血症死亡。

3. 结肠肉芽肿型　以结肠病变为突出表现。病程 3~6 年以上，亦有 10 年者。患者经常腹痛、腹泻、便秘，或腹泻与便秘交替出现，有时水样便、血便、黏液脓血便，大便变细或不成形。有时出现腹胀、肠梗阻。左下腹可触及肿块，有压痛。结肠镜下可见黏膜苍白、增厚、充血水肿、溃疡或息肉，肠狭窄。较易癌变。

4. 侏儒型　极少见。为幼年慢性反复感染引起体内各内分泌腺体出现不同程度的萎缩，功能减退，以垂体前叶萎缩和性腺功能不全最常见。患者除有慢性或晚期血吸虫病的其他表现外，尚有身材矮小，面容苍老，生长发育低于同龄人，性器官与第二性征发育不良，但智力多正常。

（四）异位血吸虫病

见于门脉系统以外的器官或组织的血吸虫虫卵肉芽肿称为异位损害（ectopic lesion）或异位血吸虫病。人体常见的异位损害在肺和脑。

1. 肺型血吸虫病　为虫卵沉积引起的肺间质性病变。呼吸道症状大多轻微，且常被全身症状所遮盖，表现为轻度咳嗽与胸部隐痛、痰少，咯血罕见。肺部体征也不明显，有时可闻及干、湿啰音，但重型患者肺部有广泛病变时，胸部 X 线检查可见肺部有弥漫云雾状、点片状、粟粒样浸润阴影，边缘模糊，以中下肺尤为多，肺部病变经病原学治疗后 3~6 个月逐渐消失。

2. 脑型血吸虫病　临床上可分为急性与慢性两型，均以青壮年患者多见，发病率为 1.7%~4.3%。临床表现酷似脑膜脑炎，常与肺部病变同时发生，出现意识障碍、脑膜刺激征、瘫痪、抽搐、腱反射亢进和锥体束征等。脑脊液嗜酸性粒细胞可增高或有蛋白质与白细胞轻度增多。慢性型的主要症状为癫痫发作，尤以局限性癫痫为多见。颅脑 CT 扫描显示病变常位于顶叶，亦可见于枕叶，为单侧多发性高密度结节阴影。

3. 其他　机体其他部位也可发生血吸虫病，如胃、胆囊、肾、睾丸、子宫、心包、甲状腺、皮肤等，实属罕见。

五、实验室检查

（一）血常规

血吸虫病患者在急性期外周血常规以嗜酸性粒细胞显著增多为主要特点。白细胞总数在 $10×10^9/L$ 以上。嗜酸性粒细胞一般占 20%~40%，最多者可高达 90% 以上。慢性血吸虫病患者一般轻度增多，在 20% 以内，而极重型急性血吸虫病患者常不增多，甚至消失。晚期患者常因脾功能亢进引起红细胞、白细胞及血小板减少。

（二）粪便检查

粪便内检查虫卵和孵出毛蚴是确诊血吸虫病的直接依据。一般急性期检出率较高，而慢性和晚期患者的阳性率不高。常用改良加藤厚涂片法或虫卵透明法检查虫卵。

（三）肝功能检查

急性血吸虫病患者血清中球蛋白增高，血清 ALT、AST 轻度增高。晚期患者出现血清白蛋白减少，球蛋白增高，常出现白蛋白与球蛋白比例倒置现象。慢性血吸虫病尤其是无症状患者肝功能试验大多正常。

（四）免疫学检查

免疫学检查方法较多，而且敏感性与特异性较高，采血微量、操作简便。但由于患者血清中抗体在治愈后持续时间很长，不能区别既往感染与现症患者，并有假阳性、假阴性等缺点。近年来采用单克隆抗体检测患者循环抗原的微量法有可能作为诊断和考核疗效的参考。

1. 皮内试验　若受试者曾感染过血吸虫，则有相应抗体。当受试者皮内注射少量血吸虫抗原后，抗原即与细胞表面上的相应抗体结合，产生局部组织反应，呈现红、肿、痒现象，即阳性反应。此法简便、快速，通常用于现场筛查可疑病例，阳性者需做进一步检查。

2. 环卵沉淀试验（COPT）　当成熟虫卵内毛蚴的分泌物与血吸虫患者血清内相应抗体结合后，在虫卵周围形成特异性沉淀物,当环卵沉淀率大于 3%~5% 时,即为阳性反应。可作为综合查病的方法之一。

3. 间接血凝试验(IHA) 将可溶性血吸虫卵抗原吸附于红细胞表面,使其成为致敏红细胞,这种红细胞与患者血清相遇时,由于细胞表面吸附的抗原和特异抗体结合,红细胞被动凝集起来,肉眼可见凝集现象称阳性反应。在流行区,该法可作为过筛或综合查病的方法之一。

4. 酶联免疫吸附试验(ELISA) 检测患者血清中的特异性抗体,使之成为抗原—抗体复合物,经与特殊的酶结合后显色。此法有较高的敏感性和特异性,可用作综合查病方法之一。

5. 循环抗原酶免疫法(EIA) 从理论上讲,循环抗原的存在表明有活动性感染,血清和尿中循环抗原水平与粪虫卵计数有较好的相关性。本方法敏感、特异、简便、快速,对血吸虫病的诊断、疗效考核都有参考价值。但是,影响循环抗原检测的因素较多,有待研究和解决。

(五)直肠黏膜活检

是血吸虫病原诊断方法之一。通过直肠或乙状结肠镜,自病变处取米粒大小黏膜,置光镜下压片检查有无虫卵。以距肛门 8~10 cm 背侧黏膜处取材阳性率最高。这种方法一般能检获的虫卵大部分是远期变性虫卵。

(六)肝影像学检查

1. B 型超声波检查 可判断肝纤维化的程度。可见肝、脾体积大小改变,门脉血管增粗呈网织改变。并可定位行肝穿刺活检。

2. CT 扫描 晚期血吸虫病患者肝包膜与肝内门静脉区常有钙化现象,CT 扫描可显示肝包膜增厚钙化等特异图像。重度肝纤维化可表现为龟背样图像。

六、诊断与鉴别诊断

(一)诊断

1. 流行病史 有血吸虫疫水接触史是诊断的必要条件,应仔细追问。

2. 临床特点 具有急性或慢性、晚期血吸虫病的症状和体征,如发热、皮炎、荨麻疹、腹痛、腹泻、肝脾大等。

3. 实验室检查 结合寄生虫学与免疫学检查指标进行诊断。粪便检出活卵或孵出毛蚴即可确诊。一般粪便检查的诊断方法有一定局限性。轻型患者排出虫卵较少,而且间歇出现,需反复多次检查。晚期血吸虫病由于肠壁纤维化,虫卵不易从肠壁中排出,故阳性率低。免疫学方法特异性、敏感性较高,血液循环抗原检测阳性均提示体内有活的成虫寄生。其他血清免疫学检查阳性均表示患者已感染过血吸虫,但应注意假阳性与假阴性。

(二)鉴别诊断

急性血吸虫病可误诊为伤寒、阿米巴肝脓肿、粟粒性结核等。血常规中嗜酸性粒细胞显著增多有重要鉴别价值。慢性血吸虫病肝脾大型应与无黄疸型病毒性肝炎鉴别,后者食欲减退、乏力,肝区疼痛与肝功能损害均较明显。血吸虫病患者有腹泻、便血、粪便孵化阳性,而且毛蚴数较多,易与阿米巴痢疾、慢性菌痢鉴别。晚期血吸虫病与门脉性及坏死后肝硬化的鉴别,前者常有慢性腹泻、便血史,门静脉高压引起巨脾与食管下段静脉曲张较多见,肝功能损害较轻,黄疸、蜘蛛痣与肝掌较少见,但仍需多次病原学检查与免疫学检查才能鉴别。此外,在流行区的癫痫患者均应排除脑血吸虫病的可能。

（一）病原治疗

动物及临床实验证明吡喹酮（praziquantel）的毒性小、疗效好、给药方便、适应证广，可用于各期各型血吸虫病患者。

1. 原理　吡喹酮对血吸虫各个发育阶段均有不同程度的杀虫效果，特别是杀成虫作用大。对成虫虫体有兴奋、挛缩作用，此种作用有赖于钙离子的参与，同时使虫体皮层呈空泡变性，影响虫体蛋白和糖代谢等，以达到杀灭成虫的作用。对发育成熟的虫卵有效，含毛蚴的虫卵治疗后呈空泡样变性。对水中尾蚴有强杀伤作用，作用相当于成虫的数百倍。

吡喹酮口服后迅速吸收，1~2 小时后达血药峰值。经肝代谢，主要分解成羟基代谢产物，门静脉血浓度较外周血高数倍至数十倍以上，主要分布在肝，其次为肾、肺、脑、垂体等。半衰期为 1~1.5 小时。80% 药物于 4 天内以代谢产物形式由肾排出，其中 90% 是在 24 小时内排出的。

2. 毒副反应　吡喹酮毒性较低，治疗量对人心血管、神经、造血系统及肝肾功能无明显影响，无致畸、致癌变发生。

少数患者出现心脏期前收缩，偶有室上性心动过速、房颤等，心电图可见短暂的 T 波改变、ST 段压低等。神经肌肉反应以头昏、头痛、乏力较常见。消化道反应轻微，可有轻度腹痛与恶心，偶有食欲减退、呕吐等。少数患者可见胸闷、心悸、黄疸。主要不良反应一般于用药后 0.5~1 小时出现，不需处理，数小时内消失。

3. 用法和疗效　①急性血吸虫病：总量按 120 mg/kg，6 天分次服完，其中 50% 必须在前两天服完，体重超过 60 kg 者仍按 60 kg 计；②慢性血吸虫病：成人总量按 60 mg/kg，2 天内分 4 次服完，儿童体重在 30 kg 以内者总量可按 70 mg/kg，30 kg 以上者与成人相同剂量；③晚期血吸虫病：如患者一般情况较好，肝功能代偿尚佳，总量可按 40~60 mg/kg，2 天分次服完，每天量分 2~3 次服。年老、体弱、有其他并发症者可按总量 60 mg/kg，3 天内分次服完。感染严重者可按总量 90 mg/kg，分 6 天内服完；④预防性服药：在重疫区特定人群进行预防性服药，能有效预防血吸虫感染。青蒿素衍生物蒿甲醚（artemether）和青蒿琥酯（artesunate）能杀灭 5~21 天的血吸虫童虫。在接触疫水后 15 天口服蒿甲醚，按 6 mg/kg，以后每 15 天一次，连服 4~10 次；或者在接触疫水后 7 天口服青蒿琥酯，剂量为 6 mg/kg，顿服，以后每 7 天一次，连服 8~15 次。

吡喹酮正规用药治疗后，3~6 个月粪检虫卵阴转率达 85%，虫卵孵化阴转率为 90%~100%。血清免疫诊断转阴时间有时需 1~3 年。

（二）对症治疗

1. 急性期血吸虫病　高热、中毒症状严重者给以补液、保证水和电解质平衡，加强营养及全身支持疗法。并发其他寄生虫者应先驱虫治疗，并发伤寒、痢疾、败血症、脑膜炎者均应先抗感染，后用吡喹酮治疗。

2. 慢性和晚期血吸虫病　除一般治疗外，应及时治疗并发症，改善体质，加强营养，巨脾、门脉高压、上消化道出血等患者可选择适当时机考虑手术治疗。有侏儒症时可短期、间隙、小量给予性激素和甲状腺素制剂。

八、预后

本病预后与感染程度、病程长短、年龄、有无并发症、异位损害及治疗是否及时彻底有明显关系。急性患者经及时有效抗病原治疗多可痊愈。慢性早期患者接受抗病原治疗后绝大多数患者症状消失，体力改善，粪及血清学检查转阴，并可长期保持健康状态。晚期患者虽经抗病原治疗，但肝硬化难以恢复，预后较差。

九、预防

（一）控制传染源

在流行区每年对患者、病畜进行普查、普治。

（二）切断传播途径

消灭钉螺是预防本病的关键，可采取改变钉螺孳生环境的物理灭螺法（如土埋法等），同时可结合化学灭螺法，采用氯硝柳胺等药物杀灭钉螺。粪便须经无害处理后方可使用。保护水源，改善用水。

（三）保护易感人群

严禁在疫水中游泳、戏水。接触疫水时应穿着防护衣裤和使用防尾蚴剂等。

（胡雪倩）

第六节　华支睾吸虫病

华支睾吸虫病（clonorchiasis）俗称肝吸虫病，是由华支睾吸虫（Clonorchissinensis）寄生在人体肝内胆管引起的寄生虫病。通过生食或半生食含华支睾吸虫囊蚴的淡水鱼、虾而感染。感染轻者可无症状，重者可出现消化不良、上腹隐痛、腹泻、精神不振、肝大等临床表现，严重者可发生胆管炎、胆石症及肝硬化等并发症。感染严重的儿童常有营养不良和发育障碍。

一、病原学

华支睾吸虫属于吸虫类，外形似葵花籽仁，虫体狭长、扁平状，前端尖细，后端较钝圆，大小为（10~25）mm×（3~5）mm，半透明，雌雄同体，有口、腹两个吸盘。雄性生殖器官有1对分支状睾丸，前后排列在虫体后1/3处。雌性生殖器官有1个分叶状的卵巢，位于睾丸之前。其虫卵是寄生人体最小的蠕虫卵，大小为（27.3~35.1）μm×（11.7~19.5）μm，黄褐色，形似灯泡状，前端较窄，后端钝圆，卵前端卵盖明显，卵盖周缘隆起呈肩峰状，后端有一逗点状突起，卵壳厚，内含一成熟的毛蚴。

华支睾吸虫按发育过程可分为成虫、虫卵、毛蚴、胞蚴、雷蚴、尾蚴、囊蚴及幼虫八个阶段。成虫寄生于人或哺乳动物肝内的中、小胆管内，有时移居较大胆管或胆总管。成虫产卵后，虫卵随胆汁进入肠道，随粪便排出体外。虫卵入水后被第一中间宿主（淡水螺）吞食后，在螺消化道内孵出毛蚴，并穿过肠壁向肝脏移行，经胞蚴、雷蚴的无性增殖阶段产生大量尾蚴。尾蚴成熟后自螺体逸出，侵入第二中间宿主（淡水鱼、虾）体内发育成为囊蚴。人或哺乳动物（终宿主）因食入未煮熟的含有囊蚴的淡水鱼、虾而受染。囊蚴外壳在人或哺乳动物胃肠内经消化液的作用后，在十二指肠内幼虫脱囊逸出，经胆总管进入肝胆管或穿过肠壁经腹腔进入肝脏，在肝内的中、小胆管内发育为成虫。从感染囊蚴到成虫成熟产卵需1个月左右，成虫在人体内的寿命可长达20~30年。

二、流行病学

1. 传染源　感染华支睾吸虫的人和哺乳动物（猫、犬、猪等）为主要传染源。人感染华支睾吸虫后，成虫寿命很长，可长期经粪便排出虫卵。

2. 传播途径　人因进食未煮熟的含有华支睾吸虫囊蚴的淡水鱼或虾而感染。感染方式因生活习惯、饮食嗜好有所不同。但多因生食淡水鱼、虾，也有由于烤、烧、炒、煎小型鱼类不熟而感染。此外，亦可通过切生鱼肉的刀及砧板再切熟食感染，或用盛生鱼的器皿盛食，甚至饮用被囊蚴污染的生水而被感染。

3. 人群易感性　人对本病普遍易感。无年龄、性别、种族差别。感染率高低与居民的生活、卫生习惯及饮食嗜好有密切关系。

4. 流行特征　华支睾吸虫病主要分布于东亚和东南亚，如中国、日本、印度、菲律宾、越南、老挝等，约85%病例在中国。

三、发病机制与病理改变

华支睾吸虫成虫主要寄生在人肝内中、小胆管，但也可在胆总管、胆囊、胰腺管甚至十二指肠或胃内发现。感染的虫数可达数十条至数百条。感染轻者，无肉眼可见病变，无临床症状。感染较重者，虫数可达数千条以上，肝内胆管及其分支均充满虫体和虫卵，可发生胆管阻塞、胆汁淤积等病变。

虫体在胆管内发生机械性阻塞，虫体以胆管的上皮细胞为食并且吸血，从而导致胆管的局部损害和黏膜脱落，虫体代谢产物和虫体直接刺激引起局部胆管的炎症、继发性细菌感染。宿主的年龄、营养、抵抗力以及其他疾病的并存对疾病进展有影响。虫卵、死亡的虫体、脱落的胆管上皮、炎性渗出物、细菌等可构成结石的核心，形成胆石症。

病变主要在肝内中、小胆管。早期或轻度感染可无明显病理变化，感染较重时，胆管可发生囊状或圆柱状扩张，管壁增厚，周围有纤维组织增生。严重感染时，管腔内充满华支睾吸虫和淤积的胆汁。病变以肝左叶较明显，可能与左叶胆管较平直，虫易于侵入有关。

本病一般不引起肝硬化，但是反复、严重感染的病例，肝细胞可有变性坏死，纤维组织增生，儿童尤甚，如同时并发营养不良，可发展为肝硬化，成为死亡的原因。

四、临床表现

本病一般起病缓慢。潜伏期一般为1~2个月。临床表现与感染程度、患病时间及机体反应有关。

轻度感染者不出现症状或仅在食后有上腹部饱胀感、食欲缺乏或有轻度腹痛，容易疲劳或精神欠佳。粪便中可检出虫卵。

普通感染者有不同程度的乏力、食欲下降、腹部不适，肝区隐痛、腹痛、腹泻较常见。

24%~96.3%的患者有肝大，以左叶明显，有压痛和叩击痛。可继发胆管炎、胆囊炎。部分患者伴有贫血、营养不良和水肿等全身症状。

较重感染者除普通感染者症状外，可伴有头晕、失眠、疲乏、精神不振、心悸、记忆力减退等神经衰弱症状。个别患者因大量成虫堵塞胆总管而出现梗阻性黄疸。

严重感染者常可呈急性起病。多见于儿童及初次大量感染的患者。潜伏期短，仅 10~26 天。患者突发寒战及高热，体温高达 39 ℃ 以上，呈弛张热。有明显消化道症状如食欲缺乏、厌油腻、肝大伴压痛，有轻度黄疸，少数出现脾大。数周后急性症状消失而进入慢性期，表现为疲乏、消化不良等。

慢性重复感染的严重病例发展为肝硬化时，可出现黄疸及门脉高压表现，如腹壁静脉曲张、脾大、腹腔积液等。严重感染的儿童可出现营养不良和生长发育障碍，甚至引起侏儒症。

五、实验室检查

1. 血常规　白细胞总数及嗜酸性粒细胞轻、中度增加，嗜酸性粒细胞一般在 10%~40%。多数慢性患者呈轻度增加（5%~10%）。个别患者出现粒细胞类白血病反应。可有轻度贫血。

2. 肝功能检查　轻度损害。多为轻至中度转移酶升高，黄疸少见。在重度感染者及有肝、胆并发症者，特别是儿童营养不良时，γ-谷氨酰基转移酶、碱性磷酸酶升高。

3. 虫卵检查　粪便和十二指肠引流胆汁检查，发现虫卵是确诊华支睾吸虫病的直接依据。十二指肠引流胆汁发现虫卵机会多于粪检。但其操作较为困难，临床多不使用。因虫卵较小，直接粪便镜检阳性率较低，临床多用沉淀集卵法检查，也可用醛醚法或氢氧化钠消化法。虫卵计数有助于了解感染程度及治疗效果。

4. 免疫学检查　免疫学检查主要用于感染程度较轻者，或用于流行病学调查。常用的方法有成虫纯 C 抗原皮内试验（ID）、间接细胞凝集试验（IHA）、酶联免疫吸附试验（ELISA）。因有假阳性存在，不能排除既往感染，不能仅根据抗体阳性进行现症诊断。

5. 其他　超声波检查、CT 和磁共振可显示扩张的肝内中、小胆管，胆管内有虫体及其他改变如胆管炎症表现。但影像学改变多属非特异性，不能作为确诊的依据。

六、诊断

1. 流行病学资料　居住或到过流行区，有生食或食未煮熟淡水鱼或虾的历史。

2. 临床表现　感染轻者可无症状，或有腹胀、腹泻等消化不良症状，重者可有肝大，尤以左叶明显，并伴有胆囊炎、胆管炎、胆石症等症状。

3. 实验室检查　确诊有赖于粪便或十二指肠引流液中找到虫卵。血常规嗜酸性粒细胞增多，血清特异性抗体（肝吸虫抗体）阳性可作为辅助诊断。

七、鉴别诊断

1. 异形吸虫病　由异形吸虫或横川后殖吸虫等所引起。这些吸虫也是通过生食或食未煮熟的淡水鱼而感染，虫卵与华支睾吸虫卵极相似，可通过粪检虫卵鉴别。临床上，当反复予以驱虫治疗后，虫卵仍未转阴时，可考虑进行十二指肠液引流检查，如未获得虫卵，应考虑异形吸虫感染。

2. 病毒性肝炎、肝炎后肝硬化　消化道症状及肝功能损害明显。可通过病毒性肝炎血清病原学阳性、粪检华支睾吸虫卵阴性加以鉴别。

3. 单纯性消化不良　单纯性消化不良患者，无生食或食未煮熟鱼或虾史，食后胃部不适，亦伴有腹泻，但多无肝大，粪中肝吸虫卵阴性，但可见未消化的食物残渣。

4. 胆囊炎、胆石症　华支睾吸虫所引起的胆囊炎、胆石症应与胆石症并发细菌感染引起的胆囊炎相鉴别，它们的临床症状相似，但后者感染中毒症状多较为明显，最重要的鉴别是粪便检查是否有虫卵。

八、治疗

1. 驱虫治疗　①吡喹酮（praziquantel）是治疗本病的首选药物，具有疗效高，毒性低，反应轻，在体内吸收、代谢、排泄快等优点。治疗剂量为每次 25 mg/kg，每天 3 次，连服 2~3 天（总剂量为 150 mg/kg）。此药物的不良反应一般轻微而短暂，可有头晕、头痛、乏力、恶心、腹痛、腹泻等，偶可引起心律失常（如期前收缩）。但当胆管内华支睾吸虫被大量驱出时，有时可引起胆绞痛或慢性胆囊炎急性发作。虫卵阴转率几乎达 100%。②阿苯达唑（albendazole）又名肠虫清，为广谱驱虫药，对本病亦有较好疗效。每天 10~20 mg/kg，分 2 次服，7 天为 1 疗程。虫卵阴转率可达 95% 以上。

2. 手术治疗　患者并发急性或慢性胆囊炎、胆石症或胆管梗阻时，应先手术解除梗阻，再驱虫治疗。继发细菌感染者，同时加用抗菌药物。

3. 一般治疗与对症治疗　重症感染并伴有较重的营养不良和肝硬化患者，应先予以支持疗法，如加强营养、保护肝脏、纠正贫血等，待全身情况好转时再予以驱虫治疗。

九、预后

影响预后的主要因素与感染的虫数、重复感染情况、有无并发症及治疗情况有关。轻症患者经过治疗，预后良好。并发病毒性肝炎者，可加重肝炎的症状、延长病程，肝功能不易恢复正常。重度感染和病程较长的重症患者，出现肝硬化、腹腔积液或伴有病毒性肝炎等并发症时，治疗比较困难，但经驱虫治疗后，一般情况和肝脏病变也可好转。

十、预防

1. 控制传染源　应开展对本病的流行病学调查，及时治疗患者及病畜，以控制或消灭传染源。

2. 切断传播途径　是主要的预防措施。加强粪便及水源管理，不用未经处理的新鲜粪便施肥，不随地粪便；不在鱼塘上或河旁建厕所。应禁止用粪便喂鱼，防止虫卵污染水源。

3. 保护易感染者　开展卫生宣教，改变不良饮食习惯，不食生的或未熟透的淡水鱼、虾。

（胡雪倩）

参考文献

[1] 任菁菁. 社区常见传染病防控手册 [M]. 北京：人民卫生出版社，2023.

[2] 戴胡赟，黎亮，宋晓丹，等. 公共卫生问题全球纵览 [M]. 上海：复旦大学出版社，2020.

[3] 韦铁民. 医院呼吸道病毒性传染病防控体系 [M]. 北京：科学出版社，2021.

[4] 邓存良，程明亮，陈永平. 传染病学 [M]. 3 版. 北京：科学出版社，2023.

[5] 金荣华. 新发突发传染病的医院应急管理 [M]. 北京：科学技术文献出版社，2021.

[6] 廖元兴，孙乐栋. 临床实用梅毒病学皮肤、性病及精神病学 [M]. 北京：科学出版社，2023.

[7] 陆爽，李静，何永秀. 感染性疾病治疗与医院感染防控 [M]. 广州：世界图书出版广东有限公司，2022.

[8] 李兰娟，黄祖瑚. 感染病学 [M]. 2 版. 南京：江苏凤凰科学技术出版社，2022.

[9] 糜琛蓉，倪语星，朱仁义. 医院感染防控与管理实训 [M]. 北京：科学出版社，2020.

[10] 王劲松. 公共卫生与流行病学 [M]. 北京：科学出版社，2020.

[11] 洪佳冬，方强. 社区卫生服务中心突发公共卫生事件应急处理 [M]. 北京：科学出版社，2019.

[12] 吴丹，孙治国，姜岩. 医院管理与公共卫生服务 [M]. 北京：中国纺织出版社，2019.

[13] 范学工，魏来. 新发感染病学 [M]. 北京：人民卫生出版社，2019.

[14] 陈旭岩，许媛. 清华长庚临床病例精粹——急重症暨感染病学分册 [M]. 北京：清华大学出版社，2019.

[15] 张文宏，卢洪洲，张永信. 重点感染性疾病的防治 [M]. 北京：科学出版社，2019.

[16] 孙红妹. 支原体感染实验室诊断技术 [M]. 北京：人民卫生出版社，2019.

[17] 姜亦虹. 医院感染相关监测实用手册 [M]. 南京：东南大学出版社，2019.

[18] 夏培元，杨帆，吕晓菊. 临床药物治疗学-感染性疾病 [M]. 北京：人民卫生出版社，2020.

[19] 刘文恩. 感染性疾病与临床微生物检验案例解析 [M]. 北京：人民卫生出版社，2020.

[20] 耿捷. 现代医院感染管理质量控制 [M]. 西安：世界图书出版西安有限公司，2021.

[21] 丹尼斯·L. 卡斯珀. 哈里森感染病学 [M]. 胡必杰，潘珏，高晓东，译. 上海：上海科学技术出版社，2019.